区域临床检验与病理规范教程
感染与免疫系统疾病

总主编　郑铁生　　　　主　编　郑　芳　魏　蔚

副主编　孙续国　赵　虎　崔　阳　樊祥山

人民卫生出版社

PEOPLE'S MEDICAL PUBLISHING HOUSE

·北　京·

图书在版编目（CIP）数据

感染与免疫系统疾病 / 郑芳，魏蔚主编. —北京：
人民卫生出版社，2020.11
区域临床检验与病理规范教程
ISBN 978-7-117-30824-3

Ⅰ. ①感… Ⅱ. ①郑…②魏… Ⅲ. ①感染－疾病－
诊疗－医学院校－教材②免疫性疾病－诊疗－医学院校－
教材 Ⅳ. ①R4②R593

中国版本图书馆 CIP 数据核字（2020）第 209569 号

人卫智网　**www.ipmph.com**	医学教育、学术、考试、健康，	
	购书智慧智能综合服务平台	
人卫官网　**www.pmph.com**	人卫官方资讯发布平台	

区域临床检验与病理规范教程
感染与免疫系统疾病
Quyu Linchuang Jianyan yu Bingli Guifan Jiaocheng
Ganran yu Mianyi Xitong Jibing

主　　编：郑　芳　魏　蔚
出版发行：人民卫生出版社（中继线 010-59780011）
地　　址：北京市朝阳区潘家园南里 19 号
邮　　编：100021
E - mail：pmph @ pmph.com
购书热线：010-59787592　010-59787584　010-65264830
印　　刷：三河市潮河印业有限公司
经　　销：新华书店
开　　本：850×1168　1/16　印张：14　插页：4
字　　数：414 千字
版　　次：2020 年 11 月第 1 版
印　　次：2020 年 11 月第 1 次印刷
标准书号：ISBN 978-7-117-30824-3
定　　价：52.00 元

编者（以姓氏笔画为序）

王庆文　北京大学深圳医院

邓江红　首都医科大学附属北京儿童医院

吕　星　天津医科大学总医院

孙续国　天津医科大学医学检验学院

杜　鸿　苏州大学附属第二医院

李　青　苏州大学附属第三医院

李　昕　天津医科大学总医院

何琼琼　中南大学湘雅医院

张艳梅　复旦大学附属华东医院

张朝霞　新疆医科大学第一附属医院

陈　捷　四川大学华西医院

武鸿美　广东省人民医院

罗文英　广东医科大学附属医院

周智宏　华北理工大学附属医院

郑　芳　天津医科大学医学检验学院

赵　虎　复旦大学附属华东医院

俞　颖　浙江中医药大学附属第一医院

顾　兵　徐州医科大学附属医院

倪　敏　郑州大学第三附属医院

徐红星　苏州市立医院（本部）

高　菲　厦门大学附属成功医院

高　燕　北京大学人民医院

崔　阳　广东省人民医院

崔晓宾　石河子大学医学院

廖生俊　武汉大学中南医院

樊祥山　南京大学医学院附属鼓楼医院

魏　蔚　天津医科大学总医院

制图

杨　统　天津医科大学总医院

编写秘书

刘宜昕　复旦大学附属华东医院

王　阳　天津医科大学医学检验学院

致谢（以姓氏笔画为序）

王　越　北京大学人民医院

牛丰南　南京大学医学院附属鼓楼医院

尹红玲　中南大学湘雅医院

张　梅　天津医科大学总医院

陈　明　天津医科大学总医院

徐　婷　广东省人民医院

区域临床检验与病理规范教程系列教材
出版说明

近年来,国务院和国家卫生健康委员会陆续发布了《关于促进健康服务业发展的若干意见》《关于推进分级诊疗制度建设的指导意见》《关于印发医学检验实验室基本标准和管理规范(试行)的通知》和《关于推进医疗联合体建设和发展的指导意见》等一系列相关文件,在国家层面上给未来的医疗服务模式和要求提供了指导意见。这一重要举措,不仅能促进区域内医学检验检查质量的提升,为医学诊断提供更加科学的依据,还能方便广大群众享受高质量的医疗服务,切实帮助减轻就医负担,有效缓解看病难、看病贵的问题。

显然,目前医改的重点还是强基层,最近五年,每年都有 50 个以上的政策文件涉及基层医疗。而在众多的文件中,对基层影响最大的是分级诊疗制度。包括家庭医生签约制度和医联体制度是推进分级诊疗的重要"抓手",在这些政策的叠加下,基层医疗发展进入了新阶段。到 2020 年,家庭医生签约要全覆盖,医保支付方式改革全覆盖,医联体建设也要覆盖到所有公立医院。

为了实现患者能在区域(县域)内自由流动,首先要解决的就是资源共享问题。基层医院的医学检验能力薄弱,病理检查基本上是"空白",不能满足患者的需求,所以指导意见中提出要建立医学检验检查中心,为医联体内各医疗机构提供一体化服务。实现医联体内服务供给一体化、医疗质量质控同质化和检验检查结果互认,已成为每个医联体的硬性任务。检验、病理等资源从科室变为独立医疗机构,已经不是未来而是正在发生的事情。成立独立医疗机构主要靠两种途径:一种是医联体内将检验、病理等资源整合对外开放;一种是将社会资本融入自己开办的医学检验中心。这是医疗改革发展的大趋势。

目前,我国在医学检验与病理检查项目中,95% 的项目仍在医院检验科和病理科完成,仅有 5% 左右的项目由第三方独立机构承接。在美国和日本等国家,独立实验室已经占据医学检验检查市场的 1/3 以上。所以,我国检验与病理的发展从科室逐步转移到独立检验检查中心,还有很大的调整空间,也是医联体建设的需求。我国的独立医疗机构在检验与病理服务方面还存在严重不足,也是制约其发展的重要因素:①人力资源不足。全国大部分基层医疗机构缺乏具备专业水平的检验与病理的技术和管理人才,这已成为制约全民健康覆盖中的关键问题。②教育及培训不足。医学是门不断发展的学科,相关专业的继续教育十分重要。在检验与病理方面,我国在继续教育及能力提升方面均需加强。③基础设施不足。如专业的实验室设备及相关技术支持,以及供应链、信息系统、相关质控措施的整合等。④相关质量及能力认可不足。检验与病理高度专业化,因此需要依据一定的标准进行管理以确保其检测结果的可靠性。

检验与病理在疾病检出、确诊、治疗、预后及疾病管理等方面的关键作用及核心价值已不言而喻。为有效解决以上问题,我们自 2016 年 10 月开始进行调研与策划,并于 2017 年 2 月在宁波召开了专家论证会。会议认为,组织国内临床、检验、病理专家共同编写一套区域临床检验与病理规范教程系列培训教材,用于临床医生、检验检查人员的规范化培训,全面提升基层诊疗水平,对深化医药卫生体制改革,实施健康中国战略;对建立科学合理的分级诊疗制度,助力社会办医健康发展;对提高基层医疗卫生水平,促进临床、检验、病理等学科融合发展,都具有深远的历史意义和现实指导意义。

为编好这套培训规范教材,我们专门成立了评审专家委员会,遴选确定了总主编,召开了主编人会议。确定本系列教材共分为三个板块:①《区域临床检验与病理规范教程　机构与运行》主要讨论区域临床检验与病理诊断机构的建设与运行管理,包括相关政策、法规的解读,机构的规划、建设及其运行中的科学管理等。②《区域临床检验与病理规范教程　实验室标准化管理》主要讨论实验室的建设与标准化管理的各项要求,为机构中实验室的建设与管理提供标准、规范。③第三板块共有10本教材,均以疾病系统命名,重点是评价各检验与病理检查项目在临床疾病中的应用价值,指导临床医生理解和筛选应用检验与病理的检查指标,以减少重复性检查,全面降低医疗费用,同时检验与病理专业人员也可以从中了解临床对检查指标的实际需求。

本套教材的编写,除坚持"三基、五性、三特定"外,更注重整套教材系统的科学性和学科的衔接性,注重学科的融合性和创新性。特点是:①与一般教科书不同,本套教材更强调临床指导和培训功能;②参加编写的作者来自170多家高校、医疗单位以及相关企业,包括临床医学、检验医学、病理诊断等专家教授280余人,具有较高的权威性、代表性和广泛性;③所有参编人员都具有较高的综合素质,大家协同编写、融合创新,力图做到人员融合、内容融合、检验与病理融合,临床与检验和病理融合;④本套教材既可作为培训教材,又可作为参考书,助力提高基层医疗水平,促进临床、检验、病理等学科融合发展。

编写本套高质量的教材,得到了相关专家的精心指导,以及全国有关院校、医疗机构领导和编者的大力支持,在此一并表示衷心感谢。希望本套教材的出版,能受到全国独立医疗机构、基层医务工作者和住院医师规范化培训生的欢迎,对提高医疗水平、助力国家分级诊疗政策和推进社会办医健康发展作出积极贡献。

由于编写如此庞大的"融合"教材尚属首次,编者对"融合"的理解存在差异,难免有疏漏和不足,恳请读者、专家提出宝贵意见,以便下一版修订完善。

区域临床检验与病理规范教程系列教材

目　录

总主编：郑铁生　　总秘书：尚冬燕

序号	教材名称	主审	主编	副主编
1	区域临床检验与病理规范教程 机构与运行		府伟灵　陈　瑜	丁彦青　应斌武 邹炳德　张秀明
2	区域临床检验与病理规范教程 实验室标准化管理		王惠民　卞修武	郑　芳　涂建成 邹继华　盛慧明 王　哲　韩安家
3	区域临床检验与病理规范教程 心血管系统疾病		郑铁生　王书奎	张智弘　贾海波 洪国粦　马　洁
4	区域临床检验与病理规范教程 呼吸系统疾病	步　宏	应斌武　李为民	刘月平　王　凯 沈财成　李海霞
5	区域临床检验与病理规范教程 消化系统疾病	卞修武	丁彦青　张庆玲	胡　兵　关　明 谢小兵　徐文华
6	区域临床检验与病理规范教程 感染与免疫系统疾病		郑　芳　魏　蔚	孙续国　赵　虎 崔　阳　樊祥山
7	区域临床检验与病理规范教程 女性生殖系统与乳腺疾病	张　葵　李　洁		邱　玲　刘爱军 陈道桢　童华诚
8	区域临床检验与病理规范教程 内分泌与代谢系统疾病	张忠辉	府伟灵　梁自文	黄君富　阎晓初 钱士匀　杨　军
9	区域临床检验与病理规范教程 泌尿系统疾病		涂建成　王行环	魏　强　李洪春 徐英春　覃业军
10	区域临床检验与病理规范教程 软组织与骨疾病		韩安家　王　晋	严望军　刘　敏 阎晓初　石怀银
11	区域临床检验与病理规范教程 血液与造血系统疾病		岳保红　武文漫	赵晓武　黄慧芳 刘恩彬　毛　飞
12	区域临床检验与病理规范教程 神经与精神系统疾病		卞修武　朴月善	张在强　李贵星 王行富　朱明伟

区域临床检验与病理规范教程系列教材
评审专家委员会

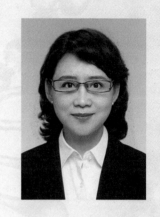

郑芳，教授，博士生导师。现任天津医科大学医学检验学院教授。全国高等医药院校临床生物化学与分子诊断学理事会常务理事，中国研究型医院学会检验医学专业委员会委员，全国优秀博士学位论文评选评议专家，《国际检验医学杂志》《现代检验医学杂志》《天津医药》等杂志编委。

1998—2006 年留学比利时鲁汶大学医学院，获医学博士学位。长期从事临床免疫学的教学、科研及临床工作，研究领域为自身免疫病、恶性肿瘤的发病机制及潜在标志物，以及分子诊断学技术的研究。先后主持参与多项国家级及省部级的研究项目，在专业学术期刊发表论文 70 余篇，SCI 收录 50 余篇。申报发明专利 6 项。主编参编专业规划教材及专著 10 余部，其中英文专著一部。承担医学检验及临床医学专业多种专业及选修课程，面向本科生、硕士研究生、博士研究生及留学生。近年来致力于外泌体及非编码 RNA 在自身免疫性疾病发生发展中的作用和作为潜在标志物的研究。

主编简介

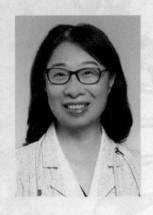

魏蔚，主任医师，博士生导师。现任天津医科大学总医院风湿免疫科主任。中华医学会风湿病学分会常务委员，中国医师协会风湿免疫科医师分会常务委员兼风湿病相关肺血管/间质病学组副主任委员，天津市医学会理事兼风湿病学分会主任委员，天津市医师协会风湿免疫科医师分会副会长，海峡两岸医药卫生交流协会风湿免疫病学专业委员会常务委员兼血管炎学组委员；*Annals of the Rheumatic Diseases*（中文版）、《中华临床免疫和变态反应杂志》及《医学参考报风湿免疫频道》杂志编委。

长期从事风湿病学临床、教学和科研工作。先后参与"十一五"国家科技支撑计划项目、"十二五"国家高技术研究发展计划（863 计划）课题及多项省市级风湿病研究课题项目，目前已在专业期刊发表文章数十篇。作为专家组成员参与完成制定《中国成人系统性红斑狼疮相关肺动脉高压诊治共识》和《2018 中国结缔组织病相关间质性肺病诊断和治疗专家共识》等工作。曾获天津市卫生系统引进应用新技术填补空白项目和天津市科技进步三等奖。

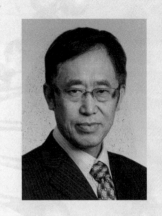

　　孙续国，教授，博士生导师，现任天津医科大学医学检验学院支部书记。天津市检验检测技术产业联盟主席，检验检测技术领军人才，天津市感染病鉴定专家，天津市医疗器械质量监测评审专家，担任《医疗卫生装备》《中华现代内科杂志》《中国煤炭工业医学杂志》《现代养生》及 *Biomicrofluidics*、*Clinical Biochemistry*、*PLoS One* 等杂志编委。

　　2000—2006 年留学熊本大学医学部，获医学博士学位。长期从事临床医学实验诊断学的教学、科研及临床工作，研究领域为淀粉样变性疾病的发病机制及分子诊断学技术与生物医学微检测方法学的研究。先后主持国家级及省部级科研项目 10 项，发表学术论文 138 篇，参编专著及教材 5 部，获得发明和实用新型专利 7 项，完成科研成果 5 项。获得省级科学技术进步奖 3 项。

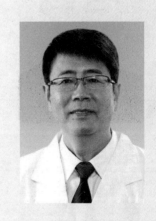

　　赵虎，教授 / 主任技师，博士生导师，复旦大学附属华东医院检验科主任。兼任中国老年医学学会检验医学分会副主任委员暨感染性疾病专业委员会主任委员、《医学参考报微生物学与免疫学频道》副主编、《检验医学》杂志常务编委、《中华检验医学杂志》《中华实验和临床感染病杂志》和《中国感染与化疗杂志》等编委、上海临床检验中心专家委员会委员等职。

　　从事临床微生物学和分子生物学方面的研究和教学工作三十余年，尤其是细菌耐药机制、分子检测和质谱方面的研究和教学工作，先后主持国家 863 项目等科研基金 20 余项，发表 SCI 论文近百篇，专著 5 部，获国家发明专利 5 项，组织编写相关专业指南和专家共识多部。

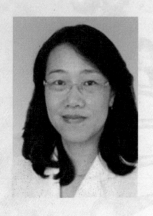

崔阳，广东省人民医院风湿免疫科主任医师，教授，行政副主任。现任中国医师协会风湿免疫科医师分会风湿病相关肺血管/间质病学组委员、粤港澳大湾区风湿免疫专科医师联盟委员、广东省医学会风湿病学分会常务委员，曾任中华医学会风湿病学分会青年委员。

从事教学工作20余年，南方医科大学、华南理工大学医学院及汕头大学医学院硕士生导师。主要研究方向为强直性脊柱炎病理性骨化及继发骨质疏松的机制和临床研究。先后主持及参加多项国家级、省市级科技项目，发表论文近40篇。主持开展"CT引导下骶髂关节穿刺活检术及局部注射技术"研究，获得"广东省人民医院新技术奖"。

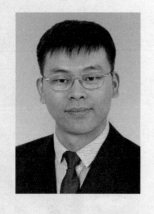

樊祥山，副教授，硕士生导师，南京大学医学院附属鼓楼医院病理科主任。目前担任教育部学位中心评审专家，中国医师协会病理科医师分会委员，吴阶平医学基金会病理学部委员，中国合格评定国家认可委员会（CNAS）医学实验室评审员，中国研究型医院学会超微与分子病理学专业委员会常务委员、消化疾病学组副组长，中国抗癌协会肿瘤病理专业委员会食管癌学组副组长、胃肠肿瘤协作组委员及淋巴造血疾病学组委员，中华医学会病理学分会淋巴造血疾病学组委员，《中华病理学杂志》编委。

主持国家级、省市级课题9项；以第一或通讯作者发表论文50余篇，参编、参译著作9部。曾获中国杰出青年病理医师奖、2017年华夏医学科技奖和首届吴秉铨病理学发展基金会优秀中青年学者奖等。

前　言

正常机体的免疫系统具有区别"自己"和"非己"的能力,对非己抗原能够发生免疫应答。当病原体侵入机体生长繁殖、释放毒素并破坏组织细胞,引起机体局部和全身的免疫应答与病理反应,病原体包括病原微生物(病毒、细菌、真菌)及寄生虫,与机体在环境的共同作用下可引起感染性疾病。对应地,机体对自身抗原则处于无应答或微弱应答状态,称为免疫耐受。当免疫应答的水平过高或过低,或针对自身的免疫耐受被打破,或免疫调节功能发生紊乱时,所出现的异常免疫应答可导致免疫相关性疾病。常见的肿瘤、感染性疾病、超敏反应、免疫缺陷病、自身免疫性疾病以及移植排斥反应等均属免疫系统相关疾病。随着生活环境和人们生活习惯的不断变化,越来越多的人在遭受着感染与免疫系统疾病带来的巨大痛苦。

为适应国家分级诊疗制度和医疗改革的方向,人民卫生出版社组织全国百余所院校及检验、病理机构的专家、教授共同编写出版《区域临床检验与病理规范教程》系列教材。本套培训教材旨在进一步落实国家卫生健康委员会倡导的区域检验医学发展相关政策,提高基层临床医生和实验技术人员水平,推动临床、检验与病理学科的融合发展。

本书作为以系统疾病为主线教材中的一册,重点解决临床医生对疾病检验及病理检查项目的理解问题,也兼顾检验及病理专业人员理解临床实践中对于检验及病理项目的实际需求。此外,本书还将讨论各检验与病理项目的成本效益问题,并指导临床医生如何筛选各项检验及病理检查指标,以期减少重复性检查并全面降低医疗费用。与一般教科书不同,本套培训教材更强调临床指导和培训功能。

全书共八章,第一章为总论,对本书涉及的两大类疾病,即感染性疾病和免疫系统疾病进行了概论。在感染性疾病部分概述了感染性疾病的临床特征、诊断策略等,在免疫系统疾病部分重点概述了风湿性疾病的分类、临床特征、诊断策略等。

第二章至第四章内容为感染性疾病,按照病原体种类分为病毒感染性疾病、细菌感染性疾病及真菌与其他感染性疾病等三章,详细介绍了病毒性肝炎、流行性乙型脑炎、流行性感冒、艾滋病、其他病毒感染性疾病;伤寒与副伤寒、细菌性肠道感染、血流感染、布鲁氏菌病;念珠菌病、隐球菌病、曲霉病的临床概述与相关检验及病理检查。第五章至第八章根据发病部位及发病机制不同,系统地介绍了关节炎、弥漫性结缔组织病、血管炎以及其他免疫系统疾病,具体详尽地梳理了类风湿关节炎、强直性脊柱炎、银屑病关节炎、痛风;系统性红斑狼疮、干燥综合征、多发性肌炎和皮肌炎、系统性硬化症(硬皮病);抗中性粒细胞胞浆抗体(ANCA)相关性血管炎、大动脉炎、白塞病、结节性多动脉炎;过敏性疾病、原发性免疫缺陷病的临床概述与检验及病理检查。每种疾病分五个部分讲解——临床概论、诊断和鉴别诊断、临床检验与病理特征、临床检验与病理检查的临床应用以及临床案例,重点阐述针对同一临床问题不同检查方法的准确性、筛选原则、成本效益分析等,并基于临床问题(诊断、治疗、预后、随访等)总结实验室检查意义,旨在从实际出发,使得读者对各种感染及免疫系统疾病的临床及相关检查的感性认识进一步加强。我们介绍的几十种疾病在诊断部分都给出了诊断流程图，这是本书的一个亮点。本教材主要用于基层临床医生的规范培训，目的是全面提升基层诊疗水平，从医学技术层面助力国家分级诊疗和医疗改革的有效落地。

本教材编写团队成员来自全国 20 余所高校和医院，均是临床医学、检验医学或病理诊断领域的著名专家教授，在继承的基础上着力创新，并广泛征求各院校教师的意见。尽管时间紧任务重，但各位参编老师学术态度严谨，临床经验丰富，知识储备充足，查阅了大量的第一手资料，在百忙之中完成了编写工作。本书的编写吸取国内外有价值的思想内涵，在编写内容和编写方式上精益求精，希冀已从业医务人员能更好地应用医学检验、病理诊断等知识提高诊疗疾病的能力，引领国家卫生健康委员会倡导的区域检验检查中心医学发展的形势，推动临床检验与病理学科发展。

《区域临床检验与病理规范教程——感染与免疫系统疾病》教材的出版，是全体编委共同努力、通力合作的结果，在此向所有的编委表示衷心感谢。临床检验与病理学科发展迅速，编写内容必然存在疏漏之处，恳请读者批评指正。恳请广大读者和专家在临床和实际工作中对本教材提出宝贵意见，以利于今后不断完善与提高。

郑　芳　魏　蔚

2020 年 7 月 15 日

目　录

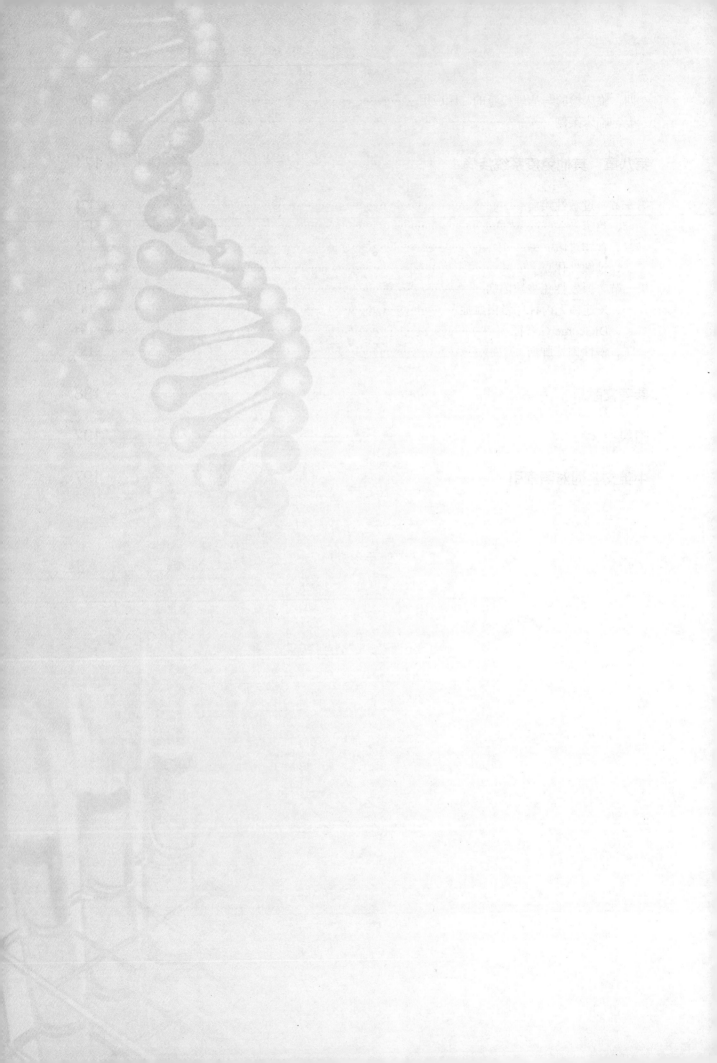

第一章

总　论

第一节　感染性疾病概述

人类生存的环境中存在大量的病原体——病毒、细菌、真菌、原生动物和寄生虫等。感染（infection）是病原体和人体之间相互作用、相互斗争的过程。病原体可来自体外，也可来自宿主体内，来自宿主体外的病原体引起的感染称为传染。构成传染和感染过程必须具备三要素，即病原体、人体及其所处的环境。感染性疾病（infectious disease）是指病原体感染导致机体发生损害的各种疾病，包括传染病和非传染性感染性疾病（noncommunicable disease）。具有传染性和流行性的感染性疾病称为传染病（communicable disease），其致病微生物包括病毒（virus）、衣原体（chlamydia）、支原体（mycoplasma）、立克次体（rickettsia）、细菌（bacteria）、真菌（fungus）、螺旋体（spirochete）以及朊粒（prion），一些寄生虫（parasite）也可致病，如原虫、蠕虫和医学昆虫。

20 世纪末以前，人类的疾病主要是感染性疾病。临床微生物学及疫苗的研究进展推动了感染免疫学的发展，随着新的病原被发现，新的诊断技术应用于临床，人们对疾病的发生发展均有新的认识。抗生素的发现和使用是现代医学中重大发展之一，人们甚至曾期望感染性疾病可以被灭绝。但随后出现的新发感染性疾病包括艾滋病、严重急性呼吸综合征、甲型 H1N1 流行性感冒、埃博拉出血热等，甚至在 2019 年底至 2020 年席卷全球的新冠肺炎（COVID-19），不断为人类敲响警钟。事实证明，开展重大感染性疾病的诊治及防控研究、保障人民健康仍是当前重点工作。

一、感染性疾病的临床特征

（一）传染病的基本特征

1. 病原体（pathogen）　每一种传染病都有特异的病原体，对人类有致病作用的病原体约在 500 种以上，包括微生物（如病毒、衣原体、支原体、立克次体、螺旋体、细菌、真菌）和寄生虫（如原虫、蠕虫）。近年来还包括了朊粒和某些节肢动物。人类对病原体范畴的认识在不断扩大。

2. 传染性（infectivity）　这是传染病与其他感染性疾病的主要区别，传染性意味着病原体能通过某种途径感染他人。传染病患者有传染性的时期称为传染期，在每一种传染病中都相对固定，可作为隔离患者的依据之一。

3. 流行病学特征（epidemiologic feature）　传染病的流行过程受自然及社会因素的影响，可表现出不同特征，除具有流行性以外还具有季节性、地方性、外来性。地方性指某些传染病的发生局限在一定的地理范围内，如血吸虫病；外来性指国内或地区内原来不存在，从国外或外地传入的传染病，如霍乱。流行的概念分为散发、流行、大流行和暴发。散发（sporadic）指发病率在某地处于近年来一般水平，适用于较大范围人群，有时也将病例间无法确定相互关联的发病称为散发。流行（epidemic）指发病率显著高于一般水平或为散发病例数倍的传染病发生现象。大流行（pandemic）是在一定时间内迅速传播，超出国界或洲界的传染病流行，如严重急性呼吸综合征、甲型 H1N1 流行性感冒等。暴发（outbreak）指在局部地区传染病病例发病时间高度集中于一个短时间内的情况，如流行性感冒等。

4. 感染后免疫（postinfection immunity）　人体感染病原体后，无论显性或隐性感染，都能产生针对病原体及其产物的特异性免疫，后者可通过抗体检测而获知。感染后免疫和疫苗接种都属于主动免疫，而通过抗体转移而获得的免疫属于被动免疫。人体感染后免疫力持续时间不等，有些传染病如麻疹、脊髓灰质炎等，感染后免疫力持续时间长久，甚至终身维持；但有些疾病如流行性感冒、细菌性痢疾等感染后免疫力持续时间较短，可发生再感染或重复感染。

（二）感染性疾病的临床特点

1. 病程发展的阶段性

（1）潜伏期（incubation period）：从病原体侵入人体起，至开始出现临床症状为止的时期。长短不一，依病原体的种类、数量、毒力和人体免疫力不同而定，数小时至数月不等，甚至有长达数年以上，如艾滋病。有些传染病在潜伏期末已具传染性。

（2）前驱期（prodromal period）：从起病至临床症状明显开始的时期，通常为非特异性表现，如发热、头痛、关节肌肉痛、乏力、食欲减退等感染中毒症状，一般持续1～3天，传染病在此期已具有传染性。

（3）症状明显期（period of apparent manifestation）：在此期间疾病所特有的症状和体征都将充分表现，如发疹性疾病的特征性皮疹、脑膜炎的脑膜刺激征等。但某些疾病可不经过症状明显期而直接进入恢复期，称为顿挫型（abortive type）。

（4）恢复期（convalescent period）：当机体的免疫力增长至一定程度，体内的病理过程基本终止，患者的症状体征基本消失，食欲、体力逐渐恢复。但体内可能还有残余的病理改变或生化改变。

（5）再燃（recrudescence）：指当传染病患者的临床症状和体征逐渐减轻，但体温尚未完全恢复正常的缓解阶段，由于潜伏于血液或组织中的病原体再度繁殖，使体温再次升高，初发病的症状与体征再度出现的情形。

（6）复发（relapse）：指当患者进入恢复期后，已经稳定退热一段时间，由于体内残存的病原体再度繁殖而使临床表现再度出现的情形。

（7）后遗症（sequela）：指某些传染病的患者在恢复期结束后，某些器官功能长期未能恢复正常的情形。多见于以中枢神经系统病变为主的传染病。

2. 常见的症状和体征

（1）发热（fever）：以口腔温度为标准，可将发热按程度分为低热：体温37.3～38℃；中度发热：体温38.1～39℃；高热：体温为39.1～41℃；超高热：体温41℃以上。

1）发热过程与特点：在临床上，发热的过程大致可分为3个阶段，各阶段的临床症状有所差异。体温上升期（effervescence）：主要表现为畏寒或寒战，口唇发绀，自觉外界非常寒冷。极期（fastigium）：是体温达高峰并保持于一定水平的时期，可持续数天或数周。临床上主要表现为皮肤潮红而灼热，呼吸加速，头痛，烦躁和口渴等。体温下降期（defervescence）：升高的体温可以自行或经药物治疗后缓慢或快速下降，达到正常水平。此期多有大量出汗。

2）常见热型及临床意义：热型是指发热时的体温曲线类型，在临床诊断和鉴别诊断中有重要参考价值。

稽留热（sustained fever）：体温明显升高，超过39℃，24小时内体温波动不超过1℃，常见于大叶性肺炎、伤寒斑疹伤寒极期、流行性脑脊髓膜炎等。弛张热（remittent fever）：是临床上较为常见的一种发热类型，又称败血症热、消耗热，是指体温波动幅度大，24小时内波动范围超过1℃，且体温最低时仍高于正常。常见于败血症、肾综合征出血热等。间歇热（intermittent fever）：临床出现恶寒或寒战后，体温骤升，可达39℃以上，持续数小时后降至正常或正常以下，间歇数小时至数日又如此反复，见于疟疾、败血症等。回归热（relapsing fever）：高热数日后逐渐降至低热或正常温度，但数日后又逐渐上升至高热，如此反复发作，体温曲线呈波浪形，见于布鲁氏菌病。若在病程中多次重复出现并持续数月之久则称为波状热（undulant fever）。不规则热（irregular fever）：发热时体温波动的范围极不规则，持续时间也不一定，体温曲线无规律可循。临床可见于多种疾病，如上呼吸道感染、流行性感冒、支原体肺炎、感染性心内膜炎等。

（2）发疹（eruption）：许多传染病在发热的同时伴有发疹，称为发疹性传染病。皮疹按形态分为斑丘疹、出血疹、疱疹、荨麻疹；常见发疹性传染病按皮疹出现先后次序排列：水痘、猩红热、天花、麻疹、斑疹伤寒、伤寒。水痘疹主要分布于躯干；麻疹先出现于耳后、面部，随后蔓延至躯干四肢，同时有黏膜科氏斑（Koplik spot）。

（3）感染中毒症状：病原体的各种代谢产物，包括细菌毒素，可引起除发热以外的多种症状，如疲乏、食欲不振、头痛及关节肌肉疼痛，严重者可出现肝肾功能异常、意识障碍、中毒性脑病、呼吸循环衰竭等。

相应概念包括：①毒血症（toxemia）：指病原体在入侵部位局部繁殖，所产生的内毒素和外毒素进入血液循环，使全身出现毒血症状。②菌血症（bacteremia）：指病原菌在感染部位生长繁殖，不断入血作短暂停留，但可不出现明显临床症状。病毒感染亦可出现病毒血症。③败血症（septicemia）或血流感染（bloodstream infection）：指病原菌在感染局部生长繁殖，不断释放至血液循环并继续繁殖，产生毒素，引起全身毒血症状及其他组织器官损伤的临床表现。④脓毒症（sepsis）或脓毒血症（pyemia）：指病原体经血流扩散，到达一个或多个组织器官内繁殖，形成病灶，感染不能控制将出现多脏器功能衰竭。

（4）单核吞噬细胞系统反应：单核吞噬细胞系统可出现充血、增生，临床表现为肝、脾、淋巴结肿大。

3. 临床类型　根据临床过程可分为急性（acute）、亚急性（subacute）和慢性（chronic）；以病情轻重可分为轻型、典型（中型、普通型）、重型、暴发型。

二、感染性疾病的诊断策略

1. 临床资料　将采集到的病史及体格检查材料进行分析与综合，尤其是应注意那些传染病所特有的症状和体征。全面、准确、详实的第一手资料对感染性疾病的诊断具重要参考价值。

2. 流行病学资料　诊断传染病必不可少，包括既往患传染病史、接触史、疫苗接种史、发病季节及当地传染病的流行情况等，还需注意传染病的人群分布特征，许多传染病的发生与年龄、性别和职业有关，如布鲁氏菌病常见于与畜牧有关的从业人员。

3. 实验室检查　实验室检查对感染性疾病的诊断具有特殊意义，常规检查包括一般实验室检查如血尿便常规、痰标本、常规生化检查等；病原学检查可直接确定诊断；免疫学检查可为临床诊断提供重要依据。其他检查项目如内镜检查、影像学检查、病理组织检查及系统生物学技术等均有助于感染性疾病的诊断。

（郑　芳　魏　蔚）

第二节　免疫系统疾病概述

免疫系统疾病是指由于某种原因导致机体的免疫系统的功能异常，损伤相应的组织器官而引起的疾病，表现为组织器官的功能障碍。免疫系统疾病众多，本书主要介绍风湿性疾病和其他免疫系统疾病（包括过敏性疾病及原发性免疫缺陷病），其中，风湿性疾病是本书的重点内容。

风湿性疾病是一组影响骨、关节、肌肉及其周围组织（如滑囊、肌腱、筋膜、血管、神经等）的疾病，由多种病因所致，目前已知病因包括感染性、免疫性、代谢性、内分泌性、退行性、地理环境性、遗传性、肿瘤性等；其中弥漫性结缔组织病常出现多系统损害，是自身免疫性疾病研究热点。

一、风湿性疾病的分类

（一）弥漫性结缔组织病

1. 类风湿关节炎。

2. 幼年型特发性关节炎　包括：①系统起病型；②多关节炎型；③少关节炎型。

3. 红斑狼疮　包括：①盘状红斑狼疮；②系统性红斑狼疮（systemic lupus erythematosus）；③药物性狼疮。

4. 硬皮病（scleroderma）　包括：①局灶性：包括线状和斑状；②系统性：弥漫型和局限型（CREST综合征）及化学物（或药物）所致。

5. 弥漫性筋膜炎伴或不伴嗜酸性粒细胞增多症。

6. 特发性炎性肌病　包括：①多发性肌炎（polymyositis）；②皮肌炎（dermatomyositis）；③与恶性肿瘤相关的多发性肌炎或皮肌炎；④儿童多发性肌炎或皮肌炎。

7. 坏死性血管炎和其他类型的血管病变　包括：①巨细胞性动脉炎（giant cell arteritis，GCA）伴或不伴风湿性多肌痛；②大动脉炎（Takayasu arteritis）；③川崎病（Kawasaki disease）；④结节性多动脉炎（polyarteritis nodosa，PAN）；⑤抗中性粒细胞胞浆抗体相关性血管炎（ANCA-associated vasculitis，AAV）：显微镜下多血管炎（microscopic polyangitis，MPA）、肉芽肿性多血管炎（granulomatosis with polyangitis，GPA）、嗜酸性肉芽肿性多血管炎（eosinophilic granulomatosis with polyangitis，EGPA）；⑥超敏性血管炎：血清病、过敏性紫癜、混合型冷球蛋白血症、恶性肿瘤所致血管炎、低补体血症性血管炎；⑦白塞病（Behçet disease，BD）。

8. 干燥综合征　包括：①原发性干燥综合征；②继发性干燥综合征。

9. 重叠综合征　包括：①混合性结缔组织病；②其他（2种或以上可独立诊断的结缔组织病重叠）。

10. 其他　包括：①风湿性多肌痛；②复发性脂膜炎；③复发性多软骨炎；④结节红斑。

（二）与脊柱炎相关的关节炎（脊柱关节炎）

1. 强直性脊柱炎。

2. Reiter综合征。

3. 银屑病关节炎。

4. 炎性肠病关节炎。

（三）骨关节炎

1. 原发性　①周围性；②脊柱性。

2. 继发性　①代谢性；②外伤性；③其他。

（四）感染所致风湿性综合征

1. 直接性　①细菌性；②病毒性；③真菌性；④寄生虫性；⑤可疑感染病原。

2. 反应性　①细菌性；②病毒性；③其他类病原体。

（五）代谢和内分泌病所致的关节病

1. 晶体诱导的关节炎　包括：①尿酸钠结晶所致（痛风，gout）；②焦磷酸钙结晶所致（假性痛风、软骨钙化病）；③碱性磷酸钙结晶所致（羟基磷灰石）。

2. 其他生化异常　①淀粉样变：原发性、继发性；②血友病；③其他先天性代谢异常疾病：Marfan综合征、Ehlers-Danlos综合征、成骨不全。

（六）伴有风湿性疾病特征的肿瘤

1. 原发性　①滑膜瘤；②滑膜肉瘤。

2. 继发性　①白血病；②多发性骨髓瘤；③转移瘤。

（七）骨与软骨病变

1. 全身性、局限性骨质疏松。

2. 骨软化。

3. 肥大性骨关节病。

4. 弥漫性特发性骨肥厚。

5. 骨炎。

6. 缺血性骨坏死。

7. 肋软骨炎。

8. 其他。

（八）非关节性风湿病

1. 关节周围病变　滑囊炎、肌腱病、附着点炎、囊肿等。

2. 椎间盘病变。

3. 原发性下背痛。

4. 其他　①纤维肌痛、纤维织炎；②精神性风湿病。

（九）其他具有关节症状的疾病

1. 周期性风湿病。

2. 间歇性关节积液。

3. 药物致风湿综合征。

4. 其他　慢性活动性肝炎等。

从分类中可以看出，风湿性疾病分类繁杂，涵盖 100 余种疾病，但前五类疾病临床更多见。

二、风湿性疾病的临床特征

（一）常见临床表现

1. 疼痛　关节和肌肉疼痛是风湿性疾病最常见症状之一。需区别炎性痛和机械痛，机械痛与机械性损伤有关，往往能找到导致损伤的原因，如运动及某些特殊动作；而炎性痛常常休息后不缓解甚至加重，在晚间和晨起时更明显。

2. 肿胀和僵硬　当关节或关节周围组织发生炎症时，可发生肿胀，医生查体时观察到的关节肿较之患者主诉关节痛、关节肿更具临床诊断价值。僵硬也是常见患者主诉，指经过一段时间休息或静态后，某一关节发生明显活动不利甚至受限，提示存在炎症。

3. 关节畸形和功能障碍　指关节及周围组织丧失正常结构，不能完成正常功能，活动受到明显限制，如膝关节不能完全伸直，手的掌指关节尺侧偏斜、关节半脱位等。是风湿性疾病的晚期关节损害表现。

4. 系统症状　常见发热、体重下降、食欲减退、疲倦乏力等全身非特异性炎症表现，患者也可出现各系统的相关症状而就诊于各专科，临床须仔细甄别。

5. 皮肤黏膜表现　皮肤黏膜损害也是风湿性疾病常见临床表现，有些还具有特征性，如颊部蝶形红斑、眶周水肿性紫红斑（向阳疹）和 Gottron 征、皮肤紧绷、口腔及外阴溃疡等。对临床诊断具重要价值。

（二）风湿性疾病的共同临床特点

风湿性疾病种类繁多，涉及多专业多学科，难有规律可循，但主要的风湿性疾病，尤其是弥漫性结缔组织病，也有其共同特征。

1. 感染仍可能是重要的致病因素　在感染学和血清学发展的推动下，人们一直在寻找风湿病的病原体。自从风湿热患者的扁桃体分离出链球菌，随后的研究证实溶血性链球菌与风湿热的关系，而抗链球菌溶血素（即抗链球菌 O 抗体）的发现最终证实了风湿热的免疫学发病机制。病毒感染是否是某些自身免疫性疾病启动病原，这一问题一直引领科学家去探究，但一直未获得证据支持，现更多学者认为这可能是感染后发生了特异性免疫反应，并与自身抗原起交叉反应所致。

2. 具一定的遗传背景　自 20 世纪 70 年代首先发现人类类风湿关节炎和系统性红斑狼疮与人类白细胞抗原（HLA）-DR 之间的关系后，大量研究又相继证实 HLA 是结缔组织病重要的遗传指标；强直性脊柱炎与 HLA-B27 相关也是一个很好例证，不但能协助诊断，还可有一定的预后提示意义，同时更可促进发病机制的研究。

3. 多系统受累的慢性异质性疾病　风湿性疾病尤其是结缔组织病在内科领域一直被认为属疑难杂病范畴，是一类高度异质性（heterogeneous）的疾病，即每一种疾病都存在不同亚型，不同亚型间的发病机制也可能不同，临床表现更是不尽相同。风湿病学的研究方向应是区分不同亚型。风湿性疾病常侵犯多系统、多器官，也可单器官起病，临床上诊断困难，需临床医生具备广泛而扎实的内科学知识，剥丝抽茧，做出准确的鉴别诊断。而且风湿病多呈慢性病程，对个人、家庭及社会都会造成负担，由此，早期诊断、早期合理治疗方能极大改善患者预后。近年来，达标治疗已是风湿性疾病治疗的共识。

4. 自身抗体是血清学重要标志　免疫学的发展极大推动了风湿病学研究，人们在不断发现各种抗微生物抗体的同时，也发现一些与感染无关而与自身抗原成分反应的抗体，如抗核抗体、抗中性粒细胞抗体等。自身抗体的检测除对于疾病诊断与鉴别诊断具有重要价值外，自身抗体还可能参与导致免疫病理学损伤，参与疾病的发生、发展。

三、风湿性疾病的诊断策略

（一）临床症状及体征

完整的病史采集和系统的体格检查，包括关节检查和关节外系统检查是正确诊断的关键。

（二）实验室和辅助检查

1. 常规检查　血尿便常规、常规生化检查。

2. 炎性指标　如红细胞沉降率（血沉/ESR）、C 反应蛋白（CRP）、血清淀粉样蛋白 A（SAA）等。

3. 自身抗体　如抗核抗体谱、类风湿关节炎（RA）相关抗体谱、抗中性粒细胞胞浆抗体、抗磷脂抗体、炎性肌病硬皮病抗体谱、自身免疫性肝病抗体等，对自身免疫病诊断至关重要。

4. HLA-B27　与脊柱关节炎密切相关。

5. 滑液检查　可反映关节的滑膜炎症，急性单关节炎应力争进行滑膜分析，以排除感染、晶体性关节炎。

6. 关节影像学检查　包括普通 X 线、X 线放射断层扫描（CT）、磁共振成像（MRI）、超声成像术、放射性核素骨扫描等。近年来，MRI 和超声等技术在风湿病的应用有着非常快速的发展，对于类风湿关节炎和脊柱关节炎的早期诊断有着重要意义。

7. 病理　肾活检、肌肉活检、唇腺活检、关节滑膜活检对疾病诊断和鉴别诊断往往具有决定性意义。阴性病理结果也不能轻易否定诊断，必要时要重复活检。

（三）诊断思路

关节病变常作为诊断及鉴别诊断的切入点，临床需关注受累关节的数目、分布、病程、起病形式及是否为炎性关节痛，而对于存在多系统损害、不能以其他原因解释的患者，应考虑系统性风湿病的可能。

四、其他免疫系统疾病概述

（一）过敏性疾病

当机体再次受到相同的抗原刺激后产生的过度抗原特异性免疫反应称为过敏反应（又称超敏反应）。过敏反应的发生源于机体免疫防御反应，但过度反应造成组织损伤，形成临床症状甚至疾病，这类疾病就是过敏性疾病。本书选取药疹、食物过敏及过敏性休克三种疾病加以介绍。

1. 过敏性疾病的临床特征　20 世纪 60 年代，Gell 和 Coombs 根据过敏反应的发生机制和临床特点，将其分为四型：Ⅰ型、Ⅱ型、Ⅲ型和Ⅳ型。这四型超敏反应在过敏性疾病的发病机制中起着关键作用。

药疹是临床十分常见的过敏性疾病，食物过敏在各种外源性过敏中是最重要而常见的一种。过敏性休克是临床非常危急的症候群，严重者可在短时间内死亡。过敏性疾病的共同临床特征如下：

（1）皮肤表现：药疹的皮肤表现是其最常见的症状，各型药疹有其典型的临床皮损。食物过敏的消化道外的症状主要表现在皮肤过敏方面。

（2）消化道症状：消化系统食物过敏反应在临床上约占全部食物过敏的30%。药疹也可以有食欲减退、恶心、呕吐、腹泻等消化道症状。

（3）实验室检查：包括常规检查、特殊检查（检查过敏原）及血清IgE检测。

2. 过敏性疾病的诊断策略

（1）临床资料：完整的病史采集和系统的体格检查是正确诊断的关键。

（2）实验室检查：实验室检查对过敏性疾病的诊断具有特殊意义。常规检查及免疫学检查可为临床诊断提供重要依据。

（二）原发性免疫缺陷病

原发性免疫缺陷病是一种遗传性免疫功能异常疾病，是由于某种免疫系统缺陷引起的免疫反应缺如或降低，导致机体抗感染免疫功能缺陷。本书选取X连锁无丙种球蛋白血症、DiGeorge综合征及慢性肉芽肿病三种疾病加以介绍。

原发性免疫缺陷病的基本临床特点是易发生反复感染。患者可以出现反复感染、严重感染、免疫失调以至于更易罹患自身免疫性疾病和肿瘤。原发性免疫缺陷病的诊断必须依赖详细的病史、完整的体格检查、准确的筛查和实验室检查。

（郑　芳　魏　蔚）

第二章

病毒感染性疾病

人类病毒感染性疾病比较普遍,例如成人中多数被感染过 EB 病毒、单纯疱疹病毒等。病毒感染多数呈隐性感染,但机体可产生特异性抗体;少数为显性感染,在显性感染中多数为急性感染,发病急、病程短,多在 1～2 周内自愈,少数表现为潜伏性感染和慢性感染。在病毒性感染人群中,儿童多于成人。病毒性感染的患者,多数能够自愈,严重感染的患者可发生死亡或遗留后遗症。病毒的侵入途径主要有以下几种:①呼吸道感染途径,例如:流感病毒、腺病毒及麻疹病毒等。②消化道感染途径,例如:甲型肝炎病毒、轮状病毒等。③皮肤感染途径,例如:狂犬病毒、乙型肝炎病毒及虫传病毒等。④眼、口和泌尿生殖道感染途径,例如:单纯疱疹病毒、腺病毒及人类免疫缺陷病毒等。⑤胎盘感染途径,例如:风疹病毒、巨细胞病毒和乙型肝炎病毒等。病毒感染性疾病种类繁多,且部分病毒基因容易突变,可引起病毒感染的流行,如 2019 年底至 2020 年席卷全球的新冠病毒感染等。由于篇幅所限,本章选取临床常见和高发的病毒感染性疾病进行介绍。

第一节 病毒性肝炎

一、临床概论

（一）疾病概述

病毒性肝炎（viral hepatitis）是由多种肝炎病毒感染引起的以肝脏炎症和坏死病变为主的传染性疾病,具有传染性较强、传播途径复杂、发病率高和流行范围广的特点。病原体主要包括甲型肝炎病毒（hepatitis A virus,HAV）、乙型肝炎病毒（hepatitis B virus,HBV）、丙型肝炎病毒（hepatitis C virus,HCV）、丁型肝炎病毒（hepatitis D virus,HDV）和戊型肝炎病毒（hepatitis E virus,HEV）5 种病毒。乙型、丙型和丁型肝炎病毒通过血液传播。部分患者可以演变为慢性,发展成肝硬化和肝癌。此外,临床上一些非特异性病毒如 EB 病毒、单纯疱疹病毒、麻疹病毒、风疹病毒、腮腺炎病毒和水痘 - 带状疱疹病毒等感染也可以引起肝脏炎症表现。尚有约 15%～17% 的感染性肝炎无法明确病原体。

（二）病原学和流行病学

1. 甲型肝炎病毒（HAV） 是最常见的急性肝炎病原体。病毒颗粒直径约 27～32nm,呈正二十面体结构。病毒基因组为单股正链 RNA,约为 7.5kb。已知有 7 个基因型,但只有 1 种血清型,其中Ⅰ、Ⅱ、Ⅲ和Ⅶ基因型为感染人类的 HAV。HAV 通过粪 - 口途径传播,人与人直接接触是其主要传播方式。无症状感染在幼儿中更为多见,儿童可能是成人散发性甲型肝炎的重要传染源。HAV 在环境中的抵抗力较强,室温下可存活数周或数月,-20℃下甚至可存活长达 20 年,在 pH 为 3.0 的酸性环境中也可存活。

HAV 感染后潜伏期约为 15～50 天,平均 30 天。起病前 1～2 周至出现症状后 1 周左右,患者粪便中可检测到 HAV。HAV 仅限于肝脏内复制,通过胆道排泄。HAV 感染后可有亚临床感染、急性黄疸型 / 非黄疸型肝炎乃至重型肝炎等多种表现,总体上呈现自限性过程。多数患者黄疸症状可持续 2 周左右,之后进入恢复期。部分患者还可出现皮肤血管炎等多种肝外表现。

2. 乙型肝炎病毒（HBV） 属嗜肝 DNA 病毒。基因组为部分双链 DNA 结构，正链为不完整 DNA 链。病毒基因组与 DNA 多聚酶包被于病毒核心蛋白内，最外层有脂蛋白外膜，形成完整的病毒颗粒。HBV 感染后，血清中可检测到三种形态的病毒颗粒：直径为 42nm、包含病毒基因组的完整病毒颗粒，具备感染能力，被称为 Dane 颗粒；另外两种病毒颗粒不含有病毒 DNA，分别为球形和丝状的亚病毒颗粒，直径约 22nm。3 种颗粒均表达乙型肝炎表面抗原（hepatitis B surface antigen，HBsAg）。HBV 通过特异性受体与肝细胞结合，释放 HBV 核心进入胞质，HBV 的 DNA 正链在细胞核内以负链为模板补齐缺失的正链 DNA 片段，形成共价闭合环状 DNA（covalently closed circular DNA，cccDNA），以之为模板最终完成病毒复制。HBV 基因组大小为 3.2kb，可分为 S、C、P 和 X 区，分别编码大、中、小 3 种 HBsAg、乙型肝炎核心抗原（HBcAg）/ 乙型肝炎 e 抗原（HBeAg）、DNA 多聚酶和 HBx 蛋白等。HBV 至少有 9 种不同的基因型，不同基因型对 α 干扰素治疗的应答不同，在我国以 B 型和 C 型为主。

HBV 的传播途径为：①通过血液途径传播：输血和不安全的注射、破损皮肤黏膜暴露于感染的血液或其他体液、医护人员工作中的意外暴露、共用剃须刀等均可以造成传播。②性接触传播。③母婴传播。在我国母婴传播是最主要的传播途径，主要发生在围生期。随着 HBV 疫苗与乙型肝炎免疫球蛋白的联合应用，母婴传播有所减少。迄今未发现经呼吸道和消化道传播的可靠证据，也未发现吸血昆虫能传播 HBV。

HBV 潜伏期大约为 1～4 周。急性感染病例与 HAV 感染类似，成年感染者约 80% 表现为黄疸型肝炎，而 1 岁以内儿童感染者很少表现为黄疸型肝炎。围生期感染的 HBV 有 90% 可能发展成慢性感染，5 岁以上感染者的这一比例则下降至 5%～10%。HBV 合并 HDV 感染病例病情较重，且易发生重型肝炎。慢性乙型肝炎可最终进展为肝硬化，年发生率为 2%～10%，失代偿肝硬化 5 年生存率为 14%～35%。HBV 感染者更易发生原发性肝细胞癌，此外，肝硬化、糖尿病、直系亲属有肝细胞癌病史以及高水平 HBsAg 均是原发性肝细胞癌的危险因素。

3. 丙型肝炎病毒（HCV） 为有包膜的球形病毒颗粒，直径大约为 55nm。基因组为单股正链 RNA，长度约 9.6kb。基因组两端为非翻译区（untranslated region，UTR），中间为大的可读框（open reading frame，ORF），共编码 10 个蛋白，只有 3 个为结构蛋白，即 1 个核衣壳蛋白（C）和两个包膜蛋白（E1 和 E2），其他 7 个非结构蛋白（NS）与病毒复制相关，包括 NS1、NS2、NS3、NS4A、NS4B、NS5A 和 NS5B。NS3/4A、NS5A 和 NS5B 是目前直接抗病毒药物（direct-acting antiviral agent，DAA）的主要靶位。

HCV 传播途径与 HBV 相同，临床表现亦类似，仅能通过病毒学检测进行鉴别。感染后潜伏期平均为 50 天（14～120 天）。感染数天后患者血清内可检测到 HCV RNA，转氨酶的升高可在数周后出现。急性 HCV 感染的诊断很大程度上依赖于对 HCV RNA 的早期检测、病程中反复的抗 HCV 抗体检测以及临床推断。

4. 丁型肝炎病毒（HDV） HDV 病毒颗粒直径大约 36nm，具备包膜，基因组为约 1.7kb 大小的环状负链 RNA。包膜表面有 HBsAg，其包膜来源于被 HBV 感染的细胞。没有 HBV 感染则 HDV 不能传播，因此可以将 HDV 视为一种缺陷病毒。HDV 具有 7 个基因型，Ⅰ型流行范围最广，Ⅱ型主要流行于亚洲。与 HBV 类似，HDV 通过血液 / 血液制品、性及母婴等途径传播。HDV 和 HBV 的共同感染是重型肝炎的原因之一。

5. 戊型肝炎病毒（HEV） HEV 病毒颗粒直径约为 27～34nm，呈正二十面体型。基因组为单股正链 RNA，长度约 7.2kb。已知 HEV 有 4 种基因型。基因组分为结构区和非结构区，有 3 个部分重叠的开放读码框架（ORF），其中 ORF2 编码核衣壳蛋白，核衣壳蛋白是中和抗体的作用靶点。与 HAV 类似，针对核衣壳蛋白的 HEV 抗体对不同基因型的病毒均有保护作用。

HEV 通过粪 - 口途径传播。在流行地区，污染的水源是主要的传播媒介。HEV 在环境中相对稳定，但在粪便和胆汁等样本中含量很少，故很难检测到 HEV 颗粒。感染后的潜伏期大约为 28～40

天。血清转氨酶水平在 HEV 感染后 42～46 天达到峰值。患者出现临床症状后血清中可检测到 HEV IgM 和 IgG 型抗体，IgM 抗体 2～6 个月后下降并消失，IgG 抗体可保持在一定的水平。

（三）发病机制

病毒性肝炎的致病机制目前尚不完全清楚，目前认为机体对病毒的免疫反应是主要的发病机制。关于 HEV 等病毒感染后的免疫反应机制，目前的研究证据还很少。病毒载量是影响疾病传播、决定临床表现的共同的重要因素。

1. 甲型肝炎的发病机制　HAV 具有耐热、耐酸等特性，对宿主细胞蛋白合成的干扰较少，相对而言并无直接的细胞毒性。HAV 造成肝细胞损伤的机制可能是细胞介导的免疫反应，CD8$^+$T 细胞和 NK 细胞等参与了细胞的损伤过程。抗 -HAV IgM 抗体可能是保护其他肝细胞不被感染的重要因素。

2. 乙型肝炎的发病机制　HBV 感染后大致可分为三个阶段。首先可能呈现"免疫耐受"状态，表现为对病毒有限的免疫反应。此阶段患者的血清转氨酶可轻度升高，循环血液中 HBsAg、HBeAg 和 HBV DNA 等病毒标记的水平则较高。婴幼儿期感染患者，此阶段可持续数十年之久。第二阶段可进入"免疫激活期"。机体的免疫反应增强，固有免疫和获得性免疫均参与针对 HBV 的免疫反应，最终导致肝细胞坏死等病理学改变。免疫反应的强弱与血清转氨酶的水平呈对应关系。成年 HBV 感染者此时即表现为急性肝炎。针对 HBV 的免疫反应持续的标志则是血清 HBeAg 和抗 -HBe 的转换，此时抗 -HBV IgM 可能升高，易被误诊为急性肝炎。病毒复制停止和血清中检测不到 HBV DNA 的患者，其血清转氨酶水平和组织学检查也多数转为正常。机体针对 HBV 免疫反应的最后阶段是病毒的清除和产生抗 -HBs，免疫能力可保持数十年。乙型肝炎的临床表现取决于病毒与宿主的相互作用。

HBV 感染后能否做到病毒的完全清除取决于多种免疫细胞的功能，包括 NK 细胞、NK T 细胞、病毒特异性 CD4$^+$T 细胞和 CD8$^+$ 细胞毒性 T 淋巴细胞（cytotoxic T lymphocyte，CTL）等。其中 NK 细胞和 NK T 细胞通过产生干扰素（INF-α/β）参与病毒的清除，CD4$^+$T 细胞则参与 HBV 抗体产生和诱导多克隆 CTL 的产生。两种细胞都通过释放细胞因子和对受感染细胞产生溶细胞作用而达到抑制 HBV 复制的目的。

导致慢性 HBV 感染的原因可能是感染后启动固有免疫和获得性免疫应答失败。对于婴幼儿感染者，免疫耐受现象的产生可能与母亲携带 HBeAg 有关。成年人慢性 HBV 感染者 CD4$^+$T 细胞和 CTL 的活性均较低。目前 HBV 免疫逃逸的机制尚不清楚，可能与遗传因素和病毒接种的剂量等因素相关。

3. 丙型肝炎的发病机制　HCV 可以诱导宿主产生广泛的免疫应答。与 HBV 相似，包括 NK 细胞和 NK T 细胞在内的多种免疫细胞及其产生的细胞因子（如 γ 干扰素等）均参与机体免疫反应和细胞损伤过程。在感染后数月，患者血清中可检测到 HCV 抗体，然而这些抗体不具备保护作用。因此，多数感染者呈慢性过程。

4. 丁型肝炎的发病机制　HDV 导致肝细胞损伤的机制尚不清楚，目前已知获得性免疫可能在 HDV 的肝细胞损伤以及控制病毒感染方面起到一定作用，而 HDV 是否具有直接的细胞毒性仍存在争论。

5. 戊型肝炎的发病机制　目前有关 HEV 感染后的免疫应答研究较少。有证据显示 T 细胞参与了免疫过程。感染后可检测到 IgM 和 IgG 抗体，其中，IgM 抗体在 2～6 个月后下降并消失，同时 IgG 型抗体达到稳定水平。抗 HEV 抗体的保护期限和免疫所需的最小抗体滴度目前仍是未知。

（四）临床表现

肝炎病毒感染后可以表现为急性、慢性甚至重型肝炎等不同临床类型。

1. 急性肝炎　各型病毒均可能导致急性病毒性肝炎，不能通过临床表现区分病毒感染类型，但通过流行病学特征可以大致推断病毒分型。急性病毒性肝炎可以表现为亚临床型，即患者无临床症状仅表现为血清转氨酶轻度升高。亚临床肝炎患者数量可能是有症状患者数量的 10～30 倍。通过检查病毒标志物可确定感染病毒的类型。典型的急性黄疸型肝炎的临床过程大致可分为：

（1）潜伏期：根据感染病毒的不同，潜伏期可由数周至半年。患者潜伏期无症状。

（2）黄疸前期：表现为疲乏、关节肌肉痛、厌食、恶心、呕吐以及右上腹不适等多种非特异性全身症状，部分患者以"流感样"表现如咽炎、咳嗽以及鼻炎等为最初症状。发热是病毒性肝炎的常见症状。

（3）黄疸期：可持续数天至数周。有些患者并不表现黄疸症状，而越过黄疸期直接进入恢复期，称为"非黄疸型肝炎"。肝炎病毒标志物的筛查有助于与"流感"等其他病毒性感染鉴别。巩膜黄染是最早出现的黄疸症状，皮肤黄疸可伴有瘙痒等症状，患者尿色加深，粪便颜色可变浅甚至呈灰白色。本期内患者发热的症状通常会缓解，但疲乏、厌食等症状可持续存在，甚至在生化标志物明显好转后数周才逐渐缓解，相关症状可在 6 个月后才能彻底消失。有些患者尤其是乙型肝炎或丙型肝炎患者可出现"血清病样表现"等肝外症状，例如低热、荨麻疹、关节炎等。

（4）恢复期：本期黄疸逐渐消退，症状逐渐减轻，肝功能逐渐恢复正常。可持续 1～2 个月。

2. 慢性肝炎　慢性病毒性肝炎指 HBV、HDV 或 HCV 感染后导致肝细胞出现持续炎症、坏死和纤维化，持续 6 个月以上并出现肝炎临床症状和肝功能异常等。虽然发病日期不明确或虽无病毒性肝炎病史，但临床症状、体征、实验室和影像学检查，特别是组织病理学检查符合慢性肝炎表现也可做出临床诊断。应注意慢性病毒性肝炎与其他原因导致的慢性肝损害的鉴别。通过病毒学检查可较容易地区分 HBV 与 HCV 感染。

3. 重型肝炎　也称暴发性肝衰竭，是最严重的病毒性肝炎类型，病死率高。最多见于 HBV 和 HDV 重叠感染患者。在 HAV 感染者中，尤其是重叠慢性 HBV 或 HCV 感染或再次感染 HAV 者也可出现。单纯急性 HCV 感染较少出现重型肝炎。孕妇感染 HEV 者重型肝炎发生率明显升高。

重型肝炎根据病程可分为急性、亚急性和慢性重型肝炎。起病 2 周内出现明显乏力、消化道症状、Ⅱ度以上肝性脑病，短期内出现凝血功能障碍、肝浊音界进行性缩小、黄疸急剧加深等症状者称急性重型肝炎。上述症状在 15 天～24 周内出现者称亚急性重型肝炎。其中首先出现Ⅱ度以上肝性脑病者称为脑病型，首先出现腹腔积液等表现者称腹腔积液型。慢性重型肝炎多在原有慢性肝炎或肝硬化病史等基础上发生，起病与亚急性重型肝炎类似，随着病情的发展逐渐达到重型肝炎的诊断标准。

4. 淤胆型肝炎　可将淤胆型肝炎视为急性黄疸型肝炎的一个特殊类型，多发生于 HAV 和 HEV 急性感染者。起病类似于急性黄疸型肝炎，血清转氨酶水平通常低于急性肝炎患者，但黄疸持续时间较长，可达 12～18 周。患者常有皮肤瘙痒、白陶土样便和肝大等表现。血清胆红素明显升高，以直接胆红素升高为主，可达到 300mg/L 水平。肝活检病理检查可见小叶中心胆汁淤积和门脉炎症表现。淤胆型肝炎的预后一般较好，短期使用糖皮质激素可以帮助缩短病程。

二、诊断和鉴别诊断

（一）诊断

1. 诊断标准

（1）急性病毒性肝炎：具有典型临床表现和相应病毒标志物的急性病毒性肝炎并不难诊断，但黄疸以外的其他临床症状都具有很强的非特异性，特别是非黄疸型肝炎容易被误诊。急性丙型肝炎诊断较为困难，其诊断要点包括：就诊前 6 个月以内的流行病学史，如输血史或明确的 HCV 暴露史；临床表现为乏力、食欲减退等全身表现和黄疸等，部分患者为隐匿性感染，无明显症状；实验室检查丙氨酸氨基转移酶（alanine aminotransferase，ALT）升高或在正常范围，6 个月内明确的抗 -HCV 或 HCV RNA 检测阳性结果，HCV RNA 可能在 ALT 恢复后转阴或持续阳性。符合上述 3 条或后 2 条者即可诊断。

（2）慢性病毒性肝炎：HBV、HDV 或 HCV 感染标志物持续 6 个月以上，并伴有肝脏慢性炎症、坏死和纤维化可诊断为慢性肝炎。动态监测慢性肝炎患者肝脏纤维化进展是评价慢性病毒性肝炎的重要组成部分。除病理活检外还可采用 APRI 评分、FIB-4 指数、瞬时弹性成像（TE）等检查方法。磁共振弹性成像（MRE）等方法目前还难以应用于临床。

2015 年，中华医学会肝病学分会和感染病学会联合发布的《慢性乙型肝炎防治指南》根据 HBV 感染者病毒学及生化标志物等不同将慢性 HBV 感染分成 6 种类型。2018 年美国肝病研究学会（American Association for the Study of Liver Diseases，AASLD）也对 2016 年版指南进行了更新，将慢性乙型肝炎（chronic hepatitis B）进一步分成 HBeAg 阳性和 HBeAg 阴性慢性乙型肝炎、免疫耐受性慢性乙型肝炎（immune-tolerant chronic hepatitis B）、免疫活动性慢性乙型肝炎（immune-active chronic hepatitis B）以及非活动性慢性乙型肝炎（inactive chronic hepatitis B）等类型。HBeAg 阳性的慢性乙型肝炎患者通常伴有较高的血清 HBV DNA 水平，可高于 2×10^5IU/ml。慢性乙型肝炎的分型与抗病毒治疗有关，2019 年新修订了《慢性乙型肝炎防治指南》。

慢性丙型肝炎的诊断需根据 HCV 感染的流行病学史、临床症状、体征、实验室、影像学及病原学检查结果和肝脏组织病理学等结果综合分析。

（3）重型肝炎

1）急性重型肝炎：以急性肝炎起病，2 周内出现极度乏力、明显的消化道症状及重度黄疸，并迅速出现Ⅱ度以上（以四度划分）的肝性脑病，凝血酶原活动度（PTA）低于 40%，并排除其他原因者应诊断急性重型肝炎。此外，出现肝浊音界进行性缩小，黄疸急剧加深，或黄疸很浅甚至尚未出现黄疸，但伴有极度乏力、明显消化道症状，并迅速出现Ⅱ度以上肝性脑病、PTA 低于 40% 等表现者均应考虑本病。

2）亚急性重型肝炎：以急性肝炎起病，2～24 周内出现极度乏力、明显消化道症状和严重黄疸，凝血酶原时间明显延长，PTA≤40%，并排除其他导致异常的原因可考虑亚急性重型肝炎。黄疸迅速加深，血清总胆红素每天可上升≥17.1μmol/L 或大于正常值 10 倍。其中首先出现Ⅱ度以上肝性脑病者，被称为脑病型（包括脑水肿、脑疝等）；首先出现腹腔积液及其相关症状（包括胸腔积液等）者，被称为腹腔积液型。

3）慢性重型肝炎：通常有慢性肝炎或肝硬化病史，或慢性乙型肝炎病毒携带史。此外，虽无肝炎病毒感染的标记，但有慢性肝病体征（如肝掌、蜘蛛痣等）、影像学改变（如脾脏增厚等）及生化检测改变（如丙种球蛋白升高、白蛋白/球蛋白比值下降或倒置），或肝组织病理学改变支持慢性肝炎者均应诊断慢性重型肝炎。慢性重型肝炎起病的临床表现同急性或亚急性重型肝炎，随着病情发展而加重，达到重型肝炎诊断标准（PTA≤40%，血清总胆红素大于正常值 10 倍）。

（4）淤胆型肝炎：起病类似于急性黄疸型肝炎，但自觉症状较轻。患者常有皮肤瘙痒、白陶土样便和肝大等表现。血清胆红素明显升高，以直接胆红素升高为主，PTA＞60%，或注射维生素 K 后 1 周内升高到 60% 以上。黄疸持续 3 周以上，并排除其他原因所导致的肝内外梗阻性黄疸后，可诊断淤胆型肝炎。

2. 诊断流程（图 2-1）

（二）鉴别诊断

鉴别诊断主要从黄疸和肝功能损害两个方面进行。首先需要鉴别黄疸病因。常见的包括溶血性黄疸和梗阻性黄疸。溶血性黄疸主要临床表现为贫血、发热和血红蛋白尿，网织红细胞升高，以间接胆红素升高为主。梗阻性黄疸常见病因有胆囊炎、胆石症、胰头癌、壶腹周围癌及肝胆系统恶性肿瘤等，以直接胆红素升高为主。其他肝脏摄取功能障碍等也可能造成黄疸，例如 Gilbert 综合征等。

肝功能损害原因包括感染和非感染性等多种因素。需要鉴别的疾病有：其他病毒如巨细胞病毒或 EB 病毒感染、肾综合征出血热等；细菌感染如伤寒、脓毒症或钩端螺旋体病等；寄生虫病如阿米巴或血吸虫感染等；还要与药物性肝损害、酒精性肝病、自身免疫性肝病、脂肪肝和妊娠性急性脂肪肝、肝豆状核变性等疾病鉴别。

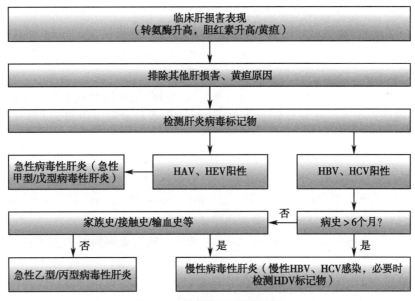

图 2-1 **病毒性肝炎诊断流程**

三、临床检验与病理特征

(一)临床检验项目

1. 一般检查项目

(1)血常规检查:包括白细胞计数(WBC)、红细胞计数(RBC)、血红蛋白(hemoglobin,Hb)、血小板计数(platelet,PLT)、血细胞比容、红细胞平均体积(MCV)、红细胞平均血红蛋白量(MCH)、平均红细胞血红蛋白浓度(MCHC)和白细胞形态学分类计数测定、各类型白细胞所占的比例及绝对值等。肝炎病毒感染末梢血象 RBC 及 Hb 含量与疾病程度有关,可正常或不同程度降低。严重肝病可出现 PLT 减少、RBC 及 Hb 降低。WBC 数量可以正常或增高,白细胞分类淋巴细胞比例一般增高。

(2)尿常规检查:包括尿液物理性状(尿量、颜色、气味等)、尿干化学检查及特殊检测。尿液干化学检查包括 pH、比密、葡萄糖、酮体、蛋白、胆红素、尿胆原、亚硝酸盐等项目。病毒性肝炎尿沉渣形态学检查无特异性,患者出现黄疸时尿液颜色变黄、颜色加深,尿胆红素和尿胆原可以增高,严重时可见尿蛋白轻度增高及红细胞管型、白细胞管型阳性。

2. 肝脏功能检验项目

(1)血清转氨酶类:常用于评价肝功能的转氨酶主要包括 ALT 和天冬氨酸氨基转移酶(aspartate aminotransferase,AST)。ALT 广泛存在于各种组织细胞,以肝组织含量最高,其肝内浓度是血清的 3 000 倍,是反映肝细胞损害的敏感指标之一。ALT 在各种病毒性肝炎、药物或酒精中毒引起的肝炎中均有不同程度增高。AST 主要分布于心肌,其次为肝脏、骨骼肌等组织,存在于细胞质和线粒体,其中线粒体型 AST 活性占肝脏 AST 总活性的 80% 左右。正常成人血清 AST/ALT 比值约为 0.8。心肌梗死和慢性酒精性肝炎 AST 活性升高以线粒体型为主,血清中 AST/ALT 比值升高;病毒性肝炎或肝硬化时,若肝细胞损伤加重或累及线粒体,AST/ALT 比值可明显升高。

(2)血清碱性磷酸酶(alkaline phosphatase,ALP):病毒性肝炎累及肝实质细胞或发生肝硬化时,ALP 轻度升高。

(3)γ- 谷氨酰转移酶(gamma glutamyltransferase,GGT):急性病毒性肝炎时 GGT 呈中度升高,慢性肝炎、肝硬化活动期酶活性在正常范围,若 GGT 持续升高,提示病毒性肝炎活动或病情恶化。血清 GGT 活性升高主要见于肝、胆或胰腺疾病。

(4)血清胆红素(bilirubin,Bil):血清胆红素代谢功能的常规检测主要包括血清总胆红素(total

bilirubin，TBil）、直接胆红素（direct bilirubin，DBil）和间接胆红素（indirect bilirubin，IBil）。

（5）血清蛋白质：包括总蛋白质定量（total protein，TP）和血清白蛋白（albumin，Alb）。急性病毒性肝炎血清蛋白浓度检查一般在正常范围。低 Alb 血症通常反映肝损害严重。Alb 合成减少常见于慢性肝病如肝硬化患者。

（6）前白蛋白（prealbumin，PA）：血清 PA 水平可反映肝脏组织细胞合成和分泌蛋白质的功能，为评价早期肝脏细胞功能损害的生物化学标志物，敏感性优于血清白蛋白测定，也可用于观察肝脏疾病的预后。

（7）凝血酶原时间（prothrombin time，PT）：PT 是外源性凝血系统较为灵敏和最常用的筛选试验，可反映肝脏合成凝血因子的能力。PT 检查结果以秒（s）表示，通常将 PT 超过正常对照 4s 作为截断值，用于评价急性肝损害的严重程度和预后。根据血清 Bil、Alb 和 PT 等指标制定的肝功能 Child-Pugh 分级可正确判断慢性肝病的预后，并有助于手术风险的估测。

凝血酶原活动度（prothrombin activity，PTA）表示患者的凝血酶原活力大概是正常的百分率，也是 PT 测定的实验室报告方式之一。这种检测计算方法简便容易操作，可作为肝功能衰竭判断指标之一。组织凝血活酶试剂的敏感性是影响 PT 测定结果的重要因素，可用国际敏感性指数（international sensitivity index，ISI）来表示。ISI 值越小，表示该试剂对相关凝血因子的减少越敏感。结合凝血活酶试剂标明 ISI 值，可计算出 PT 国际标准化比率（international normalized ratio，INR），后者常用于指导华法林等抗凝治疗时临床用药剂量调整。目前，INR 表达方式已用于诊断急性肝功能衰竭和终末期肝病，对于评价肝功能衰竭状态具有一定的参考意义。

3．肝炎病毒标志物检查

（1）HAV

1）抗 -HAV IgM：HAV 感染后早期产生 IgM 型抗体。抗 -HAV IgM 是新近感染的证据，是甲型肝炎早期诊断最简便可靠的血清学标志。发病后数天可阳性，一般持续 8～12 周，少数可延续 6 个月。

2）抗 -HAV IgG：出现稍晚，于 2～3 个月达到高峰。抗 -HAV IgG 是既往感染的标志，可持续多年或终身。

3）HAV RNA：尚未应用于临床常规检测。

（2）HBV

1）HBsAg 与抗 -HBs：成人感染 HBV 后最早 1～2 周，最迟 11～12 周外周血中出现 HBsAg。急性自限性 HBV 感染时，血液中 HBsAg 持续时间达 1～6 周，最长达 20 周。HBsAg 除血液检测阳性之外，还可出现于唾液、精液等其他体液和分泌物。抗 -HBs 是一种保护性抗体，在 HBsAg 转阴后一段时间，疾病恢复期开始出现，半年至一年内逐渐增加，之后逐渐下降，10 年内消失。

2）HBcAg 与抗 -HBc：HBcAg 主要存在于受感染的肝细胞内，血液中的 HBV 颗粒经过处理后也可以检测到 HBcAg 和 DNA 聚合酶，两者都代表病毒复制过程。血清抗 -HBc 出现于 HBcAg 出现后 3～5 周。抗 -HBc IgM 只存在于乙型病毒性肝炎急性期和慢性肝炎急性发作期，有鉴别意义；抗 -HBc IgG 出现较晚，但可持续多年甚至终身。低浓度抗 -HBc 提示曾经感染过，高滴度提示 HBV 存在活动。

3）HBeAg 与抗 -HBe：HBeAg 是一种可溶性蛋白。与 HBsAg 相比，HBeAg 在血清中出现稍晚，但消失较早。

4）HBV 前 S1/S2 抗原（pre-S1/pre-S2）：编码病毒表面的 pre-S1、pre-S2 蛋白，在血清中出现较早，是 HBV 传染性的标志，一定程度提高 HBsAg 标志物的敏感性。

5）HBV DNA：HBV DNA 位于 HBV 的核心部位，与 HBeAg 几乎同时出现于血液中，是 HBV 感染最直接、特异和灵敏的生物标志物。在慢性肝炎时可以整合到肝细胞基因中，形成整合型 HBV DNA。

（3）HCV：可检测到 HCV 抗原或抗 -HCV，也可检测 HCV RNA 基因。

（4）HDV：血清 HDV 抗原（HDVAg）在丁型肝炎发病早期血液中出现，利用酶联免疫吸附试验（ELISA）或放射免疫测定可检测血清 HDVAg，阳性率可达到 87% 和 98%，有助于早期诊断。肝细胞内 HDVAg 可用免疫荧光或免疫组织化学方法进行检测。分子生物学方法可检测 HDV RNA，阳性结果提示 HDV 复制。

（5）HEV：检查血清抗 HEV 抗体常用于辅助诊断。抗 -HEV IgM 阳性提示急性感染，但因消失较快易漏诊。抗 -HEV IgG 提示机体感染，戊型肝炎患者恢复期抗 -HEV IgG 效价≥急性期 4 倍，提示有 HEV 新近感染，具有诊断意义。同时检查抗 -HEV IgG 和抗 -HEV IgM 抗体有助于临床分析，抗 -HEV IgM 阳性提示急性 HEV 感染，抗 -HEV IgG 阳性而抗 -HEV IgM 阴性提示既往感染。

（二）临床病理特征

病毒性肝炎的病理学改变主要是肝细胞不同程度的变性、坏死，同时伴有不同程度的炎症细胞浸润、肝细胞再生和纤维组织增生。肝细胞变性包括水样变性、气球样变性、嗜酸性变、毛玻璃样变性和脂肪变性等改变。肝细胞坏死可表现为灶性坏死、碎屑状坏死、桥接坏死、亚大块坏死和大块坏死等。肝细胞的变性和坏死可见于各种类型的病毒性肝炎，包括各种肝炎病毒引起的急性、慢性以及重型肝炎，但病变的程度各不相同。病毒性肝炎在汇管区或坏死灶内常有程度不等的炎症细胞浸润，主要是淋巴细胞和单核细胞浸润，有时也有少量浆细胞及中性粒细胞等浸润。此外，还伴有间质反应性增生及肝细胞再生。上述的病毒性肝炎基本病变中，肝细胞疏松化、气球样变、点状坏死及嗜酸性小体的出现对诊断普通型病毒性肝炎具有相对的特征性，而肝细胞的大片坏死及崩解则是重型肝炎的主要病变特征。

1. 普通型病毒性肝炎　普通型病毒性肝炎分为急性和慢性两种类型。

（1）急性普通型肝炎：经典的急性普通型肝炎的病理组织学改变是肝细胞损伤，并伴淋巴细胞、巨噬细胞等炎症细胞浸润。肝细胞的损伤包括肝细胞变性和坏死。肝细胞变性主要有两种形式：一种为肝细胞气球样变，显微镜下可见气球样变的肝细胞体积增大、肿胀或变圆，细胞质内见颗粒状淡染，甚至空泡状，形似气球；另一种为肝细胞嗜酸性变，嗜酸性变的肝细胞形状不规则，细胞质呈强嗜酸性，染成深伊红色，可能是凋亡小体的前身，又称为嗜酸性小体或 Councilman 小体，这些小体是从肝板上脱落下的体积缩小的肝细胞或细胞的一部分。光镜下，凋亡小体常呈圆形，它们可含有或不含有固缩的核。虽然在急性病毒性肝炎时可见到大量典型的凋亡小体，但凋亡小体并不是急性病毒性肝炎的诊断特征，因为在其他的肝损伤甚至在正常肝组织中也可见到。少数急性普通型肝炎还可出现肝细胞脂肪变性，但一般比较轻。肝细胞的坏死呈点状或灶状，即坏死灶内仅有 1 至数个肝细胞发生坏死。

成人的急性普通型肝炎在镜下可见大量体积增大的肝细胞，患者有的是因为伴有其他病毒的感染；有的是因为其他病原体包括肝炎病毒感染后引起自身免疫性肝炎。结合肝细胞气球样变、嗜酸性变、凋亡小体形成、其他肝细胞增生变大、肝细胞失去正常排列结构等病理变化，有助于急性病毒性肝炎的诊断。上述改变可见于整个肝小叶，但在靠近中央静脉盲端的Ⅲ区损伤最严重，而Ⅰ区的损伤则较少见，往往是甲型病毒性肝炎的特征。Ⅲ区内肝细胞损伤的程度也不同，有的细胞损伤严重，表现为点状坏死，或称为灶状坏死；有些更严重的病例，坏死范围可更广。肝窦塌陷，会导致在一些急性病毒性肝炎中所见的汇管区扩大。在急性病毒性肝炎中常见胆汁淤积，它是由于肝细胞胆汁分泌及输送功能障碍导致，有时是由于汇管区中胆汁流动障碍导致。毛细胆管腔内可见胆栓，但胆管腔扩张不如胆道阻塞时明显。胆汁淤积性肝炎是指临床上胆汁淤积持续时间较长的肝炎，这些患者组织切片可见明显的胆汁淤积，且在其他损伤恢复后，仍见胆汁淤积。

除了肝细胞不同类型的损伤外，还可见肝小叶炎细胞浸润，主要是活化的 T 淋巴细胞，淋巴细胞浸润可能是由于肝窦内皮细胞上黏附因子表达增多所致。早期也可见浆细胞浸润。Kupffer 细胞变大，特别是在肝小叶的Ⅲ区，Kupffer 细胞细胞质中有棕色、富含脂质的色素颗粒。虽然肝实质的损伤是病毒性肝炎最重要的组织学特征，但大多也可累及汇管区。汇管区可见炎细胞浸润，与肝小叶炎细胞浸润一样，主要是 T 淋巴细胞和浆细胞，也可见中性粒细胞、嗜酸性粒细胞和巨噬细胞浸润。炎细胞浸润常超出汇管区的范围，累及邻近的肝实质，可能会与慢性肝炎的碎屑状坏死混淆。汇管区旁肝细胞发生凋亡以及炎细胞浸润区见肝细胞，提示为慢性改变，但通常不易区别，需要结合肝小叶的病理改变及临床资料综合分析。

（2）慢性普通型肝炎：以往将慢性肝炎分为慢性持续性肝炎与慢性活动性肝炎，目前注意到 HCV 感染患者由慢性肝炎演变为肝硬化的风险极高，与最初的肝病变程度无关，因而慢性肝炎的病原学分型更为重要。根据炎症、坏死及纤维化程度，将慢性肝炎分为下述三型：

1）轻度慢性肝炎：肝细胞镜下出现水样变性和点状坏死，偶见轻度碎片状坏死，汇管区可因有少量纤维组织增生而增宽，肝小叶界板无破坏，小叶结构清楚。肉眼观察可见肝体积增大，表面平滑。临床症状常较轻或仅有肝功能异常。此型肝炎一般发展缓慢，大多数可以恢复。

2）中度慢性肝炎：镜下肝细胞坏死明显，有中度碎片状坏死及特征性桥接坏死，肝小叶内有纤维间隔形成，但肝小叶结构大部分保存，此型肝炎病变较重，肝功能持续异常。

3）重度慢性肝炎：肝细胞坏死重且广泛，有重度碎片状坏死及大范围桥接坏死，坏死区出现肝细胞不规则再生，纤维间隔分割肝小叶，小叶结构紊乱，或形成早期肝硬化。

2．重型病毒性肝炎　是最严重的一型病毒性肝炎，较少见。根据发病缓急及病变程度的不同又分为急性重型、亚急性重型和慢性重型病毒性肝炎。

（1）急性重型肝炎：此型肝炎少见。肉眼观察可见肝体积明显缩小，重量减至 600～800g，以左叶为甚；被膜皱缩，质地柔软，切面呈黄色或红褐色，部分区域可见红黄相间的斑纹状，因而又称急性黄色肝萎缩或急性红色肝萎缩。镜下可见肝细胞坏死广泛而严重，肝板解离，肝细胞溶解，出现弥漫性大片坏死。肝细胞坏死多从肝小叶中央开始并迅速向四周扩展，仅小叶周边部残留少许变性的肝细胞。溶解坏死的肝细胞很快被清除，仅残留网状支架。肝窦明显扩张、充血甚至出血，Kupffer 细胞增生肥大、吞噬活跃。肝小叶内及汇管区见大量炎细胞浸润，其中以淋巴细胞和巨噬细胞浸润为主。数日后网状支架塌陷，残留的肝细胞无明显再生现象。大量肝细胞溶解坏死，可导致：①胆红素大量入血引起严重的肝细胞性黄疸；②凝血因子合成障碍导致明显的出血倾向；③肝功能衰竭，对各种代谢产物的解毒功能出现障碍，导致肝性脑病。此外，由于胆红素代谢障碍及血液循环障碍等，还可诱发肾衰竭，即肝肾综合征（hepatorenal syndrome）。

此型肝炎患者大多数在短期内死亡，死亡原因主要为肝衰竭，其次为消化道大出血、肾功能衰竭及弥散性血管内凝血（DIC）等。少数患者迁延为亚急性重型肝炎。

（2）亚急性重型肝炎：此型肝炎起病较急性重型肝炎稍慢，病程较长（数周至数月），大多数系由急性重型肝炎迁延而来，少数由急性普通型肝炎恶化进展而来。

肉眼观察可见肝体积缩小，表面包膜皱缩不平，质地软硬程度不一，部分区域呈大小不一的结节状。切面见坏死区呈红褐色或土黄色，再生的结节因胆汁淤积而呈现黄绿色。本型肝炎的镜下特点为既有肝细胞的大片坏死又有结节状肝细胞再生。坏死区网状纤维支架塌陷和胶原化，因而造成残存的肝细胞再生时不能沿原有支架排列，而呈结节状。肝小叶内外可见明显的炎细胞浸润，主要为淋巴细胞和单核细胞。肝小叶周边部有小胆管增生，较陈旧的病变区有明显的结缔组织增生。如治疗得当且及时，病变可停止发展并有治愈可能。多数病例常继续发展转归为坏死后性肝硬化。

（3）慢性重型肝炎：慢性重型肝炎发病率在重型肝炎中占首位。病变特点为在慢性肝病（慢性肝炎或肝硬化）背景上出现大块或亚大块新鲜的肝实质坏死。临床表现同亚急性重型肝炎，但常有慢性肝炎或肝硬化病史、体征及严重肝功能损害的表现。其慢性肝病背景为肝小叶内、汇管区纤维组织增生、纤维化，形成纤维条索，纤维条索相互连接形成纤维间隔将肝小叶重新划分、改建形成假小叶。在此病变的基础上出现大块或亚大块性坏死，亦可有桥接坏死及碎片状坏死。

3．淤胆型肝炎　淤胆型肝炎的病理组织学特点概括起来有如下几点：①肝内胆汁淤积；②肝细胞气球样变；③毛玻璃样肝细胞；④肝组织炎症轻微；⑤可有不同程度的碎屑样或桥接坏死，病变肝小叶内可有不同数量的嗜酸性小体，一些区域可见局灶性静脉周围细胞丧失伴网状纤维支架塌陷。

4. 其他病毒感染引起的肝炎

（1）EB 病毒感染：急性期可以引起轻度肝炎。

（2）巨细胞病毒感染：巨细胞病毒感染者特别是新生儿和免疫功能不全患者，几乎所有肝脏细胞包括肝细胞、胆管上皮细胞及内皮细胞都可以产生病毒相关的包涵体样改变。

（3）单纯疱疹病毒感染：常见于新生儿或免疫抑制者，肝细胞出现特征性病理改变和肝细胞坏死。

（4）黄热病毒感染：是热带国家引发肝炎的一种主要的严重病因，可以引起大量肝细胞凋亡。凋亡的肝细胞呈强嗜酸性，被称为康氏小体。

5. 重要鉴别疾病病理特征 急性普通型肝炎除典型组织病变外，尚可见融合性坏死或桥接坏死，即两个中央静脉之间出现肝细胞坏死带，且伴较多淋巴细胞浸润。由于临床症状较重，这种病变过去往往被误诊为重型肝炎。凡肝活体组织检查不出现中央静脉 - 中央静脉之间的桥接坏死，而是中央静脉 - 汇管区或汇管区 - 汇管区之间的桥接坏死，应视为慢性肝炎的急性活动。将存在中央静脉 - 中央静脉之间的桥接坏死的急性肝炎病例称为较重型的急性肝炎，以区别急性轻症型肝炎和重型肝炎。

急性重型肝炎的鉴别诊断必须排除急性药物中毒、药物过敏、毒蕈类中毒、磷中毒、四氯化碳中毒等所致的肝实质广泛坏死造成的中毒性肝病。因此应详细询问病史，以排除药物和毒物中毒。急性肝炎伴有的明显淤胆与梗阻性淤胆的区别在于急性肝炎可出现典型小叶坏死性炎症。药物诱发性肝炎与病毒性肝炎从组织学上不能区分（药物诱发性肝疾病的"病毒性肝炎样型"），因此对于任何一个病因学上有疑问的肝炎组织学表现都应该想到药物诱发性肝炎。出现境界清楚的小叶中心性坏死、大量嗜酸性粒细胞以及肉芽肿提示有药物诱发性肝炎的可能，但是没有这些表现也不能除外药物性肝炎。此外，自身免疫性肝炎也可呈急性表现，组织学表现类似于病毒性肝炎。

四、临床检验与病理检查的临床应用

（一）病毒性感染相关检验项目的临床应用

1. 肝细胞非特异性损害指标 ALT 为临床评价肝细胞非特异性损害最敏感的指标，黄疸出现前 3 周即可升高；AST 在肝细胞损害时也可升高，升高幅度低于 ALT，但在胆汁淤积时升高明显；GGT 和总胆红素在肝细胞急性弥漫性损害时升高，测定直接与间接胆红素有助于黄疸鉴别；总蛋白、白蛋白和前白蛋白异常提示肝脏受损时细胞合成障碍，在急性肝炎时变化不明显。

2. 特异性血清免疫标志物及核酸标志物临床应用

（1）HAV 感染的标志物：包括抗 -HAV IgM 和抗 -HAV IgG。HAV 感染后抗 -HAV IgM 出现较早，特异性强，是确定甲型肝炎的指标。抗 -HAV IgM 抗体在患病 1 周后即可检测到，2～3 周达到高峰，一个月后迅速下降，3 个月后基本消失。抗 -HAV IgG 为中和抗体，病后 2～3 周可呈阳性，一个月后达高峰，可持续数年，作为既往感染和预防注射的判定指标。

（2）HBV 感染标志物：包括 HBsAg、抗 -HBs、HBeAg、抗 -HBe、HBcAg、抗 -HBc、抗 -HBc IgM、pre-S1/pre-S2 和 HBV 大蛋白。急性乙型肝炎时 HBsAg、HBeAg 和抗 -HBc IgM 均阳性，在 HBV 的 S 区基因发生突变时，血清中 HBsAg 有可能阴性，至恢复期抗 -HBs 阳性提示 HBV 被清除。HBeAg 阳性表示 HBV 活动性复制，传染性较大。出现抗 -HBe，提示 HBV 复制处于低水平，传染性降低。当 HBV 的 C 区基因发生突变时，HBeAg 与抗 -HBe 可能转阴，并不代表病毒感染性降低。抗 -HBc IgM 在 HBV 感染后 1～4 周出现，可持续半年以上，出现高滴度抗 -HBc IgM 是诊断 HBV 感染的依据。

（3）HCV 感染的标志物：包括抗 -HCV IgM 和抗 -HCV IgG。血清抗 -HCV IgM 阳性表示在急性肝炎或慢性 HCV 感染复制活动期；抗 -HCV IgG 可以长期存在于血液。感染 HCV 后 1～2 周，血液中可以检测到 HCV RNA，治愈后很快消失。

（4）HDV 感染的标志物：包括抗 -HDV IgM 和抗 -HDV IgG。抗 -HDV IgM 出现较早，感染急性期可以出现阳性，慢性期也可以呈现阳性；抗-HDV IgG 出现较迟，效价较低，有时检测结果阴性。持续高滴度抗-HDV IgG 阳性或抗-HDV IgM 反复波动是慢性 HDV 感染的指标。

（5）HEV 感染的标志物：HEV 分离培养困难，不适合用于临床检查。临床检测中，急性期检测血清抗-HEV IgM 或恢复期抗-HEV IgG 滴度比急性期增高 4 倍以上具有临床意义。急性期采用反转录聚合酶链反应（RT-PCR）技术，核酸检出率可达 70%。

3. 评价肝硬化的常用项目　长期病毒性肝炎可并发或继发肝硬化性疾病，临床检验标志物包括：PLT、PT、ALT、AST、白蛋白、甲胎蛋白（α-fetoprotein，AFP）、胶原蛋白、层粘连蛋白、弹性蛋白、纤维结合蛋白和透明质酸等检验项目。

（二）病毒性肝炎临床检验项目的临床应用

1. 急性病毒性肝炎　肝细胞损伤是引起血液中转氨酶活性升高的主要原因，通常 ALT 升高较 AST 显著，当肝细胞严重破坏使线粒体 AST 释放时，AST 可高于 ALT。在酒精性肝病、药物性肝病、肝硬化及肝癌时，AST/ALT 比值增高。同时检测 ALT、AST 有助于肝病鉴别及肝细胞损害程度的判定。急性病毒性肝炎 TBil 常增高（也存在非增高的情况），血清 ALT 较其他检验项目敏感、特异，但也表现为升高或正常。6 个月内抗 HCV 抗体或 HCV RNA PCR 检测结果阳性，但是 PCR 检查 HCV RNA 结果可在 ALT 恢复后转阴或持续阳性。

2. 慢性乙型肝炎　根据 HBV 感染者的血清学、病毒学及生化指标等可将慢性 HBV 感染分为以下类型：

（1）慢性 HBV 携带者：肝功能评价指标 ALT 及 AST 基本在正常范围，ALT/AST 水平正常，肝脏组织学无病变或病变轻微，随访 HBV 病毒标志物血清 HBsAg、HBeAg 和 HBV DNA 等项目阳性。一般需随访检查为 1 年内随访 3 次，每次间隔至少 3 个月。

（2）HBeAg 阳性慢性乙型肝炎：ALT 持续增高或 ALT 间断反复异常，或者肝组织病理学检查有肝炎病变特征。血清 HBV 感染标志物 HBsAg 阳性、HBeAg 阳性，PCR 检测 HBV DNA 阳性。

（3）HBeAg 阴性慢性乙型肝炎：血清 HBsAg 阳性，HBeAg 持续阴性，HBV DNA 阳性，ALT 检查持续或反复升高或肝组织学有肝炎病变特征。

（4）非活动性 HBsAg 携带者（inactive HBsAg carrier）：肝功能标志物 ALT 正常，血清标志物 HBsAg 阳性、HBeAg 阴性、抗-HBe 阳性或阴性，HBV DNA 低于检测下限。一般临床随访 3 次以上，每次至少间隔 3 个月。通过肝组织病理学检查组织学活动指数（HAI）评分 <4 或根据其他半定量计分系统判定病变轻微。

（5）隐匿性慢性乙型肝炎：有慢性乙型肝炎临床表现，血清 HBsAg 阴性，但血液 HBV DNA 阳性和/或肝组织中 HBV DNA 杂交阳性。除 HBV DNA 检查阳性外，可出现血清抗-HBs、抗-HBe 和/或抗-HBc 阳性，其中约 20% 隐匿性慢性乙型肝炎患者的血清免疫标志物均为阴性。HBV 基因检测对诊断十分重要。由于病毒基因型复杂，有时需采用多区段套式 PCR 辅助检测基因型别。临床诊断需排除其他病毒感染或非病毒因素引起的慢性肝损伤。

（6）乙型肝炎肝硬化：患者具有肝炎病史并符合肝硬化临床表现。评价肝功能损害的 Alb、PT、ALT 等检验项目阳性，HBV 免疫标志物及 PCR 检查 HBV 感染标志物阳性。肝脏组织病理学检查有肝硬化组织病理学特征。

3. 慢性丙型肝炎　临床检查 HCV 感染超过 6 个月或有 6 个月以前的流行病学史；血清免疫标志物抗-HCV 及 PCR 检查 HCV RNA 阳性。

4. 重型肝炎

（1）急性重型肝炎：患者起病急，2 周内出现极度乏力和明显的消化道症状，迅速出现Ⅱ度以上肝性脑病。TBil 明显升高，PT 延长有助于辅助诊断，其中 PTA 低于 40% 更有意义。体检肝浊音界进行性缩小伴有 TBil 急剧增高，或者虽然 TBil 升高不明显，但是临床表现明显并且出现肝性脑病等临床表现，需检测 PT、PTA 及肝功能指标。

（2）亚急性重型肝炎：以急性肝炎起病，在 2～24 周内出现极度乏力、明显的消化道症状和严重黄疸等临床表现。肝功能标志物 TBil 增高，且以每天可上升≥17.1μmol/L 或 TBil 增高 10 倍以上作为辅助检查指标。凝血酶原时间明显延长，PTA≤40%。患者出现腹腔积液，腹腔积液检测细胞增加不明显，李凡他试验阴性。

（3）慢性重型肝炎：通常有慢性肝炎或肝硬化病史、慢性乙型肝炎病毒携带史，且有肝掌、蜘蛛痣等特征性临床表现。实验室检查包括血清丙种球蛋白升高、血清白蛋白/球蛋白比值下降或倒置、PTA≤40% 和血清总胆红素水平明显升高（常以大于正常值 10 倍为判定标准）。其他评价肝损害的标志物无特异性变化。

（三）病理检查的临床应用

虽然某些病理学改变可以提示某种病毒性肝炎，但病毒性肝炎、免疫性肝炎、药物性肝炎的基本病理变化非常相似，单凭病理学形态检查难以对肝炎进行病原学分类。病原学还是要依靠实验室检验。大多数急性普通型肝炎患者可治愈，一般采用病理学检查来辅助诊断。慢性肝炎可出现肝细胞坏死、汇管区炎症及纤维化 3 个重要特征，肝活检有助于评价慢性肝损害。

五、临床案例

【病史摘要】 患者，男性，22 岁。

主诉：低热伴乏力、食欲减退 2 周，加重伴恶心呕吐 3 天。

现病史：患者 2 周前自觉无明显诱因出现低热，伴乏力、食欲减退等症状，体温最高 38.3℃，无畏寒、寒战，无咳嗽、流涕等症状，当地医院查血、尿常规，考虑"上感"，予对症治疗后体温可下降至 37.5℃左右，食欲减退等症状无明显减轻。6 天前体温降至正常，随后出现食欲减退症状加重及厌油腻等。排尿颜色变深，如"浓茶色"，饮水后排尿颜色不能变浅，自以为"上火"，自服中药无好转。厌食症状进行性加重，并于 3 天前出现恶心呕吐等症状，呕吐物为胃内容物，呕吐为非喷射性。患者近 1 周以来无皮肤瘙痒，无腹痛腹泻，大便形状、颜色如常，睡眠稍差，体重无明显变化。

既往史及个人史：发病前 4 周患者曾外出旅游，曾大量进食贝壳类海鲜。否认慢性乙型及丙型肝炎等病史，否认腹痛、慢性腹泻等病史，无药物过敏史，无手术史、输血史。母亲有"乙肝病史"，本人在往年常规查体中曾多次检测抗 -HBs 阳性。

体格检查：体温（T）36.9℃，脉搏（P）90 次/min，呼吸（R）20 次/min，血压（BP）120/90mmHg。发育正常，营养中等，查体合作。巩膜轻度黄染，全身皮肤可见轻度黄染，未见搔抓痕迹。气管居中，甲状腺不大，胸部查体未见异常。腹平软，未见腹壁静脉曲张。肝区轻叩痛，肝肋下触及边缘，剑突下 1cm，质软无触痛。胆囊无压痛，墨菲征阴性，脾脏无叩击痛，左肋下未触及。双侧输尿管压痛点无压痛，移动性浊音阴性。

实验室检查：（当地医院）血常规：WBC 11.5×10⁹/L，中性粒细胞 59%，淋巴细胞 35%，单核细胞 3%，Hb 110g/L，血小板 169×10⁹/L。尿常规：尿胆红素（++），尿胆原（++），潜血（-）。本院检测 ALT 3 560IU/L，AST 3 014IU/L，TBil 43.1μmol/L，DBil 28.1μmol/L。HBsAg 阴性，抗 -HBs 阳性，HBeAg 阴性，抗 -HBe 阴性，抗 -HBc 阴性，HBV DNA 检测阴性，抗 -HAV 阳性，抗 -HEV 阴性。

【问题 1】 根据以上病例资料及初步检查结果，该患者的可能诊断是什么？

思考：青年男性，2 周前开始出现发热、乏力等症状，体温逐渐消退并于发病 1 周左右出现"黄疸"表现。查体发现巩膜及皮肤轻度黄染，体格检查肝区轻微叩痛，肝脏可及，应考虑急性病毒性肝炎可能。患者发病前重要的流行病学信息，提示医生注意"粪 - 口途径"传播的 HAV 感染。

解析：①患者食欲减退、全身不适、乏力、恶心呕吐等前期表现均不具备特异性。在当地医院考虑"上感"，符合临床诊治常见疾病的一般规律。2 周的病史中，排尿颜色的变化才是具有高度提示意义的表现。患者出现早期黄疸症状后未及时就医，是未能在第一时间采取正确诊疗方案的原因。②查体发现皮肤、巩膜的轻度黄染是较有特异性的体征，但肝区叩击痛等体征有一定的非特异性，仅提示应注意右上腹可能存在某些病变如局部脓肿等。急性肝炎的叩击痛可能是肝脏肿大导致。在临床疑诊病毒性肝炎时，需注意对急性/慢性肝炎、其他急性/慢性肝胆疾病等进行鉴别。其他需注意鉴别的疾病包括肝脓肿等全身或局部感染性疾病以及肝胆和胰腺肿瘤等疾病。

【问题2】 下一步需要进行哪些检查以帮助诊断？

思考1：检查项目包括动态监测血清 ALT、AST、TBil、DBil、前白蛋白（PA）和尿常规指标等的变化。影像学检查包括肝脏超声检查等。

解析：患者的病程符合急性黄疸型病毒性肝炎特点，实验室检测抗 -HAV 阳性，其他肝炎病毒标志物检测不支持 HBV 等病毒感染，结合流行病学史应考虑急性甲型肝炎。进一步确诊还需动态观察临床表现及肝功能等实验室指标的变化。影像学检查是肝炎诊治过程中的重要手段，可以帮助区分急慢性肝炎，并为及早发现肝脓肿及其他占位病变等提供依据。

思考2：患者母亲有"乙肝病史"。

解析：虽然患者母亲有"乙肝病史"，但患者本人反复检测抗 -HBs 阳性，结合患者的年龄，推测患者已经接受了规范的乙型肝炎疫苗规划免疫，且具有保护性抗体。本次发病前没有免疫抑制及其他导致免疫功能障碍的情况出现，故不首先考虑慢性 HBV 感染。

【问题3】 在诊断过程中，需要与哪些疾病鉴别诊断？

解析：急性病毒性肝炎的鉴别诊断需考虑的因素很多。对本例患者主要包括三点：第一是对肝损伤的判断，即是否能够考虑急性肝炎；第二是根据流行病学史和病原学检查结果，判定是哪一种病毒感染；第三是黄疸的鉴别。发热也是另一个需要注意鉴别的症状，其他多种全身性疾病鉴别诊断的问题请参照本章鉴别诊断部分。

【问题4】 诊治过程中需注意观察哪些问题？

解析：① HAV 可以经粪 - 口途径实现人际传播，因此对近期患者的直系亲属及密切接触者应密切观察，做好消化道隔离。②检测血清转氨酶、胆红素水平的变化可以观察急性甲型肝炎的自然病程，监测凝血功能可以及早发现重型肝炎等。

（吕　星　孙续国　崔晓宾）

第二节　流行性乙型脑炎

一、临床概论

（一）疾病概述

流行性乙型脑炎（epidemic encephalitis B）简称乙脑，是由嗜神经的乙型脑炎病毒（encephalitis B virus，简称乙脑病毒）引起的以脑实质炎症为主要病变的中枢神经系统急性传染病。乙脑的临床特征为高热、头痛、意识障碍、抽搐及呼吸衰竭和脑膜刺激征，病死率高，严重威胁人类健康。

（二）病原学和流行病学

乙脑病毒属于虫媒病毒（arbovirus）乙组的黄病毒科（flaviviridae），呈球形，为单股正链 RNA 病毒，其 RNA 包被于单股多肽的核衣壳蛋白中组成病毒颗粒的核心，外有包膜，包膜中镶嵌有糖基化蛋白（E 蛋白）和非糖基化蛋白（M 蛋白）。乙脑是人畜共患的自然疫源性疾病，主要分布于亚洲，猪是本病的主要传染源，乙脑病毒主要通过蚊虫叮咬而传播，人对乙脑病毒普遍易感。乙脑高发于 7～9 月蚊虫叮咬季节，感染后多数呈隐性感染，可获得较持久的免疫力，10 岁以下儿童发病率最高。

（三）发病机制

人体被带有乙脑病毒的蚊虫叮咬后，病毒进入体内，在单核吞噬细胞系统内繁殖，之后进入血液循环，形成病毒血症。乙脑病毒感染后人体是否发病取决于感染病毒的数量、毒力及人体的免疫力。脑组织的损伤一方面与病毒对神经组织的直接侵袭有关，导致神经细胞坏死、胶质细胞增生及炎性细胞浸润;另一方面,脑损伤还与免疫损伤有关。体液免疫产生的特异性 IgM 与病毒抗原结合后,会沉积在脑实质和血管壁上,激活补体等,引起免疫攻击,导致血管壁破坏,附壁血栓形成,脑组织供血障碍和坏死。

（四）临床表现

乙脑的潜伏期为 10～15 天。大多数患者症状较轻或呈无症状的隐性感染,仅少数患者出现中枢神经系统症状。

1. 病程分期 病程可分 4 个阶段。

（1）初期:起病急,体温急剧上升至 39～40℃,伴有头痛、恶心、呕吐,部分患者有精神倦怠或嗜睡,少数患者可出现神志淡漠和颈项强直。

（2）极期:患者体温持续上升,常达 40℃ 以上,初期症状逐渐加重,意识障碍明显,表现为嗜睡、谵妄、昏迷或定向力障碍等。神志不清最早可发生在病程的第 1～2 天,但多见于第 3～8 天,昏迷越深,持续时间越长,病情越严重。严重者可出现惊厥或抽搐,主要由高热、脑实质炎症及脑水肿所致,表现为全身抽搐、强直性痉挛或瘫痪,均伴有意识障碍。部分患者可出现呼吸衰竭,主要为中枢性呼吸衰竭,是由于脑实质炎症、缺氧、脑水肿、颅内高压、脑疝和低血钠性脑病等所致,表现为呼吸节律不规则及幅度不均,如呼吸表浅、双吸气、叹息样呼吸、潮式呼吸等,最后呼吸停止。

（3）恢复期:患者体温逐渐下降,精神逐渐好转,神经系统症状逐日好转,2 周内多可完全恢复,重者可有神志迟钝、痴呆、失语、流涎、吞咽困难、颜面瘫痪、肢体强直性瘫痪及癫痫样发作等,给予有效治疗后大多数症状可在半年内恢复,6 个月内不恢复则进入后遗症期。

（4）后遗症期:少数乙脑患者半年后仍留有后遗症,主要有失语、痴呆、肢体瘫痪、意识障碍、精神失常及癫痫等,多见于重症患者。积极治疗可有不同程度的恢复,癫痫后遗症部分可持续终身。

2. 病情分型 根据病情轻重,可分为四型。

（1）轻型:患者神志始终清楚,但有不同程度的嗜睡,一般无抽搐,脑膜刺激征不明显,体温在 39℃ 以下,多数在 1 周左右恢复。

（2）普通型:患者有意识障碍如昏睡或浅昏迷,腹壁反射和提睾反射消失,脑膜刺激征明显,头痛、呕吐明显,可有短期的抽搐,体温在 39～40℃ 之间,病程约 7～14 天,多无恢复期症状。

（3）重型:患者昏迷,反复或持续抽搐,瞳孔缩小,浅反射消失,深反射先亢进后消失,病理征阳性,常有神经系统定位症状和体征,可有肢体瘫痪和呼吸衰竭,体温持续在 40℃ 以上,病程多在 2 周以上,常有恢复期症状,部分患者留有不同程度后遗症。

（4）极重型:体温迅速上升,可达 40℃ 以上,伴有反复或持续性强烈抽搐,于 1～2 日内出现深度昏迷,迅速出现中枢性呼吸衰竭及脑病,病死率高,如抢救不及时,常因呼吸衰竭而死亡,幸存者常留有严重后遗症。

二、诊断和鉴别诊断

（一）诊断

1. 诊断标准

（1）疑似病例:在蚊虫叮咬季节,在乙脑流行地区居住或于发病前 25 天内曾到过乙脑流行地区,急性起病,发热、头痛、呕吐、嗜睡,有不同程度的意识障碍症状和体征的病例。

（2）临床诊断病例:在疑似病例基础上,脑脊液实验室检测呈非化脓性炎症改变,颅内压增高,脑脊液外观清亮,白细胞增高,多在（50～500）×10^6/L,早期以多核细胞增高为主,后期以单核细胞增高为主,蛋白轻度增高,糖与氯化物正常。

（3）确诊病例:在疑似或临床诊断基础上,病原学及血清学检测结果符合下述任一项的病例。

1）1 个月内未接种过乙脑疫苗者,血或脑脊液中抗乙脑病毒 IgM 抗体阳性。

2）恢复期血清中抗乙脑病毒 IgG 抗体或乙脑病毒中和抗体滴度比急性期升高≥4 倍者,或急性期抗乙脑病毒 IgM/IgG 抗体阴性，恢复期阳性者。

3）在组织、血液或其他体液中通过直接免疫荧光检测到乙脑病毒抗原或 PCR 扩增出乙脑病毒特异性核酸序列。

4）脑脊液、脑组织及血清中分离出乙脑病毒。

2. 诊断流程（图 2-2）

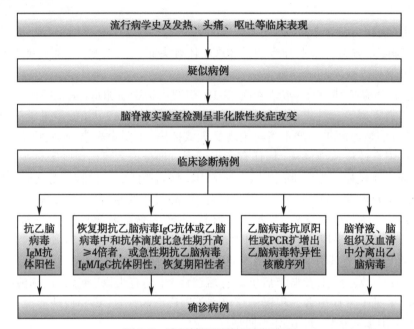

图 2-2 流行性乙型脑炎诊断流程

（二）鉴别诊断

1. 中毒性菌痢 均为儿童多见，夏秋季节多见，临床表现为发热、昏迷、惊厥。乙型脑炎发展较慢，休克极少见，脑脊液检查异常，乙脑特异性 IgM 阳性；中毒性菌痢起病急，早期出现循环衰竭、感染性休克，采用直肠拭子或灌肠取便，镜检可见大量白细胞、脓细胞，细菌培养出痢疾志贺菌可做鉴别。

2. 化脓性脑膜炎 化脓性脑膜炎患者的中枢神经系统表现与乙脑相似，脑脊液呈细菌性脑膜炎改变，涂片和培养可找到细菌。

3. 结核性脑膜炎 结核性脑膜炎无季节性。患者常有结核病史，起病较缓，病程长。脑脊液蛋白明显增高，氯化物明显下降，葡萄糖水平降低，涂片或培养可检出抗酸杆菌或结核分枝杆菌。

4. 其他病毒性脑炎 单纯疱疹病毒、肠道病毒和腮腺炎病毒也可引起脑炎，临床表现相似，确诊有赖于血清学检查和病毒分离。

三、临床检验与病理特征

（一）临床检验项目

1. 一般检查项目

（1）血常规检测：血白细胞总数增高，一般在（10～20）×10^9/L，部分患者可能更高；白细胞分类，粒细胞比例可以达到 80% 以上，与其他病毒感染不同。

（2）脑脊液检查

1）脑脊液一般检查：包括脑脊液外观检查、压力检查、WBC 计数及分类、RBC 计数。

2）脑脊液生化检查：包括脑脊液总蛋白定量、蛋白电泳、葡萄糖、氯化物、脑脊液酶类检查、神经相关神经小肽、细胞因子等检测项目。

2.特殊检查项目

（1）病毒免疫学检测

1）抗原检测：可直接检测脑脊液和血液中的乙型脑炎病毒抗原。

2）血清病毒抗体检测：检测血清中乙型脑炎病毒特异性 IgM 抗体。

3）血清血凝抑制试验：血凝抑制抗体检测试验。

4）血清补体结合试验：补体结合抗体为 IgG 抗体，检测特异性抗体有较高的特异性。

（2）病毒核酸检测：可检测乙型脑炎病毒核酸的 RNA，辅助临床检查。

（3）病毒分离培养与鉴定：鉴定是否病毒感染阳性。

（二）临床病理特征

1.典型病理特征 流行性乙型脑炎病变主要发生在脑脊髓实质，广泛累及中枢神经系统的灰质，以大脑皮质基底核、间脑、中脑最为严重，延髓及脑桥次之，脊髓病变最轻。由于神经细胞病变严重，受累广泛，故患者常出现嗜睡，昏迷以及脑神经核受损所引起的脑神经麻痹等中枢神经系统症状。

肉眼观：脑膜血管充血，脑水肿明显，脑回变宽，脑沟变窄。切面见皮质深层、基底核、视丘等处粟粒大小的软化灶，半透明状，界限清楚，呈弥漫或灶性分布。

镜下表现为以脑实质病变为主的炎性反应：①神经细胞变性、坏死：由于病毒在神经细胞内生长繁殖并破坏其功能及结构，轻者神经细胞肿胀，尼氏体减少、消失，空泡变性，核偏位；重者表现为神经细胞嗜酸性变、坏死。在变性坏死的神经细胞周围，有增生的少突胶质细胞围绕，称为神经细胞卫星现象；此外，可见小胶质细胞及中性粒细胞侵入变性坏死的神经细胞内，称为噬神经细胞现象。②淋巴细胞袖套状浸润：脑血管明显扩张充血，血管周围间隙增宽，形成以淋巴细胞为主的炎细胞浸润，围绕在血管周围的间隙呈袖套状。③软化灶形成：局灶性神经组织坏死或液化形成染色较浅、质地疏松、边界清楚的筛网状病灶，称为筛状软化灶，病灶呈圆形或卵圆形，内有坏死的细胞碎屑。软化灶主要分布于灰质、神经核及灰白质交界处，其形成机制至今尚未肯定，除病毒或免疫反应对神经组织可能造成的损害外，局部血液循环障碍可能也是造成软化灶的因素之一。④胶质细胞增生：小胶质细胞弥漫性或局灶性增生，甚至形成胶质结节，多位于小血管旁或坏死的神经细胞附近。

2.重要鉴别疾病病理特征 病毒性脑炎根据其致病原因和发病学可以分为四类：急性病毒性脑炎、感染后脑脊髓炎、慢病毒感染以及中枢神经系统病毒感染后的慢性变性疾病。病毒性脑炎有以下共同特征：①神经细胞变性坏死；②炎性细胞浸润：以淋巴细胞、巨噬细胞或浆细胞为主，常环绕血管形成血管套；③胶质细胞反应：小胶质细胞和 / 或星形胶质细胞呈弥漫或结节状增生，围绕神经细胞形成卫星现象，吞噬神经细胞形成噬神经细胞现象；④嗜酸性包涵体形成：位于神经细胞核内（如单纯疱疹病毒包涵体）或细胞质中（如狂犬病 Negri 小体）。几种常见的病毒性脑炎的诊断与鉴别见表 2-1。

表 2-1 几种常见病毒性脑炎的诊断与鉴别

病毒性脑炎	发生部位	病变特点
流行性乙型脑炎	大脑皮质、核团	多发性筛状软化
单纯疱疹脑炎	颞叶	广泛坏死
狂犬病性脑炎	全脑（小脑易见）	胞浆内有 Negri 小体
脊髓灰质炎	脊髓前角脑神经运动核	神经细胞变性坏死
进行性多灶性白质脑病	脑白质	少突胶质细胞核内有嗜酸性包涵体
海绵状脑病	大脑各叶（以额叶、颞叶为主）	脑灰质疏松呈海绵状，神经细胞脱失，伴星形细胞高度增生

（1）狂犬病毒性脑炎：病理上主要改变位于脑和脊髓的灰质，以脑干和脊髓的病变最重，大脑内以海马的病变最明显。局部组织充血、水肿，血管周围淋巴细胞浸润和出血。神经细胞变性、坏死，

出现噬神经细胞现象。小胶质细胞增生，胶质结节形成并继发脱髓鞘改变。特异性改变是神经细胞的细胞质内见有嗜酸性球形 Negri 小体，常见于海马的锥体细胞、小脑的浦肯野细胞和大脑皮质的各层细胞内。免疫学染色证明此小体内含有病毒抗原，电镜下可见到病毒颗粒。

（2）结核性脑膜炎：软脑膜和蛛网膜下腔内多量炎性渗出物。主要是单核细胞、淋巴细胞和纤维素，在病情进展的结核性脑膜炎中常见结核性肉芽肿，病灶中心是干酪样坏死，周围是上皮样细胞、朗汉斯多核巨细胞和淋巴细胞浸润，并可见成纤维细胞增生。此外，小动脉见血管周围炎和动脉内膜炎性增生，有的病例中伴有血栓形成和脑组织软化。受侵犯的脑神经也可见淋巴细胞浸润和继发性脱髓鞘改变。

（3）化脓性脑膜炎：软脑膜充血，软脑膜和蛛网膜下腔内多量多形核白细胞渗出，有时还可见少数淋巴细胞、巨噬细胞和纤维素渗出，炎细胞沿着皮质小血管周围的 Virchow-Robin 间隙侵入脑内，并有小胶质细胞反应性增生，在亚急性或慢性脑膜炎病例中可以出现成纤维细胞增生，故而蛛网膜粘连，软脑膜增厚，粘连封闭第四脑室的正中孔、外侧孔或者中脑周围的环池，就会造成脑室系统的扩大。病例严重者炎症还波及脑神经的颅内段，神经内炎细胞浸润、水肿，轴索和髓鞘肿胀变性。

四、临床检验与病理检查的临床应用

（一）临床检验项目的临床应用

诊断病毒性脑炎的关键是检测到病原体，应在第一时间，尤其是治疗前进行。对乙型脑炎病毒感染，临床一般不采用培养病毒体阳性进行诊断，多采用免疫学方法检测病毒特异性抗原及抗体，但是用药治疗及机体免疫状态会降低阳性率，故也采用血液细胞检查、脑脊液检查等辅助诊断。

（二）病理检查项目的临床应用

乙脑与其他类型病毒引起的脑脊髓膜炎病理改变有共同的特点，虽然不同类型病毒感染的好发部位有一定特异性，但是病理学检查很少应用于临床诊断，临床诊断主要依靠实验室检验。

五、临床案例

【病史摘要】 患者，女性，38 岁。

主诉： 发热伴头痛 4 天。

现病史： 4 天前无明显诱因出现发热，体温波动于 38～40℃，自觉头痛，为胀痛，持续发作，无缓解，伴有全身乏力、咳嗽、咳痰、恶心。呕吐 2 次，为喷射性呕吐，呕吐物为胃内容物，无咖啡色样物质。无腹痛、腹泻，无尿急、尿频、尿痛。在当地医院门诊给予静脉滴注"利巴韦林、头孢曲松钠"3天，口服"布洛芬混悬液"退热等治疗，效果不佳，发热头痛不缓解，1 天前突然出现抽搐 1 次，口吐白沫，双眼上翻，牙关紧闭，四肢屈曲，呼之不应，无大小便失禁，家人按压人中后约 1 分钟缓解，但出现谵妄，急救车送入我院就诊。

既往史及个人史： 病前无外耳道流脓史，无咽痛、无传染病接触史，亦未注射过乙脑疫苗。居住地为农村，夏季就诊，蚊虫较多。当地无类似疾病发生。既往体健，已婚，育有一子，务农。

体格检查： T 38.8℃，P 110 次 /min，R 22 次 /min，BP 156/72mmHg。营养良好，无贫血貌。神志不清，浅昏迷，压眶有反应，面色红，皮肤未见皮疹、出血点，全身浅表淋巴结未触及肿大。双瞳孔等大等圆，直径约 3mm，对光反射迟钝。呼吸浅促，两肺呼吸音清，未闻及干湿啰音，心律齐，心率 110次 /min，各瓣膜听诊区未闻及病理性杂音，腹平软，肝脾肋下未及。颈抵抗阳性，颏胸距 3 横指，四肢肌力、肌张力增高，双侧膝腱反射减弱，左侧巴宾斯基征阳性，右侧巴宾斯基征阴性。

辅助检查： WBC $11.9×10^9$/L，中性粒细胞百分比（NEU%）80%，淋巴细胞百分比（LYM%）20%，PLT $115×10^9$/L；尿蛋白（++）；肝功能、肾功能、心肌酶、电解质、血糖正常；ESR 9mm/h；脑脊液常规：外观无色透明，压力 $200mmH_2O$，总细胞 $500×10^6$/L，白细胞 $460×10^6$/L，多核细胞占 70%，单核细胞30%；脑脊液生化：蛋白 558mg/L，糖 3.48mmol/L，氯 123.7mmol/L；新型隐球菌（-），乙脑特异性抗体

IgM（+），EB 病毒抗体 IgM（−），柯萨奇病毒抗体（−），合胞病毒抗体 IgM（−），腺病毒抗体 IgM（−），单纯疱疹病毒 1 型抗体 IgM（−），单纯疱疹病毒 2 型抗体 IgM（−），巨细胞病毒抗体 IgM（−），自身抗体（−）；颅脑 CT 显示局限性低密度阴影。

【问题1】 根据患者的症状、体征及实验室检查结果，目前诊断是什么？

思考：患者因"发热、头痛"入院，要考虑发热为感染性发热还是非感染性发热，如为感染性发热，感染的病原体是什么？感染灶在哪里？如为非感染性发热，发病原因是什么？但目前患者急性发热，并伴有神经系统症状，考虑中枢神经系统感染的可能性大，结合神经系统查体阳性体征、脑脊液检查及患者血清乙脑特异性抗体 IgM（+），明确流行性乙型脑炎诊断；而新型隐球菌检查排除了新型隐球菌脑膜炎，其他病毒抗体的检测排除了其他病毒性脑炎，颅脑 CT 排除了脑出血、脑肿瘤等。

解析：本病例的病史特点为：①年轻女性，农民，居住地蚊虫较多。②患者发热、头痛，伴有全身乏力、恶心、呕吐、抽搐、谵妄等症状。③查体：神志不清，浅昏迷，颈抵抗阳性，四肢肌力、肌张力增高，双侧膝腱反射减弱，左侧巴宾斯基征阳性。④实验室检查：血常规提示白细胞、中性粒细胞比例升高，脑脊液压力高，多核细胞比例增高，蛋白轻度升高，糖和氯化物正常；乙脑特异性抗体 IgM（+）。

根据以上流行病学资料、症状、体征及实验室检查结果，目前流行性乙型脑炎诊断明确。

【问题2】 该患者在门诊误诊的原因是什么？应吸取的经验是什么？

思考：流行病学史对于具有传染性的感染性疾病的诊断很重要，不同感染性疾病的流行病学史询问的侧重点亦不同。流行性乙型脑炎主要的临床表现为高热、头痛，伴有意识障碍、抽搐等，脑脊液呈无菌性脑膜炎变化，容易误诊为其他病毒性脑膜炎、脑炎、结核性脑膜炎、化脓性脑膜炎等疾病；血常规表现为早期白细胞计数、中性粒细胞比例轻度增高，以后以淋巴细胞为主；乙脑特异性 IgM 抗体是最常用的诊断方法，在病程的第三天即可检出，2 周达高峰，可用于早期诊断。

解析：误诊的主要原因是对流行病学史不够重视，对乙脑病毒所致的感染认识不足，没有及时进行实验室检查，查体、问诊均不够仔细，不能够全面分析病情。对于该患者应进行详细的流行病学询问，掌握流行病学资料，如：当地是否有类似病例，发病前 1 个月内是否到过疫区，是否有蚊虫叮咬史，等等；尽早进行乙脑特异性 IgM 抗体检测、血常规、脑脊液等检查以明确诊断；此外，还应掌握各种病毒性脑炎的区别，进行仔细的体格检查。

（周智宏 孙续国 崔晓宾）

第三节 流行性感冒

一、临床概论

（一）疾病概述

流行性感冒（influenza）简称流感，是由流感病毒（influenza virus）引起的一种急性呼吸道传染病，可在世界范围内暴发和流行。流感起病急，患者常出现高热、乏力、头痛、全身肌肉酸痛等中毒症状，呼吸道症状轻微。本病有自限性，但在老年人、婴幼儿、孕产妇和有慢性基础疾病的患者中容易发生急性呼吸窘迫综合征和 / 或多脏器功能衰竭而死亡。

（二）病原学和流行病学

流感病毒属于正黏病毒科，为一种 RNA 病毒，有双层类脂包膜，膜上有血凝素（hemagglutinin，HA）和神经氨酸酶（neuraminidase，NA）两种糖蛋白，NA 的作用是协助释放并播散病毒颗粒，HA 的作用是促使病毒吸附于细胞表面，在病毒进入宿主细胞中起着重要的作用。类脂膜下为球形蛋白壳，其内为核壳体，由核蛋白（NP）、三种聚合酶蛋白（PB-1、PB-2、PA）及单股负链 RNA 组成。根据核蛋白抗原性不同，人流感病毒分为甲（A）、乙（B）、丙（C）三型，近年来将新发现的牛流感病毒归为丁（D）型。甲型流感病毒根据 HA 和 NA 的抗原性不同分为若干亚型，HA 分为 16 个亚型（H1～H16），NA

有 9 个亚型(N1～N9)，极易发生变异。乙型流感病毒有 Victoria 和 Yamagata 系。

流感患者和隐性感染者是主要传染源，从潜伏期末到急性期都具有传染性。病毒主要通过飞沫传播，也可经口腔、鼻腔、眼睛等黏膜直接或间接接触传播，接触被病毒污染的物品也可引起感染。每年入冬以后直到次年 3 月份都是流感的高发季节。

（三）发病机制

带有流感病毒颗粒的飞沫经呼吸道吸入后，通过 HA 与呼吸道表面纤毛柱状上皮细胞的唾液酸受体结合进入细胞，在细胞内进行复制。在 NA 的协助下新的病毒颗粒被不断释放并播散感染其他细胞，导致被感染的细胞发生坏死、脱落及局部炎症反应，同时引起发热、头痛、全身肌肉酸痛等全身中毒反应。

（四）临床表现

潜伏期通常为 1～7 天，多为 2～4 天。

1. 分型　根据流感症状，可将流感分为 3 型。

（1）单纯型流感：最常见。起病急，出现高热，体温可达 39～40℃，可有畏寒、寒战、头痛、全身酸痛、乏力等全身症状，也可有流涕、咽痛、干咳等局部症状。查体可见眼结膜充血。具有全身症状重、体征轻的特点。无并发症者，病程呈自限性，发热多于 2～3 天后逐渐消退，咳嗽和乏力可持续数周。

（2）中毒型流感：极少见，表现为高热、休克及弥散性血管内凝血，病死率高。

（3）胃肠型流感：除发热外，以呕吐、腹泻为主要症状，儿童多于成人，2～3 天可恢复。

2. 并发症

（1）肺炎：流感并发的肺炎可分为原发性流感病毒性肺炎、继发性细菌性肺炎及流感病毒/细菌混合性肺炎。

1）流感病毒性肺炎：多发生于老年人、婴幼儿、慢性病患者及免疫功能低下者。发病后可迅速出现高热、咳嗽、呼吸困难及发绀。痰培养阴性，抗生素治疗无效，病死率高。

2）继发性细菌性肺炎：起病后 2～4 天病情加重，出现高热、寒战、剧烈咳嗽、咳脓痰、呼吸困难。肺部查体可闻及湿啰音，痰液中能找到致病菌，外周血白细胞总数和中性粒细胞显著增多，以金黄色葡萄球菌、肺炎链球菌、流感嗜血杆菌多见。

3）混合性肺炎：流感病毒与致病菌同时存在，感染肺部，患者高热持续不退，病情较重。

（2）神经系统损害：可有脑炎、急性坏死性脑病、脊髓炎、急性感染性脱髓鞘性多发性神经根神经病等。

（3）心脏损害：不常见，主要有心肌炎、心包炎。可见肌酸激酶升高、心电图异常，而肌钙蛋白异常少见，多可恢复。重症病例可出现心力衰竭。

（4）肌炎和横纹肌溶解综合征：表现为肌痛、肌无力、肾功能衰竭、肌酸激酶升高等。

（5）中毒性休克：表现为高热、休克及多脏器功能障碍等。

（6）Reye 综合征：偶见于儿童，原因不明，近年来认为与服用阿司匹林及其他水杨酸制剂有关。

二、诊断和鉴别诊断

（一）诊断

1. 诊断标准

（1）临床诊断标准：有流感的典型症状与体征，有流行病学史或流感快速抗原检测阳性，且排除其他引起流感样症状的疾病。

（2）确诊标准：有流感临床表现，具有以下 1 种或 1 种以上病原学检测结果阳性，可以确诊：①流感病毒核酸检测阳性；②流感病毒分离培养阳性；③与急性期相比，恢复期血清的流感病毒特异性 IgG 抗体水平呈 4 倍或 4 倍以上升高。

（3）重症与危重标准

1）出现以下情况之一者为重症病例：①持续高热>3天，伴有剧烈咳嗽，咳脓痰、血痰，或胸痛；②呼吸频率快，呼吸困难，口唇发绀；③神志改变；④严重呕吐、腹泻，出现脱水表现；⑤合并肺炎；⑥原有基础疾病明显加重。

2）出现以下情况之一者为危重病例：①呼吸衰竭；②急性坏死性脑病；③中毒性休克；④多脏器功能不全；⑤出现其他需进行监护治疗的严重临床情况。

2. 诊断流程（图2-3）

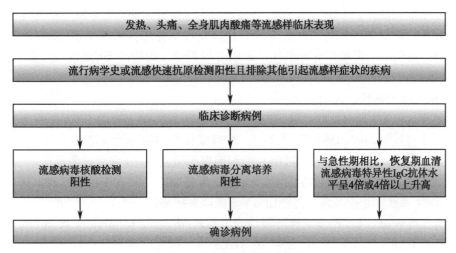

图2-3 流行性感冒诊断流程

（二）鉴别诊断

1. 普通感冒 流感的全身症状比普通感冒重，而普通感冒主要表现为鼻塞、流涕、打喷嚏等。普通感冒的流感病原学检测为阴性，流行病学史也有助于鉴别。

2. 上呼吸道感染 包括急性咽炎、扁桃体炎、鼻炎和鼻窦炎，感染与症状主要限于相应部位，流感病原学检查阴性。

3. 下呼吸道感染 流感合并肺炎时需与细菌性肺炎、衣原体肺炎、支原体肺炎、病毒性肺炎、真菌性肺炎、肺结核等相鉴别，临床特征及病原学检查可助鉴别。

三、临床检验与病理特征

（一）临床检验项目

1. 一般检查项目

（1）血常规：外周血白细胞总数一般不高或降低，重症病例淋巴细胞计数明显降低；C反应蛋白一般不升高。

（2）血生化：部分病例出现低钾血症，少数病例肌酸激酶、天冬氨酸氨基转移酶、丙氨酸氨基转移酶、乳酸脱氢酶、肌酐等升高。

2. 特殊检查项目

（1）病毒抗原检测：检测呼吸道样本（咽拭子、鼻拭子、鼻咽或气管抽取物中的黏膜上皮细胞），使用单克隆抗体来区分甲、乙型流感。

（2）血清学检测：检测流感病毒特异性IgM和IgG抗体水平。动态检测的IgG抗体水平恢复期比急性期有4倍或4倍以上升高，有回顾性诊断意义。

（3）病毒核酸检测：以RT-PCR法检测呼吸道样本（咽拭子、鼻拭子、鼻咽或气管抽取物、痰）中的流感病毒核酸。病毒核酸检测的特异性和敏感性最好，且能区分病毒类型和亚型，一般能在4~6小时内获得结果。

（4）病毒分离培养：从呼吸道样本中分离出流感病毒。在流感流行季节，流感样病例快速抗原诊断和免疫荧光法检测阴性的患者建议也作病毒分离。

（二）临床病理特征

1. 典型病理特征　单纯型流感病变主要在上、中呼吸道，病理变化主要表现为呼吸道纤毛上皮细胞呈簇状脱落、上皮细胞化生以及黏膜固有层充血水肿伴单核细胞浸润等。致命性重度流感病毒性肺炎病例的病理改变以出血、严重气管支气管炎和肺炎为主。其特点是支气管和细支气管细胞广泛坏死、纤毛上皮细胞脱落、纤维蛋白渗出、炎性细胞浸润、透明膜形成、肺泡和支气管上皮细胞充血、间质性水肿及单核细胞浸润等病理改变。后期改变包括弥漫性肺泡损害、淋巴性肺泡炎和化生性上皮细胞再生，甚至出现组织广泛纤维化。严重者可因继发细菌感染引起肺炎，多为弥漫性肺炎，也有局限性肺炎。

2. 主要鉴别疾病的病理特征

（1）普通感冒：流感的全身症状比普通感冒重；追踪流行病学史有助于鉴别；普通感冒的流感病原学检测阴性，或可找到相应的感染病原证据。病理变化与病毒毒力和感染范围有关，常表现为呼吸道黏膜水肿、充血，出现渗液（漏出或渗出），但细胞群无重复变化，修复较为迅速，一般不造成组织损伤。不同病毒可引起不同程度的细胞增殖和变性。鼻黏膜纤毛的破坏持续时间可达2~10周。当感染严重时，鼻窦、咽鼓管和中耳道可能被阻塞，造成继发感染。

（2）严重急性呼吸综合征：严重急性呼吸综合征（severe acute respiratory syndrome，SARS）又称非典型肺炎，是由SARS冠状病毒（SARS-CoV）引起的一种具有明显传染性、可累及多个系统的特殊肺炎。严重者导致急性低氧性呼吸衰竭，并可迅速发展为急性呼吸窘迫综合征（ARDS）。SARS的病理变化可累及全身各个器官，包括肺、心、肝、肾、脑、免疫器官、横纹肌等，多以肺部和免疫系统病变最为严重。弥漫性肺泡损伤是肺内的主要病变，表现为渗出性、增生性和纤维化三种病变的混杂。渗出性病变包括：肺泡腔内大量蛋白性液体渗出，部分肺泡内多量纤维蛋白渗出，并可见多量红细胞；肺泡壁蛋白性透明膜形成；间质充血、水肿及多少不等、以淋巴细胞为主的炎细胞浸润。增生性病变为中期改变，主要表现为脱屑性肺泡炎，Ⅱ型肺泡上皮增生、脱屑、巨细胞形成，并与渗出的巨噬细胞等炎症细胞混合，充满肺泡腔。纤维化病变为晚期改变，在透明膜和纤维蛋白渗出的基础上，肌纤维母细胞增生，胶原纤维沉积，肺泡内逐渐发生纤维化；其内纤维组织和毛细血管增生。纤维化区域完全失去换气功能。另外各级支气管也受到炎症损伤，表现为局灶性上皮变性、坏死，纤毛脱失；被覆上皮增生、脱屑，并出现鳞状上皮化生；管腔内中性粒细胞、淋巴细胞、单核细胞渗出；管壁内以淋巴细胞为主的炎细胞浸润。脾和淋巴结的淋巴组织萎缩，T细胞和B细胞大量减少，以T细胞减少更明显。淋巴滤泡和生发中心消失。脾和淋巴结内出现具有异型性的活化淋巴细胞。

（3）流行性脑脊髓膜炎：流行性脑脊髓膜炎是由脑膜炎双球菌引起的急性传染病，简称流脑。病理特点是脑脊髓膜的急性化脓性炎症。肉眼观，脑脊髓膜血管高度扩张，蛛网膜下隙充满灰黄色脓性分泌物，并覆盖在大脑的表面，使脑的沟回结构模糊不清。病变以大脑顶部显著。由于渗出物阻塞，致脑脊液循环障碍，脑室扩张并有浑浊液体。镜下，软脑膜血管高度扩张充血，蛛网膜下隙增宽，充满大量变性坏死的中性粒细胞及少量淋巴细胞、纤维蛋白、巨噬细胞，血管高度扩张充血，有时可出现脑实质的炎症，使神经细胞变性坏死，称脑膜脑炎。

四、临床检验与病理检查的临床应用

（一）临床检验项目的临床应用

1. 当病毒感染时，外周血白细胞总数一般不高或降低，重症病例淋巴细胞计数明显降低。当伴有细菌感染时，外周血白细胞总数升高，中性粒细胞计数升高，C反应蛋白浓度、降钙素原浓度、白介素-6、白介素-10浓度等升高。检查白细胞数结合炎性标志物可辅助鉴别细菌和病毒感染。

2. 病原学检查为主要辅助诊断指标。病毒的抗原和核酸检测可以用于早期诊断，抗体检测用于回顾性调查，但对病例的早期诊断意义不大。

（二）病理检查项目的临床应用

单纯流感起病4～5天后呼吸道基底层细胞开始增生，形成未分化的上皮细胞，2周后纤毛上皮细胞重新形成。病理学检查为特征改变，流感死亡病例中常伴有其他器官病变。尸体解剖发现1/3以上的病例出现脑组织弥漫性充血、水肿以及心肌细胞肿胀和间质出血、淋巴细胞浸润及坏死等炎症反应。单纯流感一般不适用病理学检查。

五、临床案例

【病史摘要】 患者，男性，45岁，工人。

主诉：发热伴喘息6天，加重1天。

现病史：患者入院6天前受凉后出现发热，体温最高可达41.5℃，伴有咳嗽、咳少量黄痰，喘息，与体位无关，活动后加重，伴有咽痛、乏力，无鼻塞、流涕，无寒战、咯血及意识障碍，就诊于当地医院。查胸部CT示：双侧肺炎，重度脂肪肝，给予"头孢甲肟抗炎、地塞米松退热、吸氧等处置"，效果差。1天前患者喘息症状加重，性质同前，给予气管插管、机械通气治疗，当地疾控中心检测流感病毒H1N1抗体阳性，诊断为：①重型甲型H1N1流感，重症肺炎，ARDS，Ⅰ型呼吸衰竭；②重度脂肪肝。

既往史及个人史：既往脑梗死病史10年，未遗留肢体活动障碍及饮水呛咳等，近日其他家人无发热。居住地为本市，已婚，育有一女，配偶及女儿体健。

体格检查：T 38.1℃，P 114次/min，R 30次/min，BP 125/86mmHg，血氧饱和度（SpO_2）74%。神志处于药物镇静状态，双侧瞳孔等大，直径约1mm，对光反射迟钝，痰量不多，口唇发绀。双肺呼吸音粗，可闻及散在湿性啰音，心音弱，律齐，心率114次/min，腹隆软，肠鸣音弱，颈静脉无怒张，双下肢无花斑，四肢末梢凉，疼痛刺激屈曲，四肢肌张力弱，膝腱反射正常，双侧巴宾斯基征未引出。

辅助检查：床旁胸片示：双肺感染、双侧胸腔积液；血常规：WBC $6.3×10^9$/L，NEU% 86%，LYM% 14%，Hb 112g/L，PLT $207×10^9$/L；CRP 128.17mg/L；血生化：AST 94U/L，ALT 154U/L，血钾4.04mmol/L，血钠133.1mmol/L，尿素氮（BUN）6.99μmol/L，肌酐（Cr）82μmol/L，血糖6.16mmol/L，肌酸激酶（CK）2 194U/L，CK-MB 50U/L；血气分析：pH 7.212，氧分压（PO_2）114mmHg，二氧化碳分压（PCO_2）57.8mmHg；咽拭子示H1N1抗体阳性。

【问题1】 该患者的诊断是什么？

思考：结合以上病例资料，总结本病例的病史特点：急性起病；发热、咳嗽，体温达40℃以上；迅速出现呼吸困难，需呼吸机辅助通气；抗生素治疗无效；胸部CT示双侧肺炎，首先考虑重症肺炎，结合咽拭子结果，不难做出流感的诊断。

解析：本例患者虽无流行病学依据，但发病处于流感高发季节，具有典型的流感样症状：有呼吸道症状，高热持续时间长，病情进展迅速，出现双侧肺炎，呼吸衰竭，ARDS。抗生素治疗效果差，血常规白细胞总数正常，中性粒细胞增高，淋巴细胞相对减少，单核细胞无明显改变，血小板总数无降低，提示血常规对流感诊断意义不大。胸部CT示：双侧肺炎，咽拭子示H1N1抗体阳性，患者出现呼吸衰竭，需呼吸机辅助通气，故应诊断为危重甲型H1N1流感，重症肺炎，ARDS，Ⅰ型呼吸衰竭。目前流感的检测方法主要包括病毒分离、病毒抗原、核酸和抗体检测，病毒分离为实验室检测的主要方法，为实验室检测的"金标准"，病毒的抗原和核酸检测用于早期诊断，抗体检测用于回顾性调查，但对早期诊断意义不大。该患者在疾控中心检测流感病毒H1N1抗体阳性，该实验特异性和敏感性较好，且能区分病毒类型和亚型，对患者有确诊意义。

【问题2】 需与哪些疾病相鉴别？

思考：该患者持续高热＞3天，伴有咳嗽，咳痰、喘息，胸部CT提示肺炎，当地医院诊断肺炎，给予抗炎治疗，效果不佳，在诊疗过程中没有考虑发热的原因是什么，是感染性发热还是非感染性发热，以及若是感染性发热，感染的部位及病原体是什么。该医院没有进行仔细的甄别，仅局限于经验性治疗，导致患者治疗效果差，病情进展。

解析：该患者以"发热、喘息"就诊，结合当地医院胸部 CT 及咽拭子流感病毒 H1N1 抗体检测，流感诊断明确，但仍需与其他病原体所致感染鉴别。首先应与衣原体、支原体肺炎鉴别，后者症状较轻微，肺炎衣原体、支原体抗体阳性，冷凝集试验阳性，大环内酯类抗生素治疗有效；还需与其他病原体如细菌感染所致肺炎相鉴别，确诊有赖于流行病学史、临床表现及病原学检查。

（周智宏　高　菲　崔晓宾）

第四节　艾　滋　病

一、临床概论

（一）疾病概述

艾滋病，即获得性免疫缺陷综合征（acquired immunodeficiency syndrome，AIDS）的简称，是由人类免疫缺陷病毒（human immunodeficiency virus，HIV），亦称艾滋病病毒引起的慢性传染病。艾滋病已成为严重威胁我国公众健康的重要公共卫生问题。HIV 主要侵犯、破坏 $CD4^+T$ 淋巴细胞，导致机体免疫细胞和 / 或功能受损，最终导致各种严重机会性感染（opportunistic infection）和肿瘤，具有传播迅速、发病缓慢及病死率高的特点。

（二）病原学和流行病学

HIV 是单链 RNA 病毒，属反转录病毒科、慢病毒属、人类慢病毒组，由核心和包膜组成：包膜嵌有 gp120（外膜糖蛋白）和 gp41（跨膜糖蛋白），还包含多种宿主蛋白；核心由核心蛋白 P24、蛋白 P6 及 P9 包裹两条正链 RNA、逆转录酶（RT）、整合酶（INT）、蛋白酶（P1，P10）、RNA 酶 H、互补 DNA 和病毒蛋白 R 组成；包膜和核心之间的基质由基质蛋白 P17 组成。

HIV 感染者和艾滋病患者是本病的传染源，无症状而血清 HIV 抗体阳性的 HIV 感染者是具有重要意义的传染源，血清病毒阳性而 HIV 抗体阴性的窗口期（window phase，window period）感染者亦是重要的传染源，窗口期通常为 2～6 周。HIV 主要经性接触、血液及母婴传播。

（三）发病机制

HIV 分为 HIV-1 型和 HIV-2 型，其变异性很强。HIV 既嗜淋巴细胞又嗜神经细胞，主要感染 $CD4^+T$ 细胞以及单核 - 吞噬细胞、B 淋巴细胞、小神经胶质细胞和骨髓干细胞等，引起 $CD4^+T$ 淋巴细胞数量不断减少，导致人体免疫功能缺陷，以及各种机会性感染和肿瘤的发生。

（四）临床表现

从初始感染到终末期，是一个漫长复杂的过程。根据临床表现，有关指南将艾滋病分为急性期、无症状期和艾滋病期三期。

1. 急性期　HIV 感染 2～4 周后即可出现发热、全身不适、头痛、盗汗、咽痛、恶心、呕吐、腹泻、肌肉关节痛、皮疹及颈、枕部淋巴结肿大和神经系统症状等。持续 1～3 周后缓解。

2. 无症状期　持续时间一般为 6～8 年，此期 HIV 不断复制，机体免疫系统受损，具有传染性。

3. 艾滋病期　为感染 HIV 后的最终阶段。

（1）HIV 相关症状：主要表现为持续一个月以上的发热、盗汗、腹泻；体重减轻 10% 以上。部分患者表现为神经精神症状，如记忆力减退、精神淡漠、性格改变、头痛、癫痫及痴呆等。另外还可出现持续性全身性淋巴结肿大，其特点为：①除腹股沟以外有两个或两个以上部位的淋巴结肿大；②淋巴结直径≥1cm，无压痛，无粘连；③持续时间 3 个月以上。

（2）各种机会性感染及肿瘤

1）呼吸系统：肺孢子菌肺炎（*Pneumocystis* pneumonia，PCP）、肺结核及复发性细菌、真菌性肺炎等。卡波西肉瘤也常侵犯肺部。

2）中枢神经系统：新型隐球菌脑膜炎、结核性脑膜炎、弓形虫脑病、各种病毒性脑膜炎。

3）消化系统：白念珠菌食管炎、巨细胞病毒性食管炎、肠炎，沙门菌、痢疾志贺菌、空肠弯曲菌及隐孢子虫性肠炎，感染性肛周炎、直肠炎，偶可有胆囊机会性感染和肿瘤等。

4）口腔：复发性口腔溃疡、牙龈炎等。

5）皮肤：带状疱疹、传染性软疣、尖锐湿疣、真菌性皮炎和甲癣。

6）眼部：巨细胞病毒视网膜脉络膜炎和弓形虫性视网膜炎，表现为眼底絮状白斑。眼睑、眼板腺、泪腺、结膜及虹膜等常受卡波西肉瘤侵犯。

7）肿瘤：恶性淋巴瘤、卡波西肉瘤等。卡波西肉瘤侵犯下肢皮肤和口腔黏膜，可出现紫红色或深蓝色浸润斑或结节，融合成片，表面溃疡并向四周扩散。这种恶性病变可出现于淋巴结和内脏。

二、诊断和鉴别诊断

（一）诊断

1. 诊断标准　HIV/AIDS 的诊断需结合流行病学史（包括不安全性生活史、静脉注射毒品史、输入未经抗 HIV 抗体检测的血液或血液制品、HIV 抗体阳性者所生子女或职业暴露史等），临床表现和实验室检查等进行综合分析，慎重作出诊断。诊断 HIV/AIDS 必须是经确证试验证实 HIV 抗体阳性，HIV RNA 和 P24 抗原的检测能缩短抗体"窗口期"和帮助早期诊断新生儿的 HIV 感染。

成人及 18 个月龄以上儿童，符合下列一项者即可诊断：① HIV 抗体筛查试验阳性和 HIV 补充试验阳性（抗体补充试验阳性或核酸定性检测阳性或核酸定量大于 5 000 拷贝 /ml）；②分离出 HIV。

18 个月龄及以下儿童，符合下列一项者即可诊断：①为 HIV 感染母亲所生和 HIV 分离试验结果阳性；②为 HIV 感染母亲所生和两次 HIV 核酸检测均为阳性（第二次检测需在出生 4 周后进行）。

（1）急性期的诊断标准：近期内有流行病学史和临床表现，结合实验室 HIV 抗体由阴性转为阳性即可诊断，或仅根据实验室检查 HIV 抗体由阴性转为阳性即可诊断。

（2）无症状期的诊断标准：有流行病学史，结合 HIV 抗体阳性即可诊断，或仅实验室检查 HIV 抗体阳性即可诊断。

（3）艾滋病期的诊断标准：有流行病学史、实验室检查 HIV 抗体阳性，加下述各项中的任何一项，即可诊断为艾滋病。或者 HIV 抗体阳性，而 CD4$^+$T 淋巴细胞数 <200 个 /μL，也可诊断为艾滋病。①不明原因的持续不规则发热 38℃以上，>1 个月；②腹泻（粪便次数多于 3 次 / 日），>1 个月；③ 6 个月之内体重下降 10% 以上；④反复发作的口腔真菌感染；⑤反复发作的单纯疱疹病毒感染或带状疱疹病毒感染；⑥肺孢子菌肺炎（PCP）；⑦反复发生的细菌性肺炎；⑧活动性结核或非结核分枝杆菌病；⑨深部真菌感染；⑩中枢神经系统占位性病变；⑪中青年人出现痴呆；⑫活动性巨细胞病毒感染；⑬弓形虫脑病；⑭马尔尼菲青霉病；⑮反复发生的败血症；⑯皮肤黏膜或内脏的卡波西肉瘤、淋巴瘤。

2. 诊断流程（图 2-4）

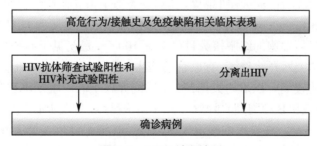

图 2-4　AIDS 诊断流程

（二）鉴别诊断

应与原发性 CD4⁺T 淋巴细胞减少症（ICL）和继发性 CD4⁺T 细胞减少相鉴别，血清学检查是主要鉴别手段。

三、临床检验与病理特征

（一）一般检查项目

血常规、尿常规和粪常规一般均无异常，当 HIV 感染者并发细菌感染时，出现发热、腹泻等症状，三大常规指标即根据并发感染情况而变化。

（二）特殊检查项目

HIV/AIDS 的实验室检测主要包括 HIV 抗体检测、P24 抗原检测、HIV 核酸定性和定量检测、CD4⁺T 淋巴细胞计数、HIV 基因型耐药检测等。

1. HIV 抗体检测　HIV 有十种结构蛋白，HIV 感染者血清中会出现针对不同结构蛋白的抗体，临床检测 HIV-1/HIV-2 抗体进行临床诊断。为准确诊断 HIV 感染，抗体检测必须要经过初筛和确认试验两步，即初筛试验为阳性的血清还要经确认试验，确认阳性后才能确定为 HIV 感染。

（1）初筛试验要求灵敏度高，对特异性要求不太严。临床 HIV-1/HIV-2 抗体的检验，可采用 ELISA、快速蛋白印迹法及免疫斑点试验。阳性的患者血清需要于第二天进行复检。

（2）确认试验采用蛋白印迹法（Western blot，WB），主要用于鉴别抗体。其敏感性和特异性都较高，是国际上使用的主要确认试验方法。我国规定确认试验只能用 WB 法，国际上还有用免疫荧光等作为确认试验。由于不同抗原蛋白在诊断上具有不同意义，因此，WB 结果中不同带型的出现可为诊断提供较多的信息。

2. 抗原检测　在一些感染者中可先于抗体检测到抗原，如 P24 抗原。

3. HIV 核酸检测　测定 HIV 核酸即测定其病毒载量，常用方法有反转录 PCR（RT-PCR）。该方法是 HIV 最直接的诊断方法之一，其他还有实时荧光定量 PCR（real-time PCR）、核酸序列依赖性扩增（NASBA）技术、分枝 DNA 信号放大系统（bDNA）等。

4. CD4⁺T 淋巴细胞检测　CD4⁺T 淋巴细胞是 HIV 感染最主要的靶细胞，HIV 感染人体后，出现 CD4⁺T 淋巴细胞进行性减少、CD4⁺/CD8⁺T 淋巴细胞比值倒置现象，细胞免疫功能受损。常用的 CD4⁺T 淋巴细胞亚群检测方法为流式细胞术，可以直接获得 CD4⁺T 淋巴细胞数绝对值，或通过白细胞分类计数后换算为 CD4⁺T 淋巴细胞绝对数。

（三）临床病理特征

1. 典型病理特征　HIV 感染的病理变化呈多样性和非特异性，主要病理改变可分 3 类：①全身淋巴组织的变化；②机会性感染，常常是混合性机会感染；③恶性肿瘤，最常见的为卡波西肉瘤和非霍奇金淋巴瘤。

（1）淋巴组织的变化：淋巴结病变包括早期淋巴组织反应性增生，以及发展为晚期的淋巴组织耗竭的动态过程。在一系列改变中，生发中心的改变、滤泡网状带消失和小血管增生最为明显，且恒定存在。淋巴结的病理组织学和免疫组织化学改变与患者的免疫和临床状态有关。淋巴结病变早期滤泡明显增生，生发中心活跃，有"满天星"现象，其病变类似于由其他原因引起的反应性淋巴结炎。有时滤泡间区可见 Warthin-Finkeldey 型多核巨细胞，该巨细胞出现对明确 HIV 相关淋巴结病有很大帮助。Warthin-Finkeldey 型巨细胞的细胞核数目可多达 100 个，最初见于麻疹患者的淋巴结和扁桃体。随着病变的发展，滤泡树突网开始破坏，有血管的增生。副皮质区 CD4⁺ 细胞减少，CD4⁺/CD8⁺ 细胞比值进行性下降，浆细胞浸润。以后树突网消失，滤泡界限不清。晚期淋巴结病变呈现一片荒芜现象，淋巴细胞（包括 T 细胞和 B 细胞）明显减少，几乎消失殆尽，生发中心几乎全由 CD8⁺ 细胞所替代。无淋巴滤泡和副皮质区之分。在淋巴细胞消失区常由巨噬细胞替代。最后淋巴结结构完全消失，主要被巨噬细胞和浆细胞所取代。有些区域纤维组织增生，甚至发生玻璃样变。

胸腺、消化道和脾淋巴组织萎缩。但大多数 AIDS 患者可有不同程度脾肿大,可能与脾淤血等变化有关。

（2）机会性感染:AIDS 患者对各种病原体非常敏感,在一个患者体内可有多种感染混合存在,特别是一些少见的混合性机会感染。

1）皮肤黏膜的继发性病变:猫抓病可在全身皮肤出现斑状丘疹结节、鳞屑与溃疡。镜下真皮内血管扩张,以及中性粒细胞、嗜酸性粒细胞、浆细胞和淋巴细胞浸润的间质性炎症,经 Warthin-Starry 和 Brown-Hopps 染色血管壁和炎症病灶内有银染色阴性的分枝杆菌。猫抓病样杆菌同样可以出现在淋巴结和消化道等。口腔毛状黏膜白斑病时,病变处舌与口腔黏膜活检示角化不全、表皮细胞体积增大、气球样变、胞核固缩及核周空晕。

2）肺部继发感染:肺是机会性感染最常累及的脏器。最常见的是卡氏肺孢子菌肺炎,是 AIDS 主要的致死原因之一。由卡氏肺孢子菌引起的间质性浆细胞性炎症,主要病理变化为肺泡内充满泡沫状液体及大量卡氏肺孢子菌,肺泡壁变性坏死,肺间质内有大量淋巴细胞和浆细胞浸润。在痰、胸腔积液、气管灌洗液或气管内膜活检中找到病原菌,即可诊断本病。结核也是常见的机会感染。此外,巨细胞病毒、单纯疱疹病毒、军团菌、弓形虫、隐球菌、鸟分枝杆菌、念珠菌等均常引起肺部感染。

3）消化系统病变:消化道也是机会性感染常见的部位。常见的病原体按发病率排序为白念珠菌、单纯疱疹病毒、巨细胞病毒和隐球菌,其他约有 6%～8% 为肠阿米巴、伤寒杆菌、志贺杆菌。此外,卡波西肉瘤累及消化道概率为 40%。常有以下机会感染:①念珠菌性食管炎:食管黏膜中 HE 和 Grocott 银染色有阳性念珠菌的芽生酵母及假菌丝。②单纯疱疹病毒食管炎:其黏膜常表现为溃疡与坏死,溃疡边缘有不典型的多核上皮细胞,核内含嗜酸性包涵体为单纯疱疹病毒。③肠结核:肠黏膜结核病灶 Brown-Hopps 染色见固有膜巨噬细胞内有大量革兰氏染色阳性杆菌,Ziehl-Neelsen 染色也显示浸润固有膜的巨噬细胞中含有大量抗酸杆菌。④肝脏感染:与肺相似,可以是卡氏肺囊虫、荚膜组织胞浆菌和猫抓病杆菌等感染,后者表现为肝门管区急性炎、坏死灶中中性粒细胞和组织细胞浸润,出现核碎裂及嗜双色性颗粒状凝固物。Warthin-Starry 染色在坏死组织中猫抓病样杆菌阳性。

（3）恶性肿瘤

1）非霍奇金性淋巴瘤（NHL）:NHL 在 AIDS 患者中发病率较高,且与一般人群发生的 NHL 相比有以下特征:①中枢神经系统原发性 NHL 在一般人群中相当罕见（<2%）,而在 AIDS 患者则常见。②组织学类型以未分化型（小无裂细胞性）为多见。这种组织学类型在普通病例少见（0.7%～2.4%,美国）。③绝大多数（约 95%）是 B 细胞来源。④淋巴结外 NHL 发生率高,患者年轻,预后差。⑤一部分患者（约 1/3）的 NHL 可能与继发性 EB 病毒感染有关。

2）卡波西肉瘤:是一种非常罕见的血管增殖性疾病。自 AIDS 出现以来,卡波西肉瘤发病率明显增高,1/3 的 AIDS 患者有卡波西肉瘤,本病可局限于皮肤黏膜,也可累及内脏。研究表明卡波西肉瘤来源于内皮细胞,部分可能来自淋巴管内皮。卡波西肉瘤呈多中心性,身体不同部位肿瘤并不是由一个原发肿瘤播散来的。组织学上卡波西肉瘤主要由毛细血管样结构（血管裂隙）和梭形细胞构成,可见数量不等的红细胞,含铁血黄素沉着常见,有时可有一定数目的炎症细胞。

（4）中枢神经系统改变:脑组织是 AIDS 患者最常受累的组织之一,约 60% 的 AIDS 患者有神经系统症状,90% 的病例尸检时有神经病理学改变。AIDS 患者神经病理学改变可分三大类,即 AIDS 脑病、机会性感染和机会性肿瘤。目前认为 HIV 通过巨噬细胞进入中枢神经系统引起病变。

2. 重要鉴别疾病病理特征　本病临床表现复杂多样,易与许多疾病相混淆。

（1）急性期应与传染性单核细胞增多症、结核和结缔组织病等相鉴别:传染性单核细胞增多症基本病理特征是淋巴组织的良性增生,患者全身淋巴结肿大,组织学上可见异型淋巴细胞占据淋巴组织整个副皮质区。B 细胞出现反应性增生,滤泡增大。淋巴结中常出现多少不等的免疫母细胞增生。传染性单核细胞增多症好发于青少年,典型的临床表现为不规则发热、咽炎、淋巴结和肝脾大等症状,是一种自身限制性的淋巴组织增生性疾病（特异性淋巴结炎）,病程持续 4～6 周,多数预后较好。

如果体内 T 淋巴细胞的功能和抗 EB 病毒抗体的形成占优势,受病毒感染的 B 淋巴细胞及其病毒本身将会被消灭清除;相反,若 T 细胞的免疫监视功能存在缺陷,不能适应机体的需要来克制 B 细胞,则有可能转变为慢性持续性感染,引起 EB 病毒感染的 B 细胞无限增殖而转变为恶性淋巴瘤。

典型的结核可见结核结节,结节中央常为干酪样坏死,为红染无结构的颗粒状物,周围有大量呈放射状排列的上皮样细胞和朗汉斯巨细胞,周边为大量淋巴细胞浸润和少量反应性增生的纤维组织包绕。上皮样细胞由吞噬有结核分枝杆菌的巨噬细胞体积增大逐渐转变而来,呈多角形或梭形,胞质丰富,境界不清,核圆形或卵圆形,染色质少,甚至可呈空泡状,核内有 1~2 个核仁。许多上皮样细胞互相融合形成朗汉斯巨细胞。

(2)特发性 $CD4^+T$ 淋巴细胞减少症:也称 HIV 阴性 AIDS 样疾病,或 HIV 阴性 AIDS 样综合征,1989 年由 Daus 等首先报告。本病患者 $CD4^+$ 细胞减少,临床表现类似艾滋病(AIDS),但无 HIV 感染证据。目前已发现少数 $CD4^+T$ 淋巴细胞明显减少,并发严重机会感染的患者,但通过各种实验检查没有发现 HIV 感染。鉴别主要依靠 HIV-1 和 HIV-2 病原学检查。

(3)继发性 $CD4^+T$ 淋巴细胞减少:主要见于肿瘤和自身免疫性疾病患者,经化疗或免疫抑制治疗后。

(4)淋巴结肿大应与血液系统疾病相鉴别:特别要注意与性病淋巴结病综合征相鉴别。后者淋巴结活检为良性反应性滤泡增生,血清学检查提示多种病毒感染。

四、临床检验与病理检查的临床应用

(一)临床检验的临床应用

1. 血常规、尿常规和粪常规　作为三大常规检查项目,一般均无异常,当 HIV 感染者自身免疫系统受损时,各种致命性机会感染、肿瘤等便极易发生,检验指标会提示感染、肿瘤等并发症可能,结合临床症状和辅助检查等可明确诊断。HIV-1/HIV-2 病原学证据是诊断的基础。

2. HIV 感染的病毒标志　病毒标志是指用病毒培养或分子生物学方法直接从感染者体内分离出或检出的 HIV 的基因物质。病毒分离培养可取得感染的直接证据,但成功率低,不能作为常规方法。而 PCR 方法是 HIV 最直接的诊断方法之一,且最为敏感。

3. HIV 感染的免疫标志　免疫标志指的是 HIV 的抗原、抗体及免疫复合物等。早期检测 HIV 感染主要依靠抗原检测,主要是 P24,为 HIV 的病毒衣壳蛋白。抗原检测阳性可出现于抗体产生之前,在 HIV 感染后期可再度上升。在无症状携带者中,P24 阳性发展为艾滋病的机会比 P24 阴性者高三倍。抗原的出现与 HIV 感染的临床进程有关,多用于婴幼儿早期感染的诊断。HIV 抗体一般在感染后 3~6 个月可检测到,可通过检测到抗体进行诊断。抗体检测必须要经过初筛和确认试验两步,即初筛试验为阳性的血清还要经确认试验,确认阳性后才能确定为 HIV 感染。我国执行的是 WHO 的标准,对可疑的结果要在三个月内复查。

4. HIV 感染的相关标志　$CD4^+T$ 淋巴细胞检测及 $CD4^+/CD8^+T$ 淋巴细胞比值,对 HIV 感染的诊断有临床意义。

(二)病理检查的临床应用

1. 病理学检查对于揭示艾滋病的机制和本质,确认艾滋病的病理变化、病变类型都具有重要作用,对于艾滋病的诊断是不可或缺的。通过对淋巴结组织的检查,可以评价患者的免疫功能,与 $CD4^+$ 细胞计数相互参照,能够使评价更加准确。

2. 艾滋病相关的许多疾病需要病理学的证实。病理学检查不但可以确定炎症的类型、部位、范围和程度,更可以通过细致的形态学观察,提供病因诊断,必要时借助特殊染色、免疫组化、原位杂交以及 PCR 等分子病理学技术,在病变组织和细胞内原位检测出病原体或其成分、基因,确定感染原因,比血清学等实验室检查更为准确可靠,并且可以发现多种感染并存或感染合并肿瘤,使诊断更加全面。

3. 尸检病理可以鉴定出寄生虫、真菌、病毒、细菌感染和肿瘤；活检病理标本能在患病时获得诊断，有利于早期诊治，以明确病变和病因诊断。

4. HIV 感染者的皮肤、黏膜、淋巴结及浅表肿块都是比较容易活检取材的组织。对于手术切除标本都必须送检，而细胞病理学检查可以来自患者的痰液、支气管肺泡灌洗液、支气管刷片、胸腹腔积液、细针穿刺、阴道和子宫颈涂片等，为无创或微创取材，患者更容易接受。淋巴细胞减少和机会性感染等可以提示免疫缺陷，需要进一步检测 HIV 感染情况。在淋巴结中不但可以观察和评价免疫状态，还可能发现机会性感染和淋巴瘤。

五、临床案例

【病史摘要】　患者，男性，29 岁，已婚，货车司机。

主诉：发热 3 个月，呼吸困难 2 个月。

现病史：患者 3 个月前无明显诱因出现发热，体温在 38℃ 左右，偶有咳嗽，咳少量白色黏痰，无咯血，无畏寒、寒战，无盗汗，无胸闷、气短，无腹痛、腹泻，2 个月前出现呼吸困难，伴胸闷，无胸痛，自以为得"感冒"，间断口服"速效感冒胶囊，阿莫西林胶囊"，效果不佳，发热、呼吸困难无好转，为求进一步诊治，来院就诊。近三个月来，明显消瘦，体重减轻 5kg 左右，无口渴、多尿等表现。

既往史及个人史：患者反复发生口腔溃疡多年，迁延不愈；近 2 年来经常"感冒"，4 个月前曾患肺炎，治疗 1 个月后好转。否认外伤、输血史，否认吸毒史，否认冶游史。生于原籍，久居本地，育有一子，妻子及儿子体健，家族中无遗传病和传染病病史。

体格检查：T 37.5℃，P 82 次 /min，R 20 次 /min，BP 110/75mmHg。发育正常，营养欠佳，贫血貌，神志清楚，查体合作。全身皮肤未见皮疹，颈前、颈后以及腹股沟可以触及数个肿大的淋巴结，无触痛。头颅无畸形，球结膜无充血和水肿。双侧瞳孔等大等圆，对光反射存在，口腔内可见白色片状膜性物。颈软，无抵抗，颈静脉无怒张，甲状腺不大，胸廓正常，无膨隆或凹陷，胸骨无压痛，双肺呼吸音粗，双肺底可闻及哮鸣音及少许湿啰音，心尖搏动正常，心界不大，心率 82 次 /min，各个瓣膜区未闻及杂音。腹部平软，无压痛，肝脾未触及，肠鸣音正常。肛门、外生殖器正常。脊柱四肢无畸形，肌力正常。生理反射存在，病理反射未引出。

辅助检查：血常规：WBC 1.8×10^9/L，NEU 0.58×10^9/L，NEU% 32.4%，LYM 0.84×10^9/L，LYM% 47.3%，Hb 73g/L，MCV 76fl，PLT 308×10^9/L；血沉 101mm/h；肝功能、肾功能、心肌酶、血糖正常；血电解质：血钠 135mmol/L；血气分析：pH 7.49，PO_2 61mmHg，PCO_2 32.3mmHg，血氧饱和度 93%；胸部 CT：双下肺呈弥漫性斑片状实变影；HIV 抗体初筛试验阳性。

【问题 1】　结合以上病例资料及辅助检查结果，目前患者的诊断考虑是什么？

思考：询问病史患者否认冶游史、输血史、吸毒史，可能与患者故意隐瞒或是对医务人员的不信任有关，所以不能完全信任患者所说的流行病学史；该患者存在发热、呼吸困难、咳嗽，考虑肺部感染可能，肺部感染可由细菌、真菌、支原体、衣原体、寄生虫等病原体引起，结合血常规：WBC 1.8×10^9/L，NEU 0.58×10^9/L，NEU% 32.4%，LYM 0.84×10^9/L，LYM% 47.3%，胸部 CT：双下肺呈弥漫性斑片状实变影，HIV 抗体初筛试验阳性，不除外艾滋病所致的肺部机会性感染，包括肺孢子菌肺炎、巨细胞病毒肺炎、反复发生的细菌性肺炎、活动性结核或非结核分枝杆菌病、肺部真菌感染等。患者反复发生口腔溃疡，近来经常"感冒"，消瘦明显，体重减轻 5kg 左右，高度怀疑艾滋病。

解析：本患者的病史特点有：①青年男性；②反复发生口腔溃疡，经常"感冒"，消瘦明显；③发热，咳嗽，咳痰，胸闷，呼吸困难；④查体：T 37.5℃，全身浅表淋巴结肿大，口腔发现白色片状膜状物，双肺底可闻及哮鸣音及少许湿啰音；⑤胸部 CT：双下肺呈弥漫性斑片状实变影，HIV 抗体初筛试验阳性。

综合上述特点，首先考虑 HIV 感染，需进一步行 HIV 抗体确证试验以明确。另外，肺孢子菌肺炎的影像学表现为双肺对称性广泛分布的云雾状及毛玻璃阴影，边缘模糊，继而呈斑片状实变影，并迅速进展为广泛实变影。结合该患者胸部 CT 结果，故目前不除外艾滋病合并肺孢子菌肺炎。

【问题2】 进一步需要的辅助检查有哪些？

思考：①血清抗体是目前确定有无 HIV 感染的最简便、快速而有效的方法，常用的有 ELISA 法和蛋白印迹法（WB），ELISA 法敏感性好，但有一定的假阳性，故仅用于初筛试验，WB 法是最特异且敏感的证实 HIV 感染的方法，但操作复杂，目前被用作确证试验。② HIV/AIDS 的实验室检测主要包括 HIV 抗体检测、HIV 核酸定性和定量检测、CD4$^+$T 淋巴细胞计数、HIV 基因型耐药检测等。HIV-1/HIV-2 抗体检测是 HIV 感染诊断的金标准；HIV 核酸定量（病毒载量）测定和 CD4$^+$T 淋巴细胞计数是判断疾病进展、临床用药、疗效和预后的两项重要指标；HIV 基因型耐药检测可为高效抗反转录病毒治疗（HAART）方案的选择和更换提供指导。③患者为成年男性，未应用过免疫抑制剂，需进一步查免疫功能，包括体液免疫功能和细胞免疫功能。④患者发热、咳嗽、呼吸困难，目前不除外艾滋病所致的肺部机会性感染，包括肺孢子菌肺炎、巨细胞病毒肺炎、反复发生的细菌性肺炎、活动性结核或非结核分枝杆菌病、肺部真菌感染等，应进一步做痰细菌培养、巨细胞病毒检测、痰六胺银染色等以明确。

解析：①需进行 HIV 确证试验以明确艾滋病诊断；② HIV/AIDS 的实验室检测包括 HIV 抗体检测、HIV 核酸定性和定量检测、CD4$^+$T 淋巴细胞计数、HIV 基因型耐药检测等；③需进一步查免疫功能，包括体液免疫功能和细胞免疫功能；④做痰细菌培养、巨细胞病毒检测、痰六胺银染色等以明确肺部感染。

（周智宏　高　菲　崔晓宾）

第五节　其他病毒感染性疾病

一、传染性单核细胞增多症

（一）临床概论

1. 疾病概述　传染性单核细胞增多症（infectious mononucleosis，IM）是主要由 EB 病毒（Epstein-Barr virus，EBV）感染所致的单核吞噬细胞系统急性增生性传染病。巨细胞病毒（cytomegalovirus）也可以导致 IM。IM 主要表现为发热、咽峡炎、淋巴结肿大、肝脾肿大，以及外周血淋巴细胞及异型淋巴细胞增高。多见于儿童和青少年，病程常呈自限性，多数预后良好，但少数可由 EBV 引起噬血细胞淋巴组织细胞增生症（hemophagocytic lymphohistiocytosis，HLH），较为危重。

2. 病原学和流行病学　EBV 是 IM 的病原体，属于疱疹病毒科，是一种嗜淋巴细胞的 DNA 病毒，完整的病毒颗粒由类核、膜壳、壳微粒和包膜所组成，EBV 生长要求特殊，病毒分离困难。EBV 基因组编码 5 种抗原蛋白：病毒衣壳抗原（virus apsid antigen，VCA）、早期抗原（early antigen，EA）、EBV 核抗原（EBV nuclear antigen，EBNA）、膜抗原（membrane antigen，MA）、淋巴细胞检出的膜抗原（lymphocyte detected membrane antigen，LYDMA），它们均能产生各自相应的抗体。VCA 可产生 IgM 和 IgG 抗体，VCA-IgM 早期出现，持续 1～2 个月后消失，是新近感染的标志；VCA-IgG 出现晚，可持续多年或终身，故不能用于区别新近与既往感染；EA 是 EBV 进入增殖周期初期时形成的一种抗原，EA-IgG 于病后 3～4 周达高峰，持续 3～6 个月，是新近感染或 EBV 活跃增殖的标志；抗 EBNA、抗 LYDMA 和抗 MA-IgG 于病后 3～4 周出现，抗 EBNA1-IgG 约在感染 3 个月后出现，一般持续终身。

患者和 EBV 携带者是传染源，口 - 口传播是重要的传播途径，病后可获得持久免疫力。

3. 发病机制　IM 发病原理至今尚未完全阐明。EBV 进入口腔后，先在咽部淋巴组织内复制，导致渗出性咽扁桃体炎，局部淋巴管受累、淋巴结肿大，继而侵入血液循环产生病毒血症，进一步累及淋巴系统的各组织和脏器。B 细胞表面有 EBV 受体，EBV 感染后，它一方面杀伤携带 EBV 受体的 B 细胞，另一方面破坏许多组织器官，致临床发病。

4.临床表现 IM 的潜伏期为 5～15 天,病程通常为 1 个月,发病期典型表现有:

(1)发热:体温在 37.8～41.1℃,无固定热型,部分患者伴畏寒、寒战,热程不一,数天至数周。病程早期可有相对缓脉。

(2)淋巴结肿大:在病程第一周内即可出现,浅表淋巴结普遍受累,以颈部淋巴结最为常见,直径 1～4cm,呈中等硬度,无粘连及明显压痛。肠系膜淋巴结受累可引起腹痛等症状,常在热退后数周消退。

(3)咽峡炎:患者多有咽部、扁桃体、腭垂充血肿胀,少数有溃疡或假膜形成,严重的咽部水肿可引起吞咽困难及气道阻塞,多于起病 2 周内消退。

(4)肝、脾大:少数患者出现肝大,多在肋下 2cm 以内,可伴有 ALT 升高,部分患者有黄疸;半数患者有轻度脾大,有疼痛及压痛,偶可发生脾破裂。

(5)皮疹:约 10% 的患者出现皮疹,呈多形性,偶呈出血性。多见于躯干部,常在起病后 1～2 周内出现,3～7 天消退,无色素沉着及脱屑。

患者出现 IM 症状持续不退或退而复现超过 6 个月,称为慢性活动性 EB 病毒感染(chronic active Epstein-Barr virus infection,CAEBV),可伴有严重的血液系统疾病或间质性肺炎、视网膜炎等并发症,预后差,在病程中可出现 HLH。

(二)诊断和鉴别诊断

1.诊断

(1)诊断标准:西方国家应用较多的是 1975 年 Hoagland 提出的标准:①临床三联征:发热、咽峡炎、淋巴结肿大;②外周血淋巴细胞比例≥50% 和异型淋巴细胞比例≥10%;③血清嗜异凝集抗体阳性。上述标准用于诊断 10～30 岁的 IM 病例。

我国 IM 发病的高峰年龄在学龄前和学龄儿童,其血清嗜异凝集抗体常呈阴性,而外周血异型淋巴细胞比例 >10% 的病例在学龄前儿童 IM 患者中只有 41.8%,因此,下列诊断标准更适合在我国儿科临床中应用:①下列临床症状中的 3 项:发热、咽峡炎、颈淋巴结大、肝脏肿大、脾脏肿大;②下列实验室检查中任 1 项:A.抗 VCA-IgM 和抗 VCA-IgG 抗体阳性,且抗 EBNA-IgG 阴性;B.抗 VCA-IgM 阴性,但抗 VCA-IgG 抗体阳性,且为低亲和力抗体。同时满足以上 2 条者可以诊断为 EBV-IM。

(2)诊断流程(图 2-5)

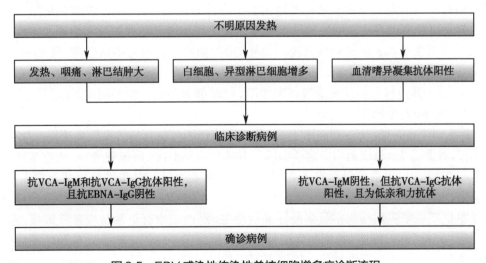

图2-5 EBV 感染性传染性单核细胞增多症诊断流程

2.鉴别诊断

(1)巨细胞病毒感染:巨细胞病毒感染的临床表现有肝、脾肿大,但咽痛、颈部淋巴结肿大少见,确诊需要病毒分离及病毒抗体和核酸检测等。

（2）急性感染性淋巴细胞增多症：急性感染性淋巴细胞增多症多见于幼儿，大多有上呼吸道症状，淋巴结肿大少见，无脾大，血清中无 EB 病毒抗体。

（三）临床检验与病理特征

1. 临床检验项目

（1）一般检查项目

1）血常规检查：检查测定血液 WBC、RBC 及 Hb，并同时观察细胞分类、异型淋巴细胞比例。

2）形态学检测：利用细胞形态学方法，观察 EBV 感染组织中的病毒颗粒及数量。

（2）特殊检查项目

1）抗体检测：EBV 感染可出现多种血清学标志物，包括抗 VCA-IgM 和 VCA-IgG、抗 EA-IgG、抗 EBNA1-IgG 和抗 EBNA2-IgG。一般联合检测用于评价 EBV 感染。

2）抗原检测：EBV 抗原检测的目标抗原有多种，EBNA1 是唯一可在所有 EBV 感染的细胞中表达的抗原，在抗原检测中应用较多。

3）EBV 核酸检测：EBER 作为在所有感染细胞中均高表达的特异性小片段 RNA，成为最常用的探针结合序列。EBER 原位杂交已成为检测组织切片中 EBV 潜伏感染和判断肿瘤是否与 EBV 相关的金标准。Southern 印迹法检测组织及血细胞中的 EBV DNA，PCR 技术需要针对特异性高的 EBV 靶基因。荧光定量 PCR 是对患者体内 EBV 病毒载量进行监测最为流行的方法。

4）其他检查项目：如 EBV 的分离培养与鉴定，即通过唾液或含漱液接种人脐带血淋巴细胞培养，观察转化淋巴细胞来判定 EBV 感染。但基于培养物鉴定 EBV 的方法耗时，临床一般不采用培养方法诊断 EBV 感染。

2. 临床病理学特征

（1）传染性单核细胞增多症的临床病理学特征：肿大淋巴结直径 1～4cm，中等硬度，无压痛，不化脓。镜下所见，主要表现为以免疫母细胞为主的各级转化淋巴细胞乃至成熟浆细胞呈弥漫性、活跃性增生。增生的免疫母细胞体积大，细胞质呈强嗜派若宁性或嗜双色性染色。核大空泡状、核膜清晰，有一个或多个嗜碱性核仁紧贴于核膜下。有时可见双核及多核的大型免疫母细胞，形态很像 Reed-Sternberg（R-S）细胞，故有 R-S 样细胞之称。

增生的细胞往往由副皮质区开始，逐渐弥漫遍及淋巴结的大部或全部，致使淋巴结的正常结构模糊不清。同时扩张的淋巴窦内不同程度地由大小不等的转化淋巴细胞、浆细胞所填充，嗜银染色常能较好地显示淋巴窦的存在。增生的淋巴细胞也常出现于淋巴结被膜及周边脂肪组织内，扁桃体内的淋巴细胞可增生侵入表面的鳞状上皮。此外，增生细胞间尚可见多量壁薄、管腔充血的增生小血管。小的坏死灶常见到，对于免疫缺陷患儿，则可出现大片坏死。病变早期，常有淋巴滤泡增生、生发中心扩大，其内核分裂象及滤泡树突细胞、巨噬细胞多见。由于副皮质区细胞强烈增生，滤泡逐渐被分散、缩小，乃至消失。

（2）重要鉴别疾病病理特征：在临床上，其他病原或诱因可引起与传染性单核细胞增多症相类似的症状和体征，统称为"单核细胞增多症样疾病"，其病因包括 HIV、巨细胞病毒、人疱疹病毒 -6、腺病毒、链球菌或淋球菌、弓形虫等引起的感染，药物反应，淋巴瘤等。传染性单核细胞增多症应与这些临床情况鉴别。

传染性单核细胞增多症细胞常呈弥漫性强烈增生，淋巴结原有正常结构常被破坏，且被膜及周边组织内出现"异样"淋巴细胞，特别是免疫母细胞大量出现并伴较多核分裂象及坏死灶存在时，可误为血管免疫母细胞性 T 细胞淋巴瘤。仔细观察可见淋巴结的大部分正常结构尚保留（通过嗜银染色可证实淋巴窦的存在），免疫母细胞间仍有较多的其他细胞成分，并非单一（充盈于窦内的细胞亦如此）；增生小血管壁薄、充血（血管免疫母细胞性 T 细胞淋巴瘤的小血管壁厚、内皮细胞增生肿胀、管腔闭塞）。充分注意上述各点，可以予以排除。

当出现明显的 R-S 细胞时，须注意与霍奇金淋巴瘤鉴别，后者无论在哪一亚型中都不可能出现以大量免疫母细胞为背景的构象。传染性单核细胞增多症与恶性淋巴瘤的鉴别要点包括大淋巴细胞明显分布于淋巴窦内、滤泡增生伴有明显分裂活性和吞噬现象。这些滤泡常较小，浆细胞增多，以及血管增生。另一重要特点是虽可有淋巴结结构的破坏，但窦结构完好，甚至呈局部增强，用网状纤维染色尤其明显。

传染性单核细胞增多症另一特征是淋巴窦内出现成群或"集落"状不同大小的淋巴细胞，从小淋巴细胞到大淋巴细胞或免疫母细胞。后者往往只有一个大的空泡状核，核膜薄，一个或两个嗜双色性或嗜碱性的明显核仁。核周常可见一空晕即所谓"核窝"。当为双核时，该细胞可与 R-S 细胞极为相似而易误诊为霍奇金淋巴瘤。但多数病例可通过免疫表型分析确诊。两种疾病间的重叠，有助于我们认识它们的发病机制及疾病的属性，以及两者之间的关系。传染性单核细胞增多症的诊断可通过 EBV 原位杂交技术来证实。

（四）临床检验与病理检查的临床应用

1. 临床检验项目的临床应用

（1）末梢血液异型淋巴细胞百分率：是传染性单核细胞增多症比较方便的检查指标。

（2）检查 EBV 抗体：VCA-IgM 抗体起病早期时出现增高，以后逐渐下降，持续 4～8 周，VCA-IgG 也在起病早期时增加，持续终身。约 75% 的典型病例有 VCA-IgE、VCA-IgA、VCA-IgD 抗体，3～6 个月消失。EBNA 抗体在起病一个月后出现，可持续终身。原发感染急性期，抗 VCA-IgM 和 IgG 同时迅速升高，随后抗 VCA-IgM 逐渐减少，约 4 周消失，抗 VCA-IgG 抗体终身存在；抗 EA-IgG 在急性感染后 3～4 周出现并升高，随后逐渐减少，3～6 个月后消失；抗 EBNA1-IgG 约在原发感染 3 个月后出现，一般终身存在；抗 EBNA2-IgG 在抗 EBNA1-IgG 之前出现并升高，随后逐渐减少，3～6 个月后消失。

（3）检查 EBV 抗原：通常在发病第 1 周嗜异性凝集试验（HAT）阳性率约 40%，第 2 周 60%，第 3 周达 80% 以上，阳性持续 2～5 个月，但是目前的检测方法仍有 10%～15% 的患者呈阴性。

2. 病理检查的临床应用　传染性单核细胞增多症多发生于青少年，无性别差异，外周血可查见大量对本病具有特征性的不同阶段的转化淋巴细胞（过去误认为是异型单核细胞，故有此病名）。这些细胞与淋巴结内增生的细胞相同。病理医师很少能看到来自具有典型临床表现患者的淋巴结，原因是多数情况下，临床疑诊病例是通过外周血和血清学检查证实，而无须淋巴结活检。仅在非典型病例，其淋巴结肿大不伴有发热、咽喉痛或脾大时，为了排除恶性淋巴瘤的可能，临床医师方采取淋巴结活检。受累淋巴结和其他淋巴器官由于结构的破坏，小梁、被膜和结外脂肪浸润，免疫母细胞、不成熟和成熟浆细胞显著增生（多形性 B 细胞增生）而易与恶性淋巴瘤相混淆。当这些形态特点出现在器官移植受体或其他免疫抑制的患者时，则显得更加明显。虽可有坏死，但常为局灶性，然而，在免疫缺陷患儿可十分显著。

大多数病例出现脾大，脾脏的组织学改变与淋巴结相似，也可见大量的异型淋巴细胞浸润。肝脏组织学上，异型淋巴细胞浸润汇管区和肝窦，肝小叶内可见点状或灶状坏死，其内可见淋巴细胞。

二、单纯疱疹

（一）临床概论

1. 疾病概述　单纯疱疹（herpes simplex）是由单纯疱疹病毒（herpes simplex virus，HSV）引起的病毒性皮肤病。HSV 主要引起生殖器及生殖器以外的皮肤、黏膜和器官的感染。

2. 病原学和流行病学　HSV 属于疱疹病毒科 α 病毒亚科，其中单纯疱疹病毒 1 型（HSV-1）主要引起生殖器以外的皮肤、黏膜和器官的感染。单纯疱疹病毒 2 型（HSV-2）主要引起生殖器部位的皮肤黏膜感染。HSV 通过接触患者疱液、唾液、生殖器分泌物或经产道、宫腔而传染。

3. 发病机制　HSV 经过口腔、呼吸道、生殖器以及皮肤破损处侵入体内，潜居于人体正常黏膜、血液、唾液、神经组织及多数器官内，此种潜伏病毒的基因组能存在于宿主染色体外或整合于宿主 DNA

中,在机体抵抗力下降时被激活,导致本病发生。

4.临床表现 原发型单纯疱疹潜伏期2~12天,平均6天,多发生在婴幼儿或儿童,常为隐性感染,偶出现症状。皮疹好发于皮肤和黏膜交界处如口角、唇缘等部位,初起局部有灼热或痒感,数小时后患者皮肤潮红,继而出现一至数群粟粒样成簇水疱,多不融合,2~10天后干燥结痂,脱痂后不留瘢痕。病程约7~10天。

复发型单纯疱疹常见于成人。可在原发部位或其他部位反复发作,多在面部及生殖器,也可在臂、肩、胸腰部等处,疱疹较原发型小,发生前后有灼热或疼痛。

(二)诊断和鉴别诊断

1.诊断 凡体表部位有典型疱疹者诊断不难,常见的单纯疱疹多为复发型,依其皮损特点、发作部位即可诊断,必要时可进行疱液涂片、血清抗体测定、免疫荧光检查等,有助于明确诊断和确定病毒类型。

2.鉴别诊断

(1)带状疱疹:带状疱疹的皮疹多为单侧沿外周神经分布的群集疱疹,伴有神经痛。

(2)脓疱病:脓疱病为散在性脓疱,其周围红晕明显,有蜜黄色结痂。多见于儿童暴露部位,夏秋季节多见。

(三)临床检验与病理特征

1.临床检验项目

(1)一般检查项目

1)血液常规检查:血液常规检查 WBC、RBC、PLT 及形态学项目。

2)尿液常规检查:尿液分析仪检测的联合检测项,一般涉及尿液生化检查和尿液白细胞、红细胞等常规项目,均缺少特异性。

(2)特殊检查项目

1)免疫学检查项目

①抗原检测:常用直接荧光抗体法或间接荧光抗体法检测 HSV 抗原,直接荧光抗体法敏感度远低于 PCR 法。

②抗体检测:HSV 有 1 型和 2 型两个血清型,检测 HSV-1 及 HSV-2 的 IgG 应用于辅助检查 HSV 型特异性,实验诊断采用的方法有 SDS-PAGE 电泳后采用特异性抗体免疫印迹法检查 HSV 以及采用 ELISA 法检测 HSV 感染。

2)分子生物检测法:HSV 为双链 DNA 病毒,病毒核酸检测方法主要有利用标记荧光探针进行原位杂交法和通过 PCR 扩增 HSV 基因进行鉴定的方法。

3)细胞病理形态学检查:采集损伤部位的细胞或组织经固定染色后,通过显微镜观察细胞形态学特征,可见细胞增大或退化、有合胞体形成、染色质边集、细胞质呈毛玻璃样、核内出现包涵体、出现多核巨细胞等细胞改变,用于辅助诊断 HSV 感染。

4)疱疹病毒感染形态学检查:可取疱疹基底部刮取物,通过细胞形态学检查可见多核细胞及细胞核内嗜酸性包涵体阳性,但是不能够鉴别其他病毒感染形成的包涵体。

5)病毒分离培养及鉴定:将无菌样本接种细胞后,95% HSV 在 5 天内出现致细胞病变效应(cytopathic effect,CPE),5% HSV 需要 5~14 天才会出现 CPE,表现为细胞内点状颗粒,随后细胞变大变圆,聚集成团,最终细胞裂解,从细胞培养瓶或培养板表层脱离。

2.临床病理学特征

(1)单纯疱疹的临床病理学特征:单纯疱疹病毒在皮肤黏膜基底层及中层上皮细胞内增殖,受感染的细胞发生气球样变或退行性变,核染色质固缩,产生特征性的细胞核内嗜酸性包涵体(Cowdry A 型包涵体),相邻受感染细胞的细胞膜融合,形成多核巨细胞。细胞坏死崩解后形成单房性薄壁水疱,四周可绕以红晕,局部呈炎症反应。初发疱疹患者,水疱周围深层炎症反应较重,复发性疱疹较轻。

水疱破溃后表层脱皮，数小时内产生浅表性溃疡。皮肤黏膜部位病损多局限，当感染较重时，病毒可沿局部淋巴管上行扩散，导致淋巴结炎。对于疱疹性脑炎或新生儿播散性疱疹患者，其实质器官病灶处的单核细胞性反应、充血、出血性坏死现象比皮肤损害处更为显著。

单纯疱疹病毒性脑炎是散发性病毒性脑炎中最常见的一种，也是预后最差且唯一对抗病毒药物敏感的疾病。镜下所见本病以广泛的脑组织坏死为主要特征。坏死往往延及皮质各层与附近白质，但轻者亦可仅限于皮质内，并呈多个散在性小灶。有时坏死组织广泛致误为梗死灶。坏死灶内亦常混有出血，可见多量吞噬类脂的细胞及增生的毛细血管。颞叶及额叶底部的坏死灶常较大，但顶叶、枕叶等处亦可见散在的坏死灶。胶质细胞常增生，或形成胶质小结。神经细胞亦见各种变性，有时可见核内有 Cowdry A 型包涵体，除见于神经细胞外，有时尚可见于星形细胞及少突胶质细胞，电镜下见包涵体内有多量病毒颗粒，形态与单纯疱疹病毒相似。血管亦见明显充血，脑膜及血管周围有淋巴细胞浸润或形成袖套浸润，一般在坏死灶周围较明显。有时亦见较多的浆细胞浸润。

（2）重要鉴别疾病病理特征：皮肤疱疹应与脓疱病、接触性皮炎、带状疱疹等相鉴别；疱疹性口腔炎应与非特异性溃疡性口腔炎、Vincent 咽峡炎、鹅口疮、口蹄疫、药物性或多形性红斑相鉴别；生殖器疱疹应与梅毒软性下疳、淋巴肉芽肿、腹股沟淋巴结炎和肉芽肿，以及生殖器带状疱疹等相鉴别；单纯疱疹性脑炎和无菌性脑膜炎应与其他病毒性脑炎、脑梗死、脑肿瘤、散发性脑炎、结核性脑膜炎或中毒性脑病等相鉴别；新生儿全身性疱疹要与新生儿败血症相鉴别。

凡体表部位具有典型疱疹损害者诊断不难。常见的单纯疱疹多为复发型，依其临床皮损特点、发作部位即可诊断。对某些少见的原发感染者，或损害仅存在于腔道深处（如生殖道、呼吸道等），或仅有内脏疱疹损害而体表无损害者，则有可能误诊。本病有时需和面部带状疱疹、脓疱疮及固定性药疹相鉴别。与带状疱疹相鉴别：带状疱疹（herpes zoster）又名"串腰龙"及"缠腰丹"，是带状疱疹病毒引起的急性疱疹性皮肤病，常在胸腰部沿着周围神经呈带状分布，常伴有明显局部疼痛及淋巴结肿大，是一种自愈性皮肤病。部分病例仅有神经痛的症状，不出现皮疹，称为"无疹型带状疱疹"，少数病例可累及中枢神经。

（四）临床检验与病理检查的临床应用

1. 临床检验项目的临床应用　单纯疱疹病毒感染一般检查血液常规项目，且利用血液细胞形态学方法判定 HSV 感染，方法简便、快速，一般实验室能够实现检测，有助于诊断 HSV 感染，但敏感性和特异性较低，需要与 HSV 病毒特异性检测方法联合使用。

特殊检查包括 HSV 抗体检测，主要检测 IgG 和 IgM 两种抗体。HSV 抗原检测，采用水疱性病变组织样本检测时敏感性较高，而愈合性组织样本检测敏感度较低。检测病毒核酸用 PCR 法敏感性最高，临床应用有增加趋势。临床诊断一般很少采用 HSV 分离培养和鉴定，其主要用于研究和流行病学调查。

2. 病理检查的临床应用　临床主要依靠实验室检查及临床表现，病理检查缺少实用性。

三、肾综合征出血热

（一）临床概论

1. 疾病概述　肾综合征出血热（hemorrhagic fever with renal syndrome，HFRS），又称流行性出血热（epidemic hemorrhagic fever，EHF），是由汉坦病毒（*Hantavirus*，HV）引起的以啮齿类动物为主要传染源的一种自然疫源性疾病。HFRS 以发热、低血压休克、出血和肾损害为主要表现。典型病例病程呈五期经过，治疗不及时或重症病例多在短期内死于急性肾衰竭。本病广泛流行于欧亚国家。我国是本病的高发区，除青海和新疆外，其余省（区、市）均有病例报道。

2. 病原学和流行病学　HV 属布尼亚病毒科（Bunyaviridae），为单股负链 RNA 病毒，有双层包膜，HV 的基因组由 L、M 和 S 三个片段组成，HV 至少有 42 个血清型，其中 I 型汉滩病毒、II 型汉城病毒、III 型普马拉病毒和 IV 型希望山病毒是经世界卫生组织认定的。在我国流行的主要是 I 型和 II 型病毒。

鼠是主要宿主动物和传染源。本病主要通过呼吸道、消化道、母婴垂直传播，亦可通过被鼠咬伤或破损伤口直接接触带 HV 的鼠类排泄物、血液等传播。一年四季均可发病，但有明显的高峰季节，男性青壮年农民及工人发病率较高。

3. 发病机制　HFRS 的发病机制至今仍未完全阐明。HV 进入人体后，通过位于血小板、内皮细胞和巨噬细胞表面的 β₃ 整合素介导进入血管内皮细胞以及骨髓、肝、脾、肺、肾和淋巴结等组织，进一步增殖后再释放入血，引起病毒血症。HV 对人体呈泛嗜性感染，通过病毒直接作用和病毒感染后诱发的免疫应答和各种细胞因子和介质的释放导致机体组织损伤。

4. 临床表现　潜伏期 4～46 天，以 2 周多见。典型临床经过分为五期，轻型病例可出现越期现象，重症患者可出现交叉重叠。

（1）发热期：一般持续 3～7 天，有畏寒、发热，体温常在 39～40℃，可有全身酸痛、头痛、腰痛和眼眶痛症状，其中头痛、腰痛和眼眶痛一般称为"三痛"。可伴有食欲减退、恶心、呕吐、腹痛和腹泻等消化道症状。全身毛细血管损害主要为充血、出血和渗出性水肿。皮肤充血潮红主要见于颜面、颈、胸部等部位，重者似酒醉貌。可有蛋白尿和管型尿。

（2）低血压休克期：一般持续 1～3 天，主要为低血容量休克的表现，亦可出现烦躁、谵妄等神经精神症状。少数患者由于长时间组织灌注不良，可导致 DIC、脑水肿、急性呼吸窘迫综合征和急性肾功能衰竭的发生。

（3）少尿期：一般持续 2～5 天，24 小时尿量少于 400ml，可出现尿毒症、酸中毒或水、电解质紊乱，严重者可出现无尿。

（4）多尿期：一般持续数日至数周，此期由于肾小管再吸收功能降低，体内尿素氮等潴留物质引起高渗性利尿，使尿量增加。可分以下三期：

1）移行期：尿量由 400ml/d 增至 2 000ml/d，血尿素氮和肌酐等升高，症状加重。

2）多尿早期：尿量超过 2 000ml/d，氮质血症未见改善，症状仍重。

3）多尿后期：尿量超过 3 000ml/d，并逐日增加，尿量可达 4 000～8 000ml/d，少数可达 15 000ml/d 以上，氮质血症逐步改善，精神、食欲逐渐好转。此期可出现水和电解质紊乱，可出现继发感染、继发性休克等。

（5）恢复期：约 1～3 个月尿量逐渐恢复正常，精神、食欲基本恢复。

5. 疾病分型

（1）轻型：体温 38℃ 左右，全身中毒症状轻，仅皮肤、黏膜有出血点，肾损害轻，尿蛋白（-/+）～（++），无休克。

（2）中型：体温 39～40℃，全身中毒症状较重，球结膜水肿，皮肤、黏膜及其他部位均可见出血点，肾损害较重，尿蛋白（+）～（++），出现低血压。

（3）重型：体温≥40℃，全身中毒症状重，出血较重，可出现皮肤瘀斑、腔道出血，肾损害重，少尿或无尿，出现休克。

（4）危重型：在重型的基础上，出现肾功能不全、心力衰竭、肺水肿、脑水肿及难治性休克等。

（二）诊断和鉴别诊断

1. 诊断

（1）诊断标准：主要依靠临床特征、实验室检查，并参考流行病学资料来进行诊断。

1）患者发病在流行季节、流行地区，或病前 2 个月内曾到过疫区，有与鼠类接触史、食用过鼠类污染或啃咬的食物。

2）临床特征包括发热中毒症状，充血、出血、外渗征、肾损害等临床表现和五期病程经过。

3）实验室检查包括血常规白细胞总数增多、血小板多数明显下降；尿常规出现蛋白、红细胞、白细胞或管型，有时可见膜状物有助于诊断；特异性 IgM 抗体阳性、双份血清特异性 IgG 抗体 4 倍以上增高，或汉坦病毒核酸检测阳性可明确诊断。

（2）诊断流程（图2-6）

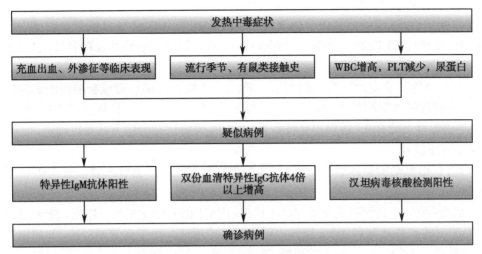

图2-6　HFRS诊断流程

2．鉴别诊断　本病发热期应与上呼吸道感染、血流感染、伤寒等鉴别。休克期应与其他感染性休克鉴别。少尿期应与急性肾炎及其他原因引起的急性肾功能衰竭相鉴别。出血明显者需与消化性溃疡出血鉴别，有皮肤瘀斑的应与血小板减少性紫癜和其他原因所致 DIC 鉴别。腹痛为主要表现者应与外科急腹症相鉴别。

（三）临床检验与病理特征

1．临床检验项目

（1）一般检查项目

1）血常规和尿常规检查：血常规及尿液常规检查在疾病早期有临床价值。血 WBC 自发病 2～4 天开始升高，低血压休克期及少尿期达高峰，在 $(15～30)×10^9/L$，粒细胞增加，可见核左移，重型可见幼稚粒细胞。PLT 自发病第二天减少，在低血压休克期和少尿期降至最低水平，并有异型 PLT 和巨型 PLT 出现。少尿后期 PLT 开始恢复，往往有短期增加显著的现象。尿常规检查反映肾损害的早期特征，在发病 2～3 天即开始出现尿蛋白，并迅速进展，可在 1 日内尿蛋白从"+"增至"+++～++++"，往往多尿后期和恢复期方可转为阴性。

2）血生化检查

①尿素氮、肌酐：在发热末期或低血压休克初期即可升高，少尿期和多尿早期达到高峰，升高程度及速度与病情呈正相关。

②血电解质：在发热期或低血压休克期血钾往往偏低，少尿期多上升为高钾，多尿早期又降低；血钠和氯化物全病程均降低，以低血压休克期和少尿期最显著。

③肝功能检测：部分患者可出现 ALT、AST 升高，胆红素增加，凝血酶原活动度降低。

3）其他检查项目

①凝血功能检查：出现 DIC 时可见 PLT 减少，纤维蛋白原降低，凝血酶原时间延长，3P 试验阳性。

②外周血淋巴细胞 $CD4^+/CD8^+$ 细胞比值下降，IgM、IgG、IgA 及 IgE 增加，补体 C3、C4 下降，循环免疫复合物（CIC）阳性。

（2）特殊检查项目

1）免疫学检测

①抗原检测：免疫学方法可检测到患者病理组织中的病毒抗原。

②抗体检测：人体感染后，可针对病毒的核衣壳蛋白或糖蛋白等抗原产生特异性的 IgM 抗体，在发病后第 2 天可在患者血清中检查出，可持续长达两个月以上，且阳性率高达 95% 以上，具有早期诊

断价值。基于临床检验血清抗体检测结果,可进行血清学分型。血清 IgG 抗体的出现相对较晚,但持续时间较长,需间隔至少一周检测双份血清,滴度升高四倍以上方可确诊。

2)分子生物学检测:汉坦病毒为负链 RNA 病毒,根据病毒 S 或 M 基因片段的保守区设计引物进行核酸检测,用套式 RT-PCR 检测感染早期血样本,具有较高的敏感性及特异性,且可用于分型和测定病毒的载量。

3)病毒分离培养和鉴定:该法敏感性低,一般只用于疫区首例病毒或新亚型的确定。采集患者急性期血液、尿液或疫区鼠肺样本,接种于非洲绿猴肾细胞、人胚肺二倍体细胞中培养,病毒在细胞内增殖一般不引起可见的 CPE,需要用免疫荧光、ELISA 等方法检测病毒抗原以确定。

2. 临床病理学特征

(1)肾综合征出血热的临床病理学特征:本病的病理变化以小血管和肾脏最为明显,其次为心、肝、脑等脏器。

1)血管病变:全身小血管和毛细血管广泛损害,内皮细胞肿胀、变性和坏死。管壁呈不规则收缩和扩张,甚至呈纤维素样坏死和崩解,管腔内可有微血栓形成。由于血管壁受损,其周围组织常有水肿和出血,以肾脏、脑垂体前叶、肾上腺皮质、右心房内膜下、胃黏膜等处为明显,但严重渗出主要见于后腹膜、肺等疏松组织。

2)肾脏病变:肉眼可见肾肿大,肾脂肪囊水肿、出血。切面见皮质苍白,髓质暗红,极度充血、出血和水肿,并可见灰白色的缺血坏死区。镜检可见肾小球充血、基底膜增厚,肾小球囊内有蛋白和红细胞;肾小管上皮变性、坏死,部分有断裂,管腔内有较多的红细胞及管型;肾间质高度充血、出血和水肿,使肾小管受压变窄或闭塞,在坏死区周围有单核细胞浸润。

3)心脏病变:右心房内膜下广泛出血,可深达肌层或心外膜下。镜检见心肌纤维不同程度的变性、坏死,部分可断裂。

4)肝脏病变:肝细胞肿胀、变性伴灶状或大片状坏死,高尔基体和线粒体明显肿胀。

5)脑及垂体病变:大脑皮质、海马回、基底节等部位可见灶状及片状变性或坏死,有炎细胞浸润,其中片状坏死可能为缺血所致。下丘脑变性显著,垂体肿大,前叶显著充血、出血和凝固性坏死,但垂体后叶无明显变化。

6)肺间质水肿出血:肺泡壁增厚,肺泡内充满水肿液,支气管与气管腔内可有大量血性泡沫状水肿液。

(2)重要鉴别疾病病理特征:发热期应与上呼吸道感染、败血症、急性胃肠炎和菌痢等鉴别。休克期应与中毒性细菌性痢疾、暴发型流行性脑脊髓膜炎、中毒性肺炎相鉴别,此类疾病分别以消化道、中枢神经和呼吸系统症状为突出表现,大便、脑脊液、胸片检查均可助鉴别。少尿期则与急性肾炎及其他原因引起的急性肾衰竭相鉴别。出血明显者需与消化性溃疡出血、血小板减少性紫癜和其他原因所致 DIC 鉴别。以 ARDS 为主要表现者应注意与其他病因引起者区别。腹痛为主要体征者应与外科急腹症鉴别。

(四)临床检验与病理检查的临床应用

1. 临床检验项目的临床应用

(1)特殊检查项目的临床应用

1)现阶段流行性出血热病原体检查与相应功能性检测项目并用,对确定病原学具有重要临床意义。

2)在检测病原学中目前免疫学检测较为流行,检查病毒抗体 IgM、IgG,IgM 在发病后 2~5 日可出现阳性,可保持 2 个月以上,单纯检测 IgG 时,须检查双份血清,且一周间抗体滴度增加 4 倍以上才具有临床意义。

3)分子生物法(如 RT-PCR)检测可在发病前 10~15 天,具有早期检查意义。

(2)常规检验项目的临床应用

1)评价肾功能的尿素氮、肌酐及血清离子等检验项目,前者在发热末期或低血压休克初期增加,且与病情呈现正相关,被临床应用。

2）流行性出血热容易并发 DIC,可检测 PLT、纤维蛋白原、凝血酶原时间、3P 试验等来评价机体状态。

3）随时监测肝功能,检查项目包括 ALT、AST、胆红素、凝血酶原活动度等监测指标。

4）其他血、尿常规检查:患者一般在发病 2～3 天可出现尿蛋白阳性,在 1 日内由"+"突然增至"+++～++++",部分患者出现血尿及透明管型、颗粒管型。血液细胞常规检查发病 2～4 日可见 WBC 开始升高,发病第 2 日开始血小板减少,其他指标缺少特异性。

2. 病理检查的临床应用　肾综合征出血热的基本病理改变为毛细血管内皮肿胀、脱落和纤维素样坏死。全身皮肤和各脏器广泛出血,有胸腹部皮肤、软腭、舌面黏膜下出血;支气管黏膜下点状出血;肺被膜表面有广泛的细小出血点,肺实质内也有大片出血;食管和肠黏膜出血;硬脑膜和蛛网膜下腔出血;肾上腺髓质的出血、脑垂体前叶出血和右心房、右心耳内膜下大片出血。上述特征通常恒定出现,具有病理诊断意义。

镜下,肾、肾上腺、下丘脑和垂体出血、血栓形成和坏死为 HFRS 的特征性病变。出血的常见原因除血管壁损害外,血小板减少、DIC 消耗凝血因子及抗凝物质的增加均参与其中。发热期患者可出现毛细血管中毒症状,如充血:多数患者于第 2～3 病日出现面、颈、上胸部潮红充血("三红"),似醉酒貌。出血:上腭、悬雍垂可有网状或点状出血,球结合膜可有点状或斑片状出血;腋下、前胸、肩背部皮肤可见点状、搔抓样或条索样出血点;重者有鼻出血、咯血、便血或血尿等。少尿期肾衰竭时,促红细胞生成素减少,导致贫血,又因二甲双胍等代谢产物积聚,影响了血小板的结构和功能,使血小板第 3 因子释放减少,易造成出血。

（五）临床案例

【病史摘要】　患者,男性,49 岁。

主诉:发热 5 天,少尿 1 天。

现病史:患者 5 天前出现发热,体温波动于 38～39℃,最高达 39℃,无寒战,无鼻塞、流涕及咳喘,无尿频、尿急、尿痛,伴有头痛、全身酸痛、乏力、厌食,自行口服"布洛芬、复方氨酚那敏颗粒"后,体温有下降趋势。1 天前患者出现尿量减少,24 小时尿量大约 200ml,自觉恶心,呕吐数次,非喷射性,呕吐物为胃内容物,伴腹部不适、腰痛,无腹痛、腹泻,就诊于当地医院,查肌酐 673μmol/L,转入上级医院进一步治疗。

既往史及个人史:既往高血压病史 3 年,血压最高 170/110mmHg,平时口服"苯磺酸氨氯地平片、厄贝沙坦"控制血压,血压控制在 140/80mmHg;居住地为本市县区,银行职员,已婚,育有一女,配偶及女儿体健。发病 1 周前有野外宿营史。

体格检查:T 37.8℃,P 102 次/min,R 22 次/min,BP 86/61mmHg。神志清楚,精神差,脉搏细弱,皮肤湿冷,左腋下可见搔抓痕样出血点,前胸、手臂部可见大片瘀斑,面色潮红,呈醉酒貌,睑结膜无苍白,球结膜充血、水肿,可见片状出血斑,巩膜无黄染,咽部、软腭部充血、水肿并点状出血,全身浅表淋巴结未触及肿大,心肺未见异常,腹平软,全腹无压痛、反跳痛及肌紧张,肠鸣音正常,双肾区叩痛阳性,生理反射存在,病理反射未引出。

辅助检查:血常规:白细胞 13.9×10⁹/L,中性粒细胞百分比 78.8%,血小板 58×10⁹/L;CRP 12mg/L,血涂片示异型淋巴细胞 10%;尿常规:蛋白质(+++);降钙素原(PCT)0.2ng/ml;肝功能:ALT 142U/L,AST 257U/L;肾功能:尿素氮 36.0mmol/L,血肌酐 839μmol/L,二氧化碳 10.2mmol/L;血电解质:Na⁺ 124.8mmol/L,K⁺ 4.3mmol/L,Cl⁻ 89.2mmol/L,Ca²⁺ 1.6mmol/L;凝血系列:活化部分凝血活酶时间 58.1s;流行性出血热抗体:流行性出血热 IgM 抗体阳性,流行性出血热 IgG 抗体阳性;超声:双肾集合系统回声增强。

【问题 1】　该患者目前诊断是什么?

思考:结合主诉,患者因"发热,少尿"入院,发热为患者首发症状,首先要判断为感染性发热或非感染性发热，一般感染性发热起病急，该患者发病较急，伴毒血症状，考虑感染性发热可能性大；其次，从感染性发热疾病考虑，需判断感染部位及病原体种类，患者感染相关指标 CRP、PCT 升高不明显，细菌感染可能性小，血常规白细胞总数升高，虽常见于细菌感染，但血小板明显下降，血涂片可见大量异型淋巴细胞，多见于病毒感染；该患者发热、肝肾功能损害、尿蛋白阳性，有皮肤黏膜充血、水肿并出血，符合流行性出血热"发热、出血、肾损害"特征，故流行性出血热应首先考虑。

解析：该患者中年男性，以急起发热起病，伴头痛、全身酸痛，迅速出现无尿，查体血压偏低，可见多处皮肤黏膜充血、水肿并出血，实验室检查发现血小板减低，肝肾功能损害，大量尿蛋白，电解质紊乱，符合流行性出血热发热期、低血压休克期、少尿期症状；该患者发病前曾有野外宿营史，周围环境不除外有老鼠的可能性，进一步查流行性出血热抗体，结果示流行性出血热 IgM 抗体阳性，流行性出血热 IgG 抗体阳性，结合流行病史、临床症状及实验室检查结果，流行性出血热诊断明确。汉坦病毒对人体呈泛嗜性感染，可导致全身毛细血管广泛损伤、多脏器功能受损，临床表现多样，不能把发热和少尿两大症状孤立，一个症状的出现往往由一系列的变化所引起，一种疾病可引起多种症状，作为临床医师，要从整体分析，把握疾病本质。

【问题2】 该疾病还需与哪些疾病相鉴别？

思考：患者急性发热，出现全身毒血症状及腹部不适、恶心、呕吐等消化道症状，肝肾功能异常，血小板减低，继而出现低血压表现，临床上需与急性上呼吸道感染、流感、急性胃肠炎、感染性休克、血液系统疾病、急性肾脏疾病等相鉴别。

解析：结合目前临床资料，需与以下疾病相鉴别：

（1）急性上呼吸道感染：起病较急，全身乏力，亦可出现全身肌肉酸痛等毒血症状，但早期多有咽痛、咳嗽等上呼吸道感染症状，无皮肤黏膜充血水肿、腰痛，尿蛋白一般量少或无，血常规无异常淋巴细胞，血小板下降少见。

（2）急性胃肠炎：夏秋季多发，多有不洁饮食史，有发热、恶心、呕吐、腹痛、腹泻，但无流行性出血热的充血、出血、水肿征，无肝肾功能异常、尿蛋白阳性的表现。

（3）感染性休克：其他病原体感染所致的休克，应仔细询问病史、查体，通过相关辅助检查可找出原发感染灶。

（4）血液系统疾病：该患者血常规白细胞升高，可见异常淋巴细胞，血小板降低明显，需与血液系统疾病相鉴别，但患者有明显的肾脏损害，血肌酐及尿素氮增高明显，少尿，大量蛋白尿，血液系统疾病少见，骨髓涂片有助于鉴别。

（5）急性肾脏疾病：急性肾小球肾炎可有发热、蛋白尿，但无皮肤黏膜充血、出血表现，亦无低血压表现；急性肾盂肾炎可有寒战、发热、腰背部疼痛，但该病患者常常有尿频、尿急、尿痛等膀胱刺激征表现，尿中蛋白量少而白细胞多，尿细菌培养阳性，抗生素治疗有效。

（周智宏　孙续国　樊祥山）

第三章

细菌感染性疾病

细菌感染是临床上比较普遍的现象，是由致病菌或条件致病菌侵入机体并生长繁殖，产生毒素和其他代谢产物，所引起的局部和／或全身急性感染。临床可表现为寒战、高热、皮疹、关节痛及肝脾肿大等临床特征。尤其是老人、儿童、患有疾病或免疫功能低下者、治疗不及时及有并发症者，可发展为败血症或者脓毒血症。另外，不同的组织器官的细菌性感染具有细菌种属类特性，如肺部感染多见肺炎双球菌及葡萄球菌等细菌感染等。临床需要检查多种生物标志物，以支持细菌感染的诊断和进一步确定感染的细菌病原体的种属，从而筛选治疗敏感的抗菌药物。细菌感染性疾病种类繁多，由于篇幅所限，本章重点对血流感染、伤寒、细菌性肠道感染等临床常见和高发的细菌感染性疾病进行介绍。

第一节　伤寒与副伤寒

一、临床概论

（一）疾病概述

伤寒是由伤寒沙门菌引起的经粪 - 口途径传播的急性肠道传染病，为国家法定乙类传染病。典型临床表现包括持续发热、全身及消化道中毒症状、相对缓脉、玫瑰疹、肝脾肿大、白细胞减少、嗜酸性粒细胞减少或消失等。可引起肠出血和肠穿孔等并发症。副伤寒是由甲、乙、丙型副伤寒沙门菌引起的一组与伤寒相似的急性肠道传染病。

（二）病原学和流行病学

伤寒沙门菌为沙门菌属 D 群，是革兰氏阴性杆菌，无荚膜，无芽孢，需氧或兼性厌氧，在含胆汁的培养基中生长更佳，耐低温，对光、热、干燥及一般消毒剂均敏感，在水中和食物中存活 2～3 周，在粪便中存活 1～2 个月。抗原分为菌体抗原（O 抗原）、鞭毛抗原（H 抗原）和表面抗原（Vi 抗原，在机体内具有抗吞噬和溶菌的能力）。内毒素是其主要的致病因素。

伤寒终年均有流行，夏秋季多见。世界各地区均有报道发生，以热带及亚热带地区多见。甲型副伤寒分布比较局限，乙型副伤寒呈世界性分布。我国成人的副伤寒以甲型副伤寒为主，儿童以乙型副伤寒为主。传染源为患者和慢性带菌者，可持续排菌超过 3 个月，持续数月甚至数年，其中患者第 2～3 周排菌最多，传染性最强，潜伏期和恢复期可少量排菌。传播途径主要为粪 - 口途径。暴发流行的传播途径为水和食物被污染，散发病例多为密切接触传播。人群普遍易感，儿童及青壮年感染率较高。

（三）发病机制

人体摄入伤寒沙门菌后是否发病取决于所摄入细菌数量、菌株毒力及宿主的防御能力。当胃酸的 pH 小于 2 时，伤寒沙门菌很快被杀灭；伤寒沙门菌摄入量达 10^5 以上才能引起发病，超过 10^7 或更多时将引起伤寒的典型发病。

未被胃酸杀灭的部分伤寒沙门菌可到达回肠下段，穿过黏膜上皮屏障侵入回肠集合淋巴结，在单核-吞噬细胞内繁殖形成初发病灶,再进一步侵犯肠系膜淋巴结,经胸导管进入血液循环,形成第一次菌血症,此时,临床上处于潜伏期。伤寒沙门菌被单核吞噬细胞系统吞噬,繁殖后再次进入血液循环,形成第二次菌血症。伤寒沙门菌向肝、脾、胆、骨髓、肾和皮肤等器官组织播散,肠壁淋巴结出现髓样肿胀、增生、坏死,此阶段在临床上处于初期和极期,相当于病程第1~3周。在胆道系统内大量繁殖的伤寒沙门菌随胆汁排到肠道,一部分随粪便排出体外,一部分经肠道黏膜再次侵入肠壁淋巴结,使原已致敏的淋巴组织发生更严重的炎症反应,可引起溃疡形成,此阶段在临床上处于缓解期,相当于病程第3~4周。在极期和缓解期,坏死和溃疡的病变累及血管时可引起肠出血;当溃疡侵犯小肠的肌层和浆膜层,可引起肠穿孔。随着机体免疫力的增强,伤寒沙门菌在血液和各个脏器中被清除,肠壁溃疡愈合,临床上处于恢复期。

（四）临床表现

1. 伤寒　伤寒的潜伏期长短及临床表现与伤寒沙门菌的感染菌量以及机体的免疫状态相关,范围为3~60天,通常为7~14天。伤寒的临床过程分为以下4期。

（1）初期:为病程的第1周,起病缓慢,最早出现的症状是发热,发热前可伴有畏寒、寒战。体温呈阶梯式上升,在3~7天后逐步到达高峰,可达39~40℃,常伴有全身疲乏、乏力、头痛、干咳、食欲减退、恶心、呕吐、腹痛和轻度腹泻或便秘等临床表现,右下腹可有轻压痛,部分患者此时已能触及肿大的肝脏和脾脏。

（2）极期:为病程的第2~3周。出现伤寒典型的临床表现。

1）持续发热:体温上升,到达高热以后多呈稽留热型,如果没有进行有效的抗菌治疗,热程可持续两周以上。

2）神经系统中毒症状:由于内毒素的致热和毒性作用,患者表现为表情淡漠、呆滞、反应迟钝、耳鸣重听和听力下降,严重患者可出现谵妄、颈项强直甚至昏迷,儿童可出现抽搐。

3）相对缓脉:成年人常见,并发心肌炎时相对缓脉不明显。

4）玫瑰疹:直径2~4mm的斑丘疹,压之褪色,多在10个以下,主要分布在胸部及肩背部,四肢罕见,一般在2~4天内变暗淡消失。可分批出现,有时可变成压之不褪色的小出血点。

5）消化系统症状:大约半数患者可出现腹部隐痛,位于右下腹或呈弥漫性。便秘多见,仅有10%左右的患者出现腹泻,多为水样便,右下腹可有深压痛。

6）肝脾肿大:大多数患者有轻度的肝脾肿大。

（3）缓解期:为病程的第4周,体温逐步下降,神经、消化系统症状减轻。但由于本期小肠病变仍处于溃疡期,有可能出现肠出血、肠穿孔等并发症。

（4）恢复期:为病程的第5周,体温恢复正常,神经、消化系统症状消失,肝、脾大小恢复正常。

由于多数患者能得到及时诊断和有效的抗菌治疗,所以目前具有典型表现的患者较少见。另外,根据不同的发病年龄、机体免疫状态、是否存在基础疾病、感染伤寒沙门菌的数量和毒力以及是否使用有效抗菌药等,除典型伤寒之外,还有以下各种临床类型:

1）轻型:全身毒血症状轻,病程短,1~2周可恢复健康。多见于儿童或者发病初期使用有效抗菌药物,以及曾经接受过伤寒菌苗预防的患者。由于临床症状不典型,容易出现漏诊和误诊。

2）暴发型:急性起病,毒血症状严重,高热或体温不升。常并发中毒性脑病、心肌炎、肠麻痹、中毒性肝炎和休克等。

3）迁延型:疾病初期的表现与典型伤寒相似,但发热可持续5周至数月,呈弛张热或间歇热,肝脾大明显。常见于曾患慢性乙型肝炎、胆道结石和慢性血吸虫病等消化系统基础疾病的患者。

4）逍遥型:起病初期症状不明显,患者能照常生活和工作。部分患者直至发生肠出血和肠穿孔,才被重视和诊断。

2. 副伤寒　副伤寒的临床表现常有腹痛、腹泻、呕吐等急性胃肠炎症状,2~3天后减轻,继而体温升高,出现伤寒样症状。体温波动比较大,稽留热少见,热程短,甲型副伤寒大约3周,乙型副伤寒2周左右。皮疹出现早,稍大,颜色较深,量稍多,可遍布全身。丙型副伤寒起病急,患者有寒战表现,体温迅速上升,热型不规则,热程1~3周。出现迁徙性化脓病灶时,病程延长,以肺部、骨骼关节等部位的局限性化脓为常见。

（五）并发症

1. 肠出血　为最常见的并发症,多出现在病程的第2~3周,发生率为2%~15%,成人比小儿多见。

2. 肠穿孔　为最严重的并发症,发生率1%~4%。

3. 中毒性肝炎　常发生在病程的第1~3周,发生率为10%~50%。

4. 中毒性心肌炎　常出现在病程的2~3周,患者有严重的毒血症状。

5. 其他并发症　包括支气管炎及肺炎、溶血尿毒综合征、急性胆囊炎、骨髓炎、肾盂肾炎、脑膜炎和血栓性静脉炎等。

甲型副伤寒、丙型副伤寒肠出血和肠穿孔等并发症少见。

二、诊断和鉴别诊断

（一）诊断

1. 诊断标准

（1）疑似病例:符合下列任何一项可诊断。

1）同时符合流行病学史中任何一项和不明原因持续发热。

2）同时符合不明原因持续发热和临床表现中任何一项体征。

3）同时符合不明原因持续发热和实验室检测中血象变化。

（2）临床诊断病例:符合下列任何一项可诊断。

1）同时符合不明原因持续发热、临床表现中任何一项体征和实验室检测中血象变化。

2）同时符合不明原因持续发热、临床表现中任何一项体征和实验室检测中肥达反应变化。

（3）确诊病例:符合下列任何一项可诊断。

1）同时符合不明原因持续发热和实验室检测中恢复期血清特异性抗体效价变化。

2）同时符合不明原因持续发热和实验室检测中细菌培养阳性。

2. 诊断流程（图3-1）

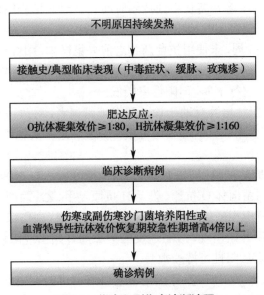

图3-1　伤寒和副伤寒诊断流程

（二）鉴别诊断

1. 上呼吸道病毒感染　起病较急，多伴有上呼吸道症状，病程常在一周以内。无相对缓脉，无肝脾大，无玫瑰疹，伤寒的病原学与血清学检查均为阴性。

2. 斑疹伤寒　有虱咬史，多见于冬春季，起病较急，脉快。多有结膜充血。第4～5日出现皮疹，可遍及全身。外斐反应阳性。

3. 急性粟粒性肺结核　患者可有结核史或与结核病患者密切接触史。发热不规则，可有盗汗及呼吸道症状，脉搏增快。胸片可见大小一致、对称、均匀分布的粟粒性病变。抗结核治疗有效。

4. 革兰氏阴性杆菌血流感染　常有胆道、泌尿道或腹腔内感染等原发病灶。起病急，发热常呈弛张热型，常伴有寒战、多汗，病程中易出现休克、弥散性血管内凝血等。白细胞总数虽不高，但中性粒细胞比例增高。血培养可检出致病菌。

5. 恶性组织细胞病　临床有高热，伴有全身衰竭，多数患者肝、脾、淋巴结肿大，全血细胞减少及进行性衰竭，尤其是高热对抗生素或激素治疗无效。

三、临床检验与病理特征

（一）临床检验项目

1. 一般检查项目

（1）血常规：外周血白细胞总数（WBC）多偏低，大多为（3～5）×10^9/L；中性粒细胞比例（NEU%）减少；嗜酸性粒细胞明显减少，极期可消失。WBC和嗜酸性粒细胞计数随病情好转可逐渐恢复至正常，伤寒复发时嗜酸性粒细胞可再度减少或消失。以上血常规指标有助于对伤寒的诊断与病情的评估。

（2）粪常规：患者出现肠出血等并发症时，可见肉眼血便或粪便隐血阳性。

（3）血沉：部分伤寒患者血沉可增快，少部分无明显变化。

2. 特殊检查项目

（1）细菌培养：是伤寒和副伤寒确诊的金标准。应根据患者病程的进展、细菌出现的主要部位等采集细菌培养标本。第1周取外周血，第2周起取粪便，第3周起可以取尿液，发病初期至全程均可取骨髓液。副伤寒病程较短，因此及时采样对提升培养阳性率很重要。

1）血培养：病程第1～2周阳性率最高，第3周约50%阳性，以后迅速减低。复发和再燃时可再度转为阳性。

2）骨髓培养：由于骨髓中单核-巨噬细胞丰富，吞噬沙门菌较多，导致沙门菌存在的时间长、受抗菌药物影响小，故阳性率较血培养高且阳性持续时间长。对血培养阴性或使用过抗菌药物影响诊断的疑似患者，骨髓培养可以提高阳性检出率。

3）粪便培养：病程第2～3周、未使用抗菌药物之前采集样本，阳性检出率最高。

4）尿培养：早期为阴性，病程第3～4周开始伤寒沙门菌随血流播散至全身各脏器，经肾脏随尿液排出，此阶段可采集中段尿进行培养，但阳性率较低。

5）其他：十二指肠引流胆汁培养有助于诊断和发现带菌者；对玫瑰疹刮取物或活检切片进行培养，也可获得阳性结果，但阳性率较低。必要时可根据并发症选择其他组织或体液进行培养。

（2）免疫学检查

1）血清学试验：主要有肥达试验、间接血凝法、酶免疫分析法（EIA）等，其中以肥达试验为主。

肥达试验：利用伤寒沙门菌菌体O抗原、鞭毛H抗原及甲、乙、丙型副伤寒沙门菌的鞭毛H抗原进行凝集反应，测定患者血清中相应抗体的凝集效价，作为伤寒（副伤寒）的辅助诊断方法。伤寒（副伤寒）抗体一般于发病后1周开始出现，故肥达反应第2周开始出现阳性，其后阳性率逐周升高，第3～4周阳性率可达70%，痊愈后阳性可持续数月。

肥达试验结果的判断如下：①伤寒流行区健康人血清中可能有较低效价的抗体存在，且效价随地区而有差异。当肥达试验O抗体效价≥1：80，H抗体效价≥1：160才有诊断意义。②该试验必须动态观察，一般一周复查一次，若效价逐周递增或恢复期血清抗体效价比初次效价≥4倍即有诊断意义。③IgM类菌体O抗体出现早，持续时间短，一般为半年；IgG类鞭毛H抗体出现时间晚，持续时间长，可达数年。故仅有O抗体升高，H抗体不高，可能是疾病早期或与伤寒沙门菌O抗原有交叉反应的其他沙门菌感染，建议1周后复查，如果1周后H抗体也升高可证实为感染；如仅有H抗体升高，O抗体不高，可能为疾病晚期，或曾患过伤寒或接种过伤寒疫苗。④某些疾病如急性血吸虫病、败血症、风湿病、结缔组织病等，可出现假阳性反应。有少数早期应用抗菌药物治疗或免疫功能低下者，整个病程中，肥达试验可能始终在正常范围内。另外，少部分感染患者肥达试验始终为阴性。

2）胶体金免疫层析法：目前已有商品化的胶体金试纸条法检测伤寒沙门菌抗原或特异性IgG和IgM型抗体，有助于早期诊断。其中，检测结果仅IgM抗体阳性提示伤寒（副伤寒）急性期；IgM和IgG均阳性提示感染处于中期；仅IgG阳性提示可能疾病复发、重新感染、曾经感染或接受过预防接种；IgM及IgG均阴性提示可能未感染伤寒（副伤寒）。

（3）分子生物学检查

1）单重PCR检测：采用核酸扩增技术检测伤寒沙门菌的相关基因片段，协助临床诊断。目前已有商品化的普通PCR和荧光定量PCR试剂盒检测伤寒和副伤寒沙门菌。PCR技术检测沙门菌具有较高的敏感性、特异性、可靠性和实效性，且自动化程度高、能同时完成多种样品的扩增与定量。

2）多重PCR检测：目前已有多种多重PCR检测试剂盒通过FDA批准，用于检测胃肠病原体，如志贺菌、沙门菌、产志贺毒素大肠埃希菌（STEC）、肠侵袭性大肠埃希菌（EIEC），有些可检测出粪便样本中的细菌、病毒和寄生虫等多种病原体。具有快速、简便、灵敏性和特异性较高等优点。

3）基因测序和基因芯片检测：基因测序和芯片检测技术越来越多地应用于病原体检测和鉴定，该技术具有快速、通量大等优点，为菌种鉴定、基因分型、鉴定致病菌与非致病菌等提供高效的技术手段。

（二）临床病理特征

1. 伤寒及副伤寒的典型病理特征

（1）伤寒的典型病理特征：伤寒病变以回肠下段的集合和孤立淋巴滤泡病变最为典型和明显，按照肉眼观察特点及镜下表现分为以下四期，每期约1周。①髓样肿胀期：在起病第1周，由于伤寒细胞大量增生及伤寒肉芽肿形成，使回肠下段淋巴滤泡明显肿胀、隆起、色灰红、质软。以集合淋巴滤泡肿胀最为突出，凹凸不平，如脑回状，故称髓样肿胀。肠黏膜充血、水肿，分泌物增多。此时，如适当治疗，病原菌被消灭，病变可吸收消散，反之病变继续发展进入下一期。此期主要表现有菌血症、毒血症（体温阶梯式上升、头痛、乏力、脾肿大）及消化道反应（消化不良、右下腹轻度压痛），血及骨髓细菌培养阳性率高。②坏死期：相当于发病后第2周，髓样肿胀的淋巴组织从中央开始发生坏死。镜下见坏死处染成黄绿色。组织坏死主要是由于伤寒细胞过度增生、挤压，血管或淋巴滤泡的小血管内有血栓形成以致局部缺血，以及细菌释放的内毒素作用所致。此期患者中毒症状明显，稽留高热（39～40℃），甚至出现神志不清、嗜睡、相对缓脉，有的肝脾肿大。粪、尿细菌培养可出现阳性结果，补体结合凝集效价逐渐升高。约10%的患者在发病第2周出现2～4mm大小的玫瑰疹，分布于胸腹壁皮肤，肉眼观察是玫瑰色，压之可褪色，一般于数日内消失。玫瑰疹发生的原因是伤寒杆菌栓塞了皮肤的毛细血管或者是伤寒杆菌及其毒素的作用，使皮肤毛细血管扩张发炎的缘故。③溃疡期：相当于起病第3周，坏死组织溶解脱落，形成溃疡。此期仍有肠穿孔及肠道出血之可能，临床上仍不能放松警惕，尤其是该期患者往往因中毒的各种症状已经消失而暴饮暴食，引起肠穿孔多发。④愈合期：相当于起病后第4周，溃疡底部肉芽组织增生，开始填平、愈合，不会引起肠狭窄。

伤寒病例中还常常发现其他单核吞噬细胞系统的病变，如：①肠系膜淋巴结：回肠下段附近的肠系膜淋巴结常显著肿大、充血、质软，镜下见淋巴窦扩张，其中充满大量吞噬活跃的巨噬细胞，也可有伤寒肉芽肿及灶状坏死。②脾：脾中度肿大，约为正常的2～3倍，包膜紧张，切面暗红色、质甚软，脾小体不清楚，镜下见巨噬细胞弥漫性增生，并可有伤寒肉芽肿和灶性坏死形成。③肝：肝大、质软，肝细胞可见变性及灶性坏死，Kupffer 细胞增生，并形成散在的伤寒肉芽肿。肝窦扩张充血，汇管区可见单核细胞和淋巴细胞浸润。④骨髓：也有巨噬细胞增生、伤寒肉芽肿和灶状坏死形成。患者外周血白细胞减少的机制，可能与粒单细胞系干细胞主要向单核 - 巨噬细胞方向分化及造血功能受抑制有关。骨髓巨噬细胞摄取病菌较多，存在时间较长，骨髓培养阳性率高达 90%，较血培养为高。

同时，其他值得注意的器官病变包括：①胆囊：胆汁是伤寒杆菌的良好培养基，伤寒杆菌可在其中大量繁殖，但多无明显病变或仅有轻微炎症。值得注意的是患者病愈后，细菌仍可在胆汁中存活，并由肠道向外排出，成为带菌者，有的甚至可为终身带菌，成为重要的传染源，胆道排菌也可成为患者复发的原因。②心脏、肾脏：可出现较重的变性，严重者可出现中毒性心肌炎等病症；③皮肤：患者病后第 2 周躯干部位的皮肤可出现淡红色小斑丘疹称玫瑰疹，指压褪色，2～4 天内消失，为细菌栓塞引起血管扩张和灶性炎所致。

（2）副伤寒的典型病理特征：根据致病菌的不同可分为甲、乙、丙三种类型副伤寒，其中成人以甲型副伤寒居多，儿童以乙、丙型副伤寒为主。副伤寒病理变化大致与伤寒相同。主要为全身单核吞噬细胞系统的炎性增生反应，此病变镜检的最显著特征是以巨噬细胞为主的细胞浸润，巨噬细胞内可见被吞噬的淋巴细胞、红细胞、伤寒杆菌及坏死组织碎屑，称为"伤寒细胞"，是本病的特征性病变。若伤寒细胞聚积成团，则称为"伤寒结节"。主要病变部位在回肠下段的集合淋巴结和孤立淋巴滤泡。胃肠炎型患者的肠道病变显著而广泛，且多侵及结肠。丙型副伤寒的肠道病变不明显，肠壁可无溃疡形成，但体内其他脏器常有局限性化脓病变，可见于关节、软骨、胸膜和心包等处。

2. 重要鉴别疾病病理特征

（1）疟疾：疟疾的病理变化主要由单核 - 巨噬细胞增生所致。在脾内大量吞噬细胞吞噬含原虫的红细胞及被原虫破坏的红细胞碎片与疟色素，因而患者脾肿大，肿大的脾脏质硬、包膜厚；切面充血，马氏小体不明显。显微镜下可见大量含疟原虫的红细胞及疟色素；反复发作者网状组织纤维化，因而病愈后脾肿不能缩小。肝脏轻度肿大，肝细胞混浊肿胀与变性。Kupffer 细胞大量增生，内含疟原虫及疟色素。恶性疟疾时红细胞大量破坏，发生 DIC，可出现溶血性黄疸。凶险发作可致脑组织充血、水肿；大脑白质内散在出血点、充血。显微镜下毛细血管充血，内含大量染疟原虫的红细胞及不含虫而聚集的红细胞。还可见环形出血灶、Durcl 肉芽肿、局灶性脱鞘和退行性病变。其他器官如骨髓、肾、胃肠、肺、心、肾上腺等亦有不同程度的吞噬细胞增生，并可见吞噬有含疟原虫的红细胞和疟色素，毛细血管内有含疟原虫的红细胞。

（2）钩端螺旋体病：基本病理变化属于出血性炎，病变主要累及全身毛细血管，引起不同程度的血液循环障碍、出血以及器官实质细胞的变性、坏死和功能衰竭。肺主要表现为肺出血，病灶呈点状或斑片状，重者双肺弥漫性出血。肉眼观，两肺体积增大，质量增加，切面实变，极似凝血块。镜下，肺泡壁毛细血管高度充血，肺泡腔内有大量红细胞及少量浆液。肝脏的病变以黄疸出血型最为明显，表现为肝脏肿大、质软、色黄。镜下见肝细胞水肿、脂肪变性及肝小叶内灶性坏死、肝细胞索断裂、Kupffer 细胞增生、肝细胞内胆汁淤积、小胆管和毛细胆管内胆栓形成。肾：镜下主要见肾小管上皮细胞变性坏死；肾间质充血出血、水肿，淋巴、单核细胞浸润。可在肾间质、肾小管上皮细胞及管腔内找见钩体。心脏体积增大，心内膜、心外膜可见出血点，心肌细胞水肿，偶见灶性坏死、间质充血水肿及炎细胞浸润。横纹肌以腓肠肌和膈肌病变最明显，可见肌纤维肿胀变性，甚至肌浆溶解。此外，脑膜及脑实质可见充血出血及神经细胞变性等；也可见到由迟发型超敏反应引起的并发症，如巩膜表层炎、球后神经炎、虹膜睫状体炎等眼部疾病及闭塞性脑动脉炎。

四、临床检验与病理检查的临床应用

（一）病原学检测的临床应用

病原学检测是伤寒和副伤寒的诊断标准，根据病程的进展，采集相应部位的临床样本进行细菌培养，第 1 周取外周血，第 2 周起取粪便，第 3 周起可取尿液，发病初期至全程均可取骨髓液，尤其应在抗菌药物应用前采集临床样本送检。培养并鉴定为伤寒沙门菌或副伤寒沙门菌，即可明确诊断。

同时需要进行体外药敏试验，根据体外药敏试验结果，选用敏感的抗菌药物进行治疗。

（二）其他检测项目的临床应用

因细菌培养的阳性检出率非 100%，部分培养阴性的疑似伤寒或副伤寒患者，可参考其他检验项目，并结合临床表现作出诊断。

1. 血常规　伤寒或副伤寒患者外周血 WBC 多偏低，NEU% 减少，与病毒性感染较难区别。

2. 血清学试验

（1）肥达试验：O 抗体效价≥1∶80，H 抗体效价≥1∶160，结合临床表现，可以作为临床诊断。

（2）伤寒或副伤寒抗体：仅 IgM 抗体阳性提示伤寒（副伤寒）急性期；IgM 和 IgG 均阳性提示感染处于中期；仅 IgG 阳性提示可能疾病复发、重新感染、曾经感染或接受过预防接种；IgM 及 IgG 均阴性提示可能未感染伤寒或副伤寒。

（三）病理检查的临床应用

伤寒主要表现为单核吞噬细胞系统中的巨噬细胞增生，并活跃吞噬伤寒杆菌、受损的淋巴细胞、红细胞及坏死的细胞碎屑，该细胞被称为伤寒细胞。伤寒细胞染色淡，核圆形或肾形，常偏于细胞体一侧，吞噬能力强。这些细胞常聚集成团，形成小结节被称为伤寒肉芽肿或伤寒小结，具有一定的病理诊断价值。

肠道病变不一定与临床症状的严重程度成正比。伴有严重毒血症者，尤其是婴儿，其肠道病变可能不明显；反之，毒血症状轻微或缺如的患者却可突然发生肠出血与肠穿孔。伤寒肠道病变可分为 4 个时期：髓样肿胀期、坏死期、溃疡期、愈合期。由于临床上早期使用抗生素，目前临床上很难见到上述四期的典型病变。

此外，肠系膜淋巴结、肝、脾及骨髓由于巨噬细胞的增生活跃而致相应器官的肿大。镜检可见伤寒肉芽肿和灶性坏死。心肌纤维可有颗粒变性，甚至坏死；肾小管上皮可发生浊肿；皮肤也可出现淡红色的小丘疹（玫瑰疹）。大多数伤寒患者胆囊无明显病变，但伤寒杆菌可在胆汁中大量繁殖。即使患者临床痊愈后，细菌仍可在胆汁中生存，并通过胆汁由肠道排出，在一定时期内仍是带菌者，有时患者甚至可成为慢性带菌者或终身带菌者。伤寒和副伤寒常见合并症为肠出血、肠穿孔、支气管肺炎等并发症，亦是伤寒患者死亡的主要原因。其他有急性伤寒性胆囊炎、肠麻痹、肝脾肿大、心肌炎、腹壁肌肉 Zenker 变性、急性支气管炎、脑膜炎、肾炎、睾丸炎、关节炎和骨炎等。

五、临床案例

【病史摘要】　患者，女性，20 岁。

主诉：发热 1 周。

现病史：患者 1 周前无明显诱因出现畏寒、寒战，最高体温 37.8℃，伴腹部不适，稀便 2 次，量中等，无黏液脓血，无明显腹痛及里急后重。伴咽干，自认为感冒，查血常规示白细胞减低（未见报告），考虑呼吸道感染，予头孢呋辛静脉滴注 2 天，最高体温至 40℃，为进一步诊治来门诊。自发病以来，有头痛、乏力、轻度肌肉关节酸痛，食欲减退，轻度腹胀，恶心呕吐 1 次，无大汗，无鼻塞流涕，无尿频尿急尿痛，无明显体重减轻。

既往史及个人史：学生，夏季来诊，发病前无发热和腹泻患者接触史，无不洁饮食和饮生水史，无生奶饮用史，无动物接触史，半个月前由河南来京，否认伤寒、副伤寒疫苗接种史。既往体健。

体格检查：T 39.7℃，P 90 次 /min，R 20 次 /min，BP 90/60mmHg。神清，表情淡漠，反应迟钝，巩膜轻度黄染，全身浅表淋巴结未触及肿大。咽充血，双肺听诊呼吸音粗，未闻及干湿啰音，心界不大，心率 90 次 /min，心律齐，各瓣膜区未闻及病理性杂音。腹稍膨隆，肠鸣音 5 次 /min，右下腹轻压痛，无反跳痛和肌紧张，肝脏肋下可触及，脾脏肋下可触及 1cm，质软，墨菲征阴性，双肾区无叩痛。病理征阴性。

辅助检查：血常规：白细胞 $2.6×10^9/L$，中性粒细胞百分比 70%，嗜酸性粒细胞百分比 0%，Hb 110g/L，血小板 $70×10^9/L$；CRP 179mg/L，ESR 28mm/h；PCT 4.74ng/ml；尿常规：潜血（+），蛋白（++），尿胆原（+），RBC 150 个/HP（高倍镜视野），WBC 3 个/HP；生化：ALT 356IU/L，AST 301IU/L，GGT 602U/L，乳酸脱氢酶（LDH）600U/L，TBil 43.1μmol/L，DBil 28.1μmol/L，肾功能正常；布鲁氏菌凝集试验阴性；外斐反应阴性；肥达反应：O 抗体阴性，H 抗体效价 1：80（半定量，参考值 1：160）；甲、乙副伤寒抗原检查：阴性；腹部彩超：肝轻度增大，脾大（4.9cm×16.8cm）。

【问题1】 根据以上病例资料及初步检查结果，该患者的可能诊断是什么？需要与哪些疾病进行鉴别诊断？

思考：结合患者症状、流行病学史，及血常规白细胞偏低，该患者的可能诊断为伤寒。

解析：患者有发热，初期有毒血症状，伴有轻度呼吸道症状和明显的消化道症状，呈稽留热，血常规白细胞偏低，需考虑伤寒或副伤寒。需除外肺部感染及其他肠道感染。还需要鉴别的疾病：斑疹伤寒，布鲁氏菌病，粟粒性肺结核，钩端螺旋体病，革兰氏阴性杆菌败血症，人粒细胞无形体病，病毒感染，疟疾，淋巴瘤。

【问题2】 下一步需要进行哪些检查以帮助诊断？

思考：结合患者症状、流行病学史以及血常规白细胞偏低，需首先考虑伤寒、副伤寒的诊断。

解析：完善血培养，复查肥达反应。

【问题3】 根据目前临床症状体征及检验检查结果可以做出伤寒诊断吗？

解析：①根据临床表现（患者发热 1 周伴消化道症状、表情淡漠、反应迟钝、相对缓脉、肝脾大）、检验结果（白细胞及血小板降低、嗜酸性粒细胞消失）和肥达反应结果（H 抗体效价为 1：80），可以考虑诊断为伤寒临床诊断病例。②确诊要根据血培养阳性结果。

（高　燕　赵　虎　崔晓宾）

第二节　细菌性肠道感染

一、临床概论

（一）疾病概述

细菌性肠道感染是指由细菌引起的、以腹泻为主要表现的一组常见肠道传染病。一般呈急性病程，可伴有脱水和电解质紊乱。临床表现以胃肠道症状为主。常见的肠道感染病原菌有志贺菌、沙门菌、弧菌、致病性大肠埃希菌、艰难梭状芽孢杆菌（简称艰难梭菌）、小肠结肠炎耶尔森菌和弯曲菌等。常见细菌性肠道感染疾病包括细菌性痢疾、霍乱和肠炎。

细菌性痢疾简称菌痢，是由志贺菌引起的肠道传染病。其主要病理变化为直肠、乙状结肠的炎症与溃疡，主要临床表现为腹痛、腹泻、排黏液脓血便以及里急后重等，可伴有发热及全身毒血症状，严重者可出现感染性休克和中毒性脑炎。由于志贺菌各组及其血清型之间无交叉免疫，且病后免疫力不持久，故可反复感染。一般为急性，少数迁延成慢性。

霍乱是由霍乱弧菌引起的肠道传染病，以急性起病的剧烈腹泻、呕吐，以及由此引起的脱水、电解质和酸碱失衡、循环衰竭等症状为特征。该病发病急、传播快，是亚洲、非洲和拉丁美洲等不发达地区腹泻的重要原因，属国际检疫传染病。在我国，霍乱属于甲类传染病。

致病性大肠埃希菌和艰难梭菌等肠道病原菌可引起出血性肠炎或假膜性小肠结肠炎等肠道感染疾病。因病原菌的不同，临床症状不尽相同。主要临床表现为腹痛、腹泻，不同肠道病原菌引起的肠道感染，其粪便性状不同，可为稀便、水样便、黏液便或脓血便。艰难梭菌引起的假膜性小肠结肠炎，粪便样本中可检出假膜。

（二）病原学和流行病学

1. 志贺菌 属于肠杆菌科志贺菌属，该菌为革兰氏阴性菌，有菌毛，无鞭毛、荚膜及芽孢，无动力，兼性厌氧，但最适宜于需氧成长。根据生化反应和 O 抗原不同，分 4 个血清群，即痢疾志贺菌、福氏志贺菌、鲍氏志贺菌和宋氏志贺菌，也称为 A、B、C 和 D 群。我国以福氏和宋氏志贺菌占优势。志贺菌仅存在于患者和带菌者的粪便中，抵抗力弱，加热至 60℃、10 分钟可被杀灭，对酸和一般消毒剂敏感。在粪便中数小时内死亡，但在污染的瓜果蔬菜上可存活 1～2 周。志贺菌所有菌株都能产生内毒素，内毒素是引起全身炎症反应，如发热、毒血症及休克的重要因素。外毒素又称志贺毒素，有肠毒性、神经毒性和细胞毒性，分别导致相应的临床症状。

传染源包括急、慢性菌痢患者和带菌者。非典型患者、慢性菌痢患者及无症状带菌者由于症状不典型而容易误诊和漏诊，因此在流行病学中具有重要意义。本病主要经粪 - 口途径传播。此外，还可通过生活接触传播。人群普遍易感，病后可获得一定的免疫力，但持续时间短，不同菌群及血清型之间没有交叉保护免疫，易反复感染。菌痢主要发生在发展中国家，尤其是医疗条件差且水源不安全的地区。我国目前菌痢的发病率仍显著高于发达国家，但总体发病率有逐年下降的趋势。各地菌痢发生率差异不大，有明显的夏秋季节高发特点。

2. 弧菌属 共有 36 个种，部分具有致病性，其中以霍乱弧菌和副溶血性弧菌最为重要。

（1）霍乱弧菌：霍乱弧菌为革兰氏阴性菌，兼性厌氧，呈弧状或逗点状，有菌毛，无芽孢，菌体一端有单鞭毛，运动非常活泼。粪便直接涂片镜检，可见其排列如鱼群状。该菌耐碱不耐酸，在 pH 8.8～9.0 的碱性蛋白胨或碱性琼脂培养基中生长良好。霍乱弧菌有耐热的 O 抗原和不耐热的 H 抗原。O 抗原具有群特异性和型特异性。根据 O 抗原不同分为 200 余种血清群，其中 O1 和 O139 血清群可引起霍乱。非 O1/O139 血清群可引起胃肠炎。根据表型差异，O1 群又可分为古典生物型和埃尔托生物型两型。霍乱弧菌对热、干燥和一般消毒剂敏感，煮沸 1～2 分钟可灭活。不耐酸，在胃酸中仅能存活数分钟。但在自然环境中（如河水、海水等）可存活较长时间。感染霍乱后，机体可获得持久免疫力，但 O1 和 O139 无交叉免疫作用。传染源主要是霍乱患者和带菌者，传播途径主要是污染的水源和食物。其中经水传播是最主要的传播途径。人群普遍易感，本病多流行于夏秋季节，7～10 月份为流行高峰，其中沿海一带为主要流行区域。

（2）副溶血性弧菌：副溶血性弧菌是一种嗜盐性革兰氏阴性弧菌，兼性厌氧，无芽孢，有一根单鞭毛，运动活泼。在含有 3% NaCl 的培养基中最适合生长，无盐不能生长。该菌有 O 抗原（菌体抗原）、H 抗原（鞭毛抗原）和 K 抗原（荚膜抗原）三种抗原，其中 O 抗原和 K 抗原可用于血清学分型和分群。本菌不耐热，不耐酸，对一般消毒剂敏感；对低温和高浓度氯化钠抵抗力强。副溶血性弧菌为我国沿海地区细菌性食物中毒的首要食源性致病菌。该菌通常存在于海水和海产品中（如鱼、虾、贝类等），传播途径为经食物传播，人因生食或食用未煮熟的海产品而感染。我国沿海地区为该菌感染的高发区，夏秋季为好发季节，以 5～11 月份为发病高峰期。普通人群普遍易感，各年龄组均可发病。

3. 致病性大肠埃希菌 致病性大肠埃希菌属于肠杆菌科埃希菌属。该菌为革兰氏阴性菌，无芽孢，大多有鞭毛，有动力，兼性厌氧。该菌有 O、H 和 K 三种抗原，为血清学分型依据。该菌体对理化因素抵抗力强，在水和土壤中可存活数月，低温下可长期存活，对酸有较强抵抗力，对高温和一般消毒剂敏感，加热至 75℃以上 1 分钟可被杀灭。按照其毒力因子、致病机制及流行病学特点可分 5 个致病型：肠产毒性大肠埃希菌（ETEC）、肠致病性大肠埃希菌（EPEC）、肠出血性大肠埃希菌（EHEC）、肠侵袭性大肠埃希菌（EIEC）和肠集聚性大肠埃希菌（EAEC）。其主要传播途径为粪 - 口途径，也可通过直接接触传播。传染源主要包括患者和带菌者。人群普遍易感，无交叉免疫作用。世界各地广泛存在本菌感染，全年均有发生，其中 5～6 月份为发病高峰。各年龄段均可发病，以婴幼儿多见。

4. 艰难梭菌 艰难梭菌属于梭状芽孢杆菌属，为革兰氏阳性杆菌，专性厌氧，有芽孢，分离培养困难。艰难梭菌为人体正常肠道菌群，婴幼儿带菌率较高，其次是儿童和成人。致病性艰难梭菌能产外毒素，包括肠毒素（A 毒素）和细胞毒素（B 毒素），是人类假膜性小肠结肠炎和抗生素相关性腹泻的主要病原菌。艰难梭菌广泛分布于自然环境中，如土壤、水、一些动物及人的粪便等。传播途径分为内源性（大量应用抗菌药物导致内源性的肠道菌群失调，而耐药的产毒型艰难梭菌大量繁殖）和外源性（粪 - 口途径）。外源性传染源为艰难梭菌感染的患者和带菌者。

5. 空肠弯曲菌　空肠弯曲菌属于弯曲菌属，呈弧状或 S 形的革兰氏阴性杆菌，无芽孢，有单鞭毛，运动活泼。该菌培养条件苛刻，微需氧，25℃不生长，42℃生长较好。空肠弯曲菌具有 O、H 和 K 三种抗原，根据 O 抗原，可分为 45 种以上血清型。该菌对理化因素抵抗力弱，对干燥、高温、阳光直射和一般消毒剂等均敏感，56℃、5 分钟即可杀灭。空肠弯曲菌感染是食源性人畜共患病，传染源为动物，该菌广泛存在于家畜、家禽及各种野生动物的肠道。传播途径主要是粪 - 口途径，通过污染的水、牛奶、食物或与动物直接接触传播。在发展中国家，弯曲菌是婴幼儿感染性腹泻最常见的致病菌，世界卫生组织已将该病列为最常见的食源性传染病之一。该菌人群普遍易感，但以儿童和青少年发病率较高，全年均可发病，夏秋季节为感染高峰。

6. 小肠结肠炎耶尔森菌　属于肠杆菌科耶尔森菌属，为革兰氏阴性杆菌，无芽孢，无鞭毛，兼性厌氧。该菌可在 4~43℃生长，可产生热稳定性肠毒素，121℃、30 分钟仍不能被破坏。对高温、干燥和一般消毒剂敏感，耐酸耐碱。该菌广泛分布于自然环境中，包括土壤、水、人类、动物及食物，在温带和寒冷地带发病率较高。主要传播途径为粪 - 口途径传播，通过摄入被污染的食物或水感染。

（三）发病机制

细菌感染性腹泻的发病机制主要有以下两大类：

1. 分泌性腹泻　病原菌进入肠道后，并不侵入肠上皮细胞，仅在小肠内繁殖，黏附于肠黏膜，释放肠毒素，与肠黏膜表面的受体结合，刺激肠黏膜分泌过多的水和钠离子到肠腔，当分泌量超过吸收能力时可导致腹泻。艰难梭菌、霍乱弧菌、非 O1/O139 霍乱弧菌及产毒性大肠埃希菌等均可引起分泌性腹泻。

2. 侵袭性腹泻　细菌通过菌毛等直接侵入肠黏膜上皮细胞，生长繁殖并分泌外毒素，导致细胞合成蛋白障碍，造成细胞的功能障碍和黏膜的坏死、溃疡以及炎性渗出，肠内渗透压升高，从而使电解质、溶质和水的吸收发生障碍，并产生前列腺素，进而刺激分泌，增加肠的动力，引起腹泻。脓血便为其特征表现。空肠弯曲菌、副溶血性弧菌、志贺菌、侵袭性大肠埃希菌及肠出血性大肠埃希菌等可引起侵袭性腹泻。

菌痢和霍乱在临床中是最具有代表性的肠道感染性疾病，其具体发病机制如下：志贺菌经口进入，通过胃酸屏障，然后侵袭和生长在结肠黏膜上皮细胞，经基底膜进入固有层，并在其中繁殖、释放毒素，引起炎症反应和小血管循环障碍。炎症介质的释放使志贺菌进一步侵入并加重炎症反应，导致肠黏膜炎症、坏死和溃疡，由黏液、细胞碎屑、中性粒细胞、渗出液和血液形成黏液脓血便，内毒素引起感染性休克、DIC 及重要脏器功能衰竭。外毒素是由志贺菌志贺毒素基因编码的蛋白，它能不可逆地抑制蛋白质合成，从而导致上皮细胞损伤，可引起出血性结肠炎和溶血尿毒综合征。

霍乱弧菌经胃抵达肠道后，通过鞭毛运动以及弧菌产生的蛋白酶作用，穿过肠黏膜上的黏液层，黏附于小肠上段的肠黏膜上皮细胞刷状缘。霍乱弧菌在小肠的碱性、富含营养素和胆盐的环境中迅速繁殖，并产生外毒素性质的霍乱肠毒素。它是引起霍乱症状的主要因素，抑制肠绒毛细胞对钠的吸收，以致出现大量水分和电解质聚集在肠腔，形成本病特征性的剧烈水样腹泻，还能促使肠黏膜杯状细胞分泌黏液增加，使腹泻水样便中含大量黏液。此外，腹泻导致的失水，使胆汁分泌减少，因而腹泻出的粪便可呈米泔水样。

（四）临床表现

1. 细菌性痢疾　潜伏期一般为 1~4 天，短者数小时，长者可达数天。

（1）急性菌痢：根据毒血症及肠道症状轻重，可分为 4 种类型：

1）普通型：起病急，有畏寒、发热，体温可达 39℃以上，伴头痛、乏力、食欲减退，并出现腹痛、腹泻，初起多为稀水样便，1～2 天后转为黏液脓血便，每天排便 10 余次至数十次，便量少，有时为脓血便，此时里急后重明显，常伴肠鸣音亢进，左下腹压痛，自然病程为 1～2 周，多数可自行恢复，少数转为慢性。

2）轻型 / 非典型：全身毒血症状轻微，可无发热或仅低热。表现为急性腹泻，每天排便，10 次以内，稀便有黏液，无脓血，有轻微腹痛及左下腹压痛，里急后重较轻或缺如。1 周左右可自愈，少数转为慢性。

3）重型：多见于老年体弱、营养不良患者，急性发热，腹泻每天 30 次以上，为稀水脓血便，偶尔排出片状假膜，甚至大便失禁，腹痛，里急后重明显，后期可出现严重腹胀及中毒性肠麻痹。常伴呕吐，严重失水可引起外周循环衰竭。部分以中毒性休克为突出表现者，则体温不升，常有酸中毒和水、电解质平衡失调，少数患者可出现心、肾功能不全。

4）中毒性菌痢：以 2～7 岁儿童为多见，成人偶有发生。起病急骤，突起畏寒、高热，病势凶险，全身中毒症状严重，可有嗜睡、昏迷及抽搐。迅速发生循环和呼吸衰竭。临床以严重毒血症状、休克和中毒性脑病为主，而局部肠道症状很轻或缺如。开始时可无腹痛及腹泻症状，但发病 24 小时内可出现痢疾样粪便。按照临床表现可分为 3 型：①休克型（周围循环衰竭型）：较为常见，以感染性休克为主要表现；②脑型：中枢神经系统症状为主要临床表现，此型较为严重，病死率高；③混合型：此型兼有休克型和脑型的表现，病情最为凶险，病死率很高。

（2）慢性菌痢：菌痢反复发作或迁延不愈达 2 个月以上者，即为慢性菌痢。根据临床表现可分为 3 型：慢性迁延型，急性发作型和慢性隐匿型。

2. 霍乱　霍乱的潜伏期 1～3 天。多为突然发病，典型病程分为以下三期：

（1）泻吐期

1）腹泻：是发病的首要症状，其特点是无臭味，无里急后重，多数不伴腹痛，排便后自觉轻快感。起初粪便含有粪质成分，后为黄色水样便或米泔水样便，有肠道出血者排出洗肉水样便，无粪臭。大便量多次频，每天可达数十次，甚至排便失禁。

2）呕吐：一般发生在腹泻后，可呈喷射状，稍有恶心。呕吐物初为胃内容物，后为水样，严重者可呕吐米泔水样液体，轻者可无呕吐。

（2）脱水期：频繁的腹泻和呕吐使患者迅速出现脱水、电解质紊乱和代谢性酸中毒，严重者出现循环衰竭、急性肾功能障碍。此期一般持续数小时至 2～3 天。

1）脱水：可出现皮肤干皱、无弹性，声音嘶哑，并可见眼眶下陷，两颊深凹，神志淡漠或神志不清的霍乱面容，患者极度无力，尿量明显减少或无尿。

2）肌肉痉挛：由于泻吐使钠盐大量丢失，低钠可引起腓肠肌和腹直肌痉挛，表现为痉挛部位疼痛，肌肉呈强直状态。

3）低血钾：频繁的泻吐使钾盐大量丢失，低血钾可引起肌张力减低、腱反射消失、鼓肠甚至心律失常。

4）尿毒症和酸中毒：临床表现为呼吸增快，还可有意识障碍，如嗜睡、感觉迟钝甚至昏迷。

5）循环衰竭：是严重失水所致的低血容量性休克。出现四肢厥冷，脉搏细速甚至不能触及，血压下降或不能测出。继而由于脑部供血不足，脑缺氧而出现意识障碍，开始为烦躁不安，继而呆滞、嗜睡甚至昏迷。

（3）恢复期：腹泻停止，脱水纠正后，症状逐渐消失，体温、脉搏、血压恢复正常。少数患者可有反应性低热，可能是循环改善后肠毒素吸收增加所致，一般持续 1～3 天后自行消退。

3. 其他细菌性肠道感染　细菌性肠道感染的潜伏期数小时至数天。多急性起病，少数起病较缓慢。临床表现轻重不一，以胃肠道症状最为突出，出现食欲缺乏、恶心、呕吐、腹泻、腹痛和腹胀，可伴里急后重。每日腹泻次数可多至十几、二十多次，甚至不计其数，粪便呈水样便、黏液便、脓血便，分泌性腹泻一般不出现腹痛，侵袭性腹泻多出现腹痛。常伴畏寒、发热、乏力、头晕等表现，病情严重者,因大量丢失水分引起脱水、电解质紊乱,甚至休克。病程为数天至1～2周,常为自限性,少数可复发。

不同细菌引起的肠道感染临床表现不同,其中主要的临床类型如下:

(1)肠出血性大肠埃希菌性肠炎:病前多有食用生或半生肉类、生乳等不洁饮食史。急性起病,轻者水样泻,典型者突然出现剧烈腹痛、水样便,数天后出现血性便,低热或不发热,严重者伴有剧烈腹痛、高热和血便,可致死亡,病死率达5%～10%。

(2)艰难梭菌性假膜性小肠结肠炎:艰难梭菌为假膜性小肠结肠炎最常见的病原菌,是医院感染性腹泻的主要病因,与患者使用大量抗生素后引起肠道菌群紊乱、高龄或有其他基础疾病有关。大多数表现为轻到中度水样腹泻、发热、下腹或全腹痉挛性疼痛。严重者也可见脓血便,血便少见,严重的并发症有脱水、低蛋白血症、电解质紊乱、肠麻痹和肠穿孔,其病死率为2%～5%,老年人和衰弱者病死率可达10%～20%。

(3)空肠弯曲菌性肠炎:病前多有接触感染动物或食用可疑污染的食物或水,潜伏期一般3～5天,患者病情轻重不一,部分患者为无症状带菌者,大多数患者表现为胃肠炎,表现为发热、腹痛、腹泻和黏液脓血便。病程多在一周内缓解,但少数可持续数周,反复发作。

(4)旅游者腹泻:出国旅游者中报告的最主要感染性疾病,肠产毒性大肠埃希菌是最主要的病原菌,其他还包括肠集聚性大肠埃希菌、志贺菌、沙门菌、弯曲菌、耶尔森菌及非霍乱弧菌等。通常该病起病较急,部分患者症状较轻,重者可出现明显腹泻症状,并伴有腹痛、恶心、呕吐和发热等症状。

(5)小肠结肠炎耶尔森菌性肠炎:本菌在寒冷地区较为常见,故有人称之为“冰箱病”。随着生活水平的提高,目前暴发流行少见,主要为散发。婴幼儿及儿童以胃肠炎为主,成人以肠炎为主。该病起病急,主要表现为发热、腹痛和腹泻等症状,病程多为3～5天,粪便为水样、带黏液,可有脓血便。该病多属于自限性疾病,但可引发自身免疫性并发症的多种肠外表现,如结节性红斑、反应性关节炎等。

(五)并发症

细菌性肠道感染的并发症包括菌血症、溶血尿毒综合征、反应性关节炎和Reiter综合征等。

二、诊断和鉴别诊断

(一)诊断

1.诊断标准

(1)细菌性痢疾

1)疑似病例:腹泻,有脓血便、黏液便、水样便或稀便,伴有里急后重症状,尚未确定其他原因引起的腹泻者。

2)临床诊断病例:同时具备流行病学史、临床表现和便常规变化,并排除其他原因引起之腹泻。

3)确诊病例:具备病原学检查阳性结果的临床诊断病例。

(2)霍乱

1)确诊依据:有下列情况之一者,为确诊病例:①有腹泻、呕吐等临床症状,粪便、呕吐物或肛拭子细菌培养到霍乱弧菌;②粪便培养检出霍乱弧菌前后5天内有腹泻症状者。

2)临床诊断依据:①有轻、中、重型霍乱的临床表现,并在其日常生活用品或家居环境中检出霍乱弧菌;②在一起确认的霍乱暴发疫情中,暴露人群中具备霍乱的临床表现者。

3)带菌者:无霍乱临床表现,但粪便、呕吐物或肛拭子细菌培养到霍乱弧菌。

(3)其他细菌性肠道感染:根据流行病学资料,包括发病季节、地区、年龄,有无不洁饮食史、集体发病史、动物接触史、疫水接触史及抗生素使用史、手术史,结合发病症状、体征、病程及腹泻次数、性状等考虑可能的病原菌。确诊有赖于粪便病原菌的分离培养及特异性检查。

2.诊断流程(图3-2)

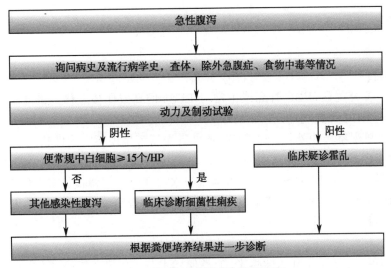

图 3-2　细菌性肠道感染诊断流程

（二）鉴别诊断

1. 细菌性痢疾

（1）急性菌痢与急性阿米巴痢疾，以及其他细菌性肠道感染，如肠侵袭性大肠埃希菌、空肠弯曲菌以及产气单胞菌等细菌引起的肠道感染症状相似，不易鉴别。其鉴别诊断依据为粪便培养检出明确的病原菌。同时急性菌痢还需与细菌性胃肠型食物中毒进行鉴别，后者常有进食同一食物集体发病病史，粪便镜检通常白细胞不超过 5 个 /HP，确诊有赖于从可疑食物及患者呕吐物、粪便中检出同一细菌或毒素。

（2）休克型中毒性菌痢需要与其他细菌引起的感染性休克相鉴别，脑型中毒性菌痢需与流行性乙型脑炎等相鉴别。

（3）慢性菌痢需与直肠癌、结肠癌、慢性血吸虫病及溃疡性结肠炎等疾病进行鉴别。

2. 霍乱

（1）细菌性食物中毒：主要病原菌包括副溶血性弧菌、金黄色葡萄球菌、变形杆菌、蜡样芽孢杆菌等，由于细菌在食物中繁殖产生毒素，人进食污染上述细菌的食物后发病。起病急骤，有食用海产品或不洁饮食史，潜伏期短，常先吐后泻，排便前往往有肠鸣、阵发性腹部剧痛，粪便为黄色水样便，偶带脓血。收集患者粪便、呕吐物或可疑食物可检出相应的病原菌。

（2）急性细菌性痢疾：由志贺菌侵袭肠黏膜，引起肠黏膜炎症及溃疡，并排出炎性渗出物。临床表现以发热、腹痛、腹泻、里急后重、黏液脓血便为主要特征，有全身中毒症状。急性中毒性细菌性痢疾可出现高热，伴中枢神经系统症状如嗜睡、昏迷或抽搐等，从粪便或肛拭子等标本中检出志贺菌可确诊。

（3）致病性大肠埃希菌性肠炎：肠产毒性大肠埃希菌性肠炎，有发热、恶心呕吐及腹部绞痛，黄色水样便或稀水样便，无脓血便，严重腹泻者亦可产生重度脱水；肠致病性大肠埃希菌性肠炎，主要症状为腹泻，粪便为黄色或黄绿色蛋花汤样，量较多，常有特殊腥臭味，重者可有脱水及全身症状。粪便培养均可获得相应的致病性大肠埃希菌。

（4）病毒性腹泻：常见病原体为轮状病毒和诺如病毒，轮状病毒感染多见于婴幼儿，诺如病毒感染成人多见，好发于秋冬季。可呈流行性，部分患者可伴有上呼吸道症状及发热，中毒症状轻，常为自限性，粪便稀软或黄色水样。确诊依据为轮状病毒或诺如病毒分离培养或抗原检测阳性。

3. 细菌性肠道感染应与病毒、真菌、寄生虫等病原体引起的其他肠道感染疾病鉴别，还需与非感染性肠道疾病，如溃疡性结肠炎、克罗恩病、结直肠肿瘤及功能性腹泻相鉴别。

三、临床检验与病理特征

（一）临床检验项目

1．一般检查项目

（1）血常规：患者外周血 WBC 升高或正常，NEU% 增高或伴核左移。霍乱因腹泻大量失水，可出现外周血 WBC 和 RBC 计数均增高。

（2）粪常规：肉眼观察粪便外观，不同细菌感染后粪便可呈现不同的性状。霍乱弧菌感染多为米泔水样便；侵袭性肠道病原菌（空肠弯曲菌、志贺菌、部分致病性大肠埃希菌）感染多表现为黏液脓血便；部分致病性大肠埃希菌和艰难梭菌感染可呈现为水样便。粪便镜检见多个红细胞和大量脓细胞，或 WBC≥15 个 /HP，有助于诊断急性细菌性痢疾。粪常规检查简单易行，临床实用价值大。

2．特殊检查项目

（1）粪便镜检

1）粪便涂片染色：如怀疑霍乱弧菌感染，取粪便样本革兰氏染色镜检，可见革兰氏阴性稍弯曲的弧菌，呈鱼群样排列。弯曲菌则可见革兰氏阴性呈弧形、S 形、"海鸥展翅形"或螺旋形的小杆菌。

2）动力试验和制动试验：霍乱弧菌或弯曲菌感染，应用新鲜粪便做悬滴或暗视野显微镜检查。对于霍乱弧菌，可见特征性鱼群样运动的弧菌即动力试验阳性，而制动试验则可用于判断霍乱弧菌为 O1 或 O139 群。弯曲菌粪便悬滴检查则可见特征性急速运动的螺旋形细菌。

（2）粪便培养：细菌培养是确诊细菌性肠道感染的重要依据，但一般培养阳性率较低。在应用抗菌药物前取材，取新鲜粪便的黏液或脓血部分，及时和连续多次送检，可提高阳性培养率。

1）致病性大肠埃希菌：确诊主要依赖于粪便培养、血清学分型及毒素检测。

2）志贺菌：粪便培养出志贺菌可确诊，同时应做血清学试验分型鉴定。

3）霍乱弧菌 / 副溶血性弧菌等：对于所有怀疑弧菌感染患者的粪便，除做镜检外，均应行粪便增菌培养、分离培养及血清学分群鉴定。

4）空肠弯曲菌：粪便培养为确诊弯曲菌的金标准。

5）艰难梭菌：粪便培养为艰难梭菌最灵敏的检测方法，但不能区分菌株是否产生毒素，可作为艰难梭菌筛查的有效方法之一，需进一步结合谷氨酸脱氢酶（GDH）和艰难梭菌毒素等检测明确诊断。

6）其他肠道病原菌：主要包括沙门菌和小肠结肠炎耶尔森菌等。可以通过对患者的呕吐物、排泄物及进食的可疑食物进行细菌培养，如获得相同病原菌有助于临床确诊。

（3）免疫学检查

1）致病性大肠埃希菌：致病性大肠埃希菌初步分离鉴定后，需进一步行血清学玻片凝集试验用于致病性大肠埃希菌血清型分型；其中 ETEC 和 EHEC 两种致病性大肠埃希菌还需通过免疫学方法检测大肠埃希菌毒素。①肠产毒性大肠埃希菌（ETEC）：血清学试验采用 O、K 多价血清进行玻片凝集试验，确定血清型。目前认为 H 抗原与致病性无关。②肠出血性大肠埃希菌（EHEC）：血清学试验采用大肠埃希菌 O157：H7 诊断血清进行玻片凝集试验。可通过酶免疫分析法（EIA）检测其产生的志贺毒素。③肠集聚性大肠埃希菌（EAEC）：血清学凝集试验分型时，先用多价血清凝集，阳性者再用单价血清进一步鉴定。④肠侵袭性大肠埃希菌（EIEC）：可通过初步生化鉴定结果，挑取可疑菌落，用 EIEC 的两个多价 O 血清做玻片凝集试验，阳性者，再用 O 单价血清做进一步鉴定。⑤肠致病性大肠埃希菌（EPEC）：确定为大肠埃希菌后，应先用 O、K 多价血清凝集，若阳性，再用 O、K 单价血清进一步确定血清型。

2）志贺菌：①血清学试验：志贺菌含有 O 抗原和 K 抗原，其中 O 抗原是血清学分型依据，可将志贺菌分 4 个血清群和 40 余个血清型。分离培养初步鉴定志贺菌感染后，应行血清学鉴定。首先应用志贺菌属 4 种多价血清做玻片凝集，再进一步用因子血清定群和分型。②酶联免疫吸附试验（ELISA）：检查志贺菌特异性抗原具有早期、快速、特异性强的优点，对痢疾早期诊断具有一定帮助，但由于粪便中抗原成分复杂，易出现较高的假阳性。

3）霍乱弧菌/副溶血性弧菌等：①霍乱弧菌：霍乱弧菌分离培养后，对可疑菌落应采用 O1 群多价血清和 O139 群诊断血清做玻片凝集试验分群。其中 O1 群霍乱弧菌还需进一步行血清分型和生物分型：A. O1 群凝集试验阴性，则用 O139 群诊断血清或单克隆抗体进行玻片凝集试验。B. O1 群有三个血清型（小川型、稻叶型和彦岛型），针对 O1 群玻片凝集试验阳性，应继续用 O1 单价血清做凝集试验进一步鉴定。C. O1 群生物分型分为古典生物型和 El-Tor 生物型。可根据噬菌体Ⅳ/Ⅴ裂解试验、多黏菌素 B 敏感试验、鸡红细胞凝集试验、V-P 试验和绵羊红细胞溶血试验分型。D. 霍乱弧菌免疫学检查目前应用较多的是霍乱弧菌胶体金快速检查法，用于检查 O1 群和 O139 群霍乱弧菌的抗原成分。②副溶血性弧菌：副溶血性弧菌有三种抗原，即 O 抗原（菌体抗原）、K 抗原（荚膜抗原）及 H 抗原（鞭毛抗原），临床应用抗 O 血清玻片凝集试验分群，抗 K 血清玻片凝集试验用于分型。

4）空肠弯曲菌：①血清学试验：血清分型目前常用的方法为热稳定抗原为基础的 Penner 分型法和热不稳定的 Lior 分型法。②血清学检查：主要检测患者血清中的 IgM 抗体。一般在发病数日后即可呈现阳性反应，需采集双份血清检测，效价增高 4 倍及以上者可作为诊断依据。③乳胶凝集试验：直接检测粪便和培养物中的弯曲菌抗原，能快速有效诊断弯曲菌感染，敏感性和特异性高，适用于临床常规鉴定弯曲菌属。抗原检测常用于临床诊断，抗体检测多用于流行病学调查。

5）艰难梭菌：临床应用较多的是应用酶免疫分析法（EIA）检测谷氨酸脱氢酶（GDH）和艰难梭菌毒素 A/B。① GDH 检测：GDH 是所有艰难梭菌都高水平表达的代谢酶，包括产毒株和非产毒株，所以当 GDH 检测阳性时需联合毒素检测方法。GDH 检测具有较高灵敏度，但特异性不高，不能识别艰难梭菌产毒株和非产毒株，可作为检测艰难梭菌的一种高度敏感的初筛试验。②毒素酶免疫检测（EIA）：通过 EIA 技术直接检测粪便标本中的艰难梭菌毒素 A/B，能区分艰难梭菌产毒株和非产毒株。具有特异性高、操作简便等特点，但敏感度较低，不能单独用于艰难梭菌感染的实验室诊断。③细胞毒性试验（CCTA）：即细胞毒性中和试验（CCNA），用于直接检测粪便标本中的艰难梭菌毒素。CCTA 特异性强、敏感度高，但操作繁琐、耗时长，不适用于常规临床检测。④产毒素培养（TC）：用于检测艰难梭菌菌株的产毒素能力，敏感度高，特异性强，但操作繁琐，不适用于临床常规检查，可用于流行病学检测，通常作为评价其他检测方法的参考标准。

目前实验室多采用两步法或三步法进行艰难梭菌感染诊断：①两步法：联合检测 GDH 和毒素 EIA 试验，结果一致阳性，可诊断为艰难梭菌感染；若 GDH 阳性，毒素 EIA 试验阴性，则使用细胞毒素中和试验、产毒素培养或毒素基因核酸扩增试验（NAATs）确诊。②三步法：首先应用 GDH 试验初筛，GDH 阴性可直接排除艰难梭菌感染；GDH 阳性则进行毒素酶免疫分析法（EIA）试验，若结果一致，则可诊断为艰难梭菌感染；若两者结果不一致，则使用细胞毒性试验、产毒素培养或毒素基因核酸扩增试验进行确诊。

6）其他肠道病原菌：①肠炎/鼠伤寒/猪霍乱沙门菌：临床样本分离的菌株若初步鉴定符合，则应行血清学鉴定，通过抗 O 血清、抗 H 血清行血清凝集试验分群鉴定；②小肠结肠炎耶尔森菌：小肠结肠炎耶尔森菌 O 抗原近 60 种，K 抗原 6 种，H 抗原 19 种，血清分型主要靠 O 抗原。引起人类腹泻的血清型主要是 O9，其次为 O3、O4、O5 和 O8。需通过抗 O 血清进行玻片凝集试验血清分型。

（4）分子生物学检查：用于临床实验室诊断细菌性肠道病原菌感染的分子生物学检测方法主要是基于 PCR 技术的方法。

1）荧光定量 PCR：①致病性大肠埃希菌：应用 PCR 技术分别检测 EHEC 的 O157、H7 特异性基因、志贺毒素 *Stx1/Stx2* 基因、溶血素 *hlyAB* 基因、黏附因子 *eae* 基因等；EIEC 的侵袭基因如 *ipaH* 基因；ETEC 的肠毒素 *LT/ST* 基因；EPEC 的 *eae* 基因等。②志贺菌：PCR 可直接检查粪便中志贺菌特异性基因，具有灵敏度高、特异性强、快速简便等特点。③霍乱弧菌/副溶血性弧菌：针对霍乱弧菌，可检测霍乱弧菌毒素基因亚单位（*ctxA*）和毒素协同菌毛基因（*tcpA*）来鉴别霍乱弧菌和非霍乱弧菌以及其生物型，该方法特异性和灵敏度均较高。副溶血性弧菌可通过荧光定量 PCR 检测副溶血性弧菌耐热直接溶血素(TDH)和不耐热溶血素(TLH)的靶基因 *tdh*、*tlh* 基因。④空肠弯曲菌：可通过荧光定量 PCR 等检测弯曲菌的 *flaA* 基因、*ceuE* 基因、GTP 酶基因等，由于粪便中含有抑制 PCR 反应的物质，PCR 不适用于粪便样本的直接检测，可以对粪便或分离培养的纯菌落 DNA 进行抽提后检测。⑤艰难梭菌：可采用 NAATs 法(核酸扩增试验)检测粪便样本中艰难梭菌的毒素基因。该方法具有快速、灵敏度和特异性高等特点。⑥其他肠道病原菌：临床可利用 PCR 技术平台针对小肠结肠炎耶尔森菌的 *ail*、*ystA*、*ystB*、*yadA* 等毒力基因及沙门菌属的相关基因片段进行检测以快速鉴定病原菌，协助临床早期诊断治疗。

2) 多重 PCR 检测：目前 FDA 批准的商品化多重 PCR 肠道病原菌检测试剂盒可检测粪便样本中的细菌、病毒和寄生虫等多种病原体感染。

3) 高通量测序：能够同时对上百万甚至数十亿个 DNA 片段进行测序。可对临床难培养或难鉴定病原菌鉴定到种属水平。高通量测序的通量高，敏感性高，尤其适用于临床出现的疑难菌、不常见菌、新发现的病原菌，以及未认识的病原菌的检测。对临床肠道感染性腹泻患者，部分分离培养复杂或鉴定困难的肠道病原菌可通过高通量测序技术平台进行快速鉴定。

4) 基因芯片：可通过对病原菌选择相应的靶基因(如选择细菌核糖体基因和特异性基因)进行鉴定。芯片技术在反应动力学、反应速度、检测敏感性、稳定性以及自动化程度方面都有较大的优越性。临床腹泻患者的快速检测与诊断是目前研究热点之一。对于临床难培养与鉴定的肠道病原菌感染，可通过应用基因芯片技术平台对肠道病原菌的特异基因和毒力基因等进行快速、大规模筛查，为菌种鉴定、基因分型、快速检测、鉴定致病菌与非致病菌等提供高效快捷的技术手段。

（二）临床病理特征

1. 细菌性痢疾和霍乱的临床病理学特征

（1）细菌性痢疾的临床病理学特征：菌痢的病理变化主要发生在大肠，尤以乙状结肠和直肠为重，病变严重者可波及整个结肠甚至回肠下段，很少累及肠道以外的组织。根据肠道病变特征、全身变化及临床经过的不同，菌痢分为以下三种。

1) 急性细菌性痢疾：病变开始为结肠卡他性炎，继而表现为纤维素性炎。镜下结肠黏膜充血、水肿，有中性粒细胞浸润，黏液分泌增多，并有点状出血。进一步发展，黏膜上皮坏死，并有大量的纤维性渗出，由坏死脱落的上皮细胞、纤维素、中性粒细胞和痢疾杆菌互相混合，形成一层称为假膜的灰白色糠皮样物覆盖于黏膜表面，假膜可因出血或胆汁着色而呈暗红或灰绿色，假膜下组织仍有充血、水肿和中性粒细胞浸润。约在病后 1 周左右，部分假膜可溶解、脱落，形成大小不等的溃疡。溃疡小而浅，极少引起大出血。炎症消退后，溃疡由周围组织再生修复。临床上由于毒血症可有发热、头痛、乏力、食欲减退和外周血白细胞增高；因肠蠕动亢进可引起阵发性腹痛、腹泻等症状；由于直肠受炎症刺激，导致里急后重，排便次数频繁，随着炎症的变化，最初可为稀便，以后为黏液脓血便。自然病程 1~2 周，经适当治疗，多痊愈。少数可转为慢性菌痢。

2) 中毒性细菌性痢疾：起病急，肠道病变不明显但有严重的全身中毒症状。发病之初发生中毒性休克或呼吸衰竭。本型多见于 2~7 岁儿童。常由志贺菌属中毒力较低的福氏或宋氏志贺菌引起。肠道病变一般较轻，主要为黏液分泌亢进，黏膜充血、水肿，有多少不等的中性粒细胞浸润。有时肠壁集合淋巴滤泡和孤立淋巴滤泡增生肿大，而呈滤泡性肠炎的变化。临床上常无明显的腹痛、腹泻及脓血便。

3) 慢性细菌性痢疾：病程超过 2 个月以上。多由急性转变而来，其中由福氏菌感染转慢性者为多。慢性菌痢病程迁延，肠道病变时轻时重，新旧并存。常见慢性溃疡，溃疡边缘不规则，周围黏膜常过度增生形成息肉。溃疡多深达肌层，底部高低不平，有肉芽组织和瘢痕形成。因肠壁反复受损，纤维组织大量增生，使肠壁增厚，严重者可造成肠腔狭窄。临床上有不同程度的肠道症状，如腹痛、腹胀、腹泻或腹泻便秘交替出现，大便经常带有黏液和少量脓血。在急性发作时如同急性痢疾，大便细菌培养时阴时阳，有少数患者可无明显症状和体征，但大便培养持续阳性，成为慢性带菌者和传染源。

（2）霍乱的临床病理学特征：霍乱病程中形成的病理改变常甚轻微，仅表现为杯状细胞中黏液的明显减少、肠腺和微绒毛轻度扩张以及黏膜固有层轻度水肿。患者死后病理解剖所见，主要为严重脱水现象，尸体迅速僵硬，皮肤发绀，手指皱缩，皮下组织及肌肉极度干瘪。胃肠道的浆膜层干燥，色深红，肠内充满米泔水样液体，偶见血水样物，肠黏膜发炎松弛，但无溃疡形成，偶有出血。淋巴滤泡显著肿大，胆囊内充满黏稠胆汁。心、肝、脾等脏器多见缩小。肾脏无炎性变化，肾小球及间质的毛细血管扩张，肾小管上皮有浊肿变性及坏死。其他内脏及组织亦可有出血及变性等变化。

2. 重要鉴别疾病病理特征

（1）细菌性痢疾的鉴别疾病病理特征：轻型或非典型痢疾与多种腹泻性疾病极易混淆，不易鉴别。中毒性痢疾则应与夏秋季中枢神经系统感染或其他病因所致的休克相鉴别。

1）急性阿米巴痢疾：肠阿米巴病多发于盲肠或阑尾，也易累及乙状结肠和升结肠。肠阿米巴病急性期，滋养体侵入黏膜下层，形成口小底大的烧瓶样溃疡，溃疡间的黏膜正常或稍有充血水肿，这与细菌引起的弥漫性炎症病灶不同。除重症外，肠阿米巴病原发病灶仅局限于黏膜层。镜下可见组织坏死伴少量的炎症细胞，以淋巴细胞和浆细胞浸润为主，中性粒细胞极少见。急性病例由于滋养体可突破黏膜肌层，引起液化坏死灶，形成的溃疡可深及肌层，引起大片黏膜脱落。"阿米巴瘤"是结肠黏膜对阿米巴刺激的增生反应，主要是组织肉芽肿伴慢性炎症和纤维化。仅 1%～5% 的患者伴有"阿米巴瘤"，临床需与肿瘤进行鉴别诊断。

2）急性出血性坏死性肠炎：是与 C 型产气荚膜芽孢杆菌感染有关的一种急性肠炎，病变主要在小肠，以肠壁出血坏死为特征，又称肠坏死。大便镜检以红细胞为主，白细胞较少。大便培养志贺菌阴性。

3）流行性乙型脑炎：中毒性菌痢与乙脑在发病季节、年龄及临床表现（如突然高热、惊厥、昏迷）等方面很相似。但中毒性细菌性痢疾病势更凶险，病程早期甚至在热后几小时即可出现休克和 / 或呼吸衰竭，用盐水灌肠后镜检灌肠液可见大量脓细胞和红细胞。而乙型脑炎病情发展相对略缓，常在热后数日出现昏迷或呼吸衰竭，可有脑膜刺激症状，脑脊液检查有阳性发现。

4）溃疡性结肠炎：该病是主要累及直肠和结肠的肠道炎症疾病，慢性期与细菌性痢疾临床表现相似。肠镜检查显示肠黏膜充血、水肿及溃疡形成，松脆易出血，这与慢性细菌性痢疾肠黏膜肥厚的表现不同。溃疡性结肠炎粪便细菌培养阴性，抗菌治疗无效。早期病变较浅，主要累及黏膜层，呈均匀和连续分布。初期，黏膜水肿、充血伴点状出血，进而形成椭圆形表浅的小溃疡，融合后形成广泛而不规则的大片溃疡。晚期，残余黏膜组织增生形成细长、有蒂的多发性息肉状隆起，称假息肉。镜下，早期隐窝上皮变性坏死，中性粒细胞侵及腺腔内形成隐窝脓肿，固有膜内大量中性粒细胞、淋巴细胞和浆细胞浸润。随病变进展，黏膜出现广泛糜烂和片状溃疡，溃疡底部见急性血管炎，血管壁纤维素样坏死。病程较长者损伤与修复呈交替进行，溃疡底部肉芽组织增生，继而纤维化和瘢痕形成，溃疡周边黏膜腺体增生，杯状细胞减少，形成多个大小不等的息肉样突起，腺上皮可出现异型增生，成为癌变的基础。

（2）霍乱的鉴别疾病病理特征：霍乱需与多种引起急性腹泻的疾病相鉴别。

1）急性细菌性食物中毒：病理特点是炎症性（渗出性）肠炎及分泌性肠炎。沙门菌、副溶血性弧菌、变形杆菌等，能侵袭肠黏膜上皮细胞，引起黏膜充血、水肿、上皮细胞变性、坏死、脱落并形成溃疡。侵袭性细菌性食物中毒的潜伏期较毒素引起者稍长，大便可见黏液和脓血。

2）肠阿米巴病：主要病变是组织的溶解性坏死，好发部位为盲肠、升结肠、直肠。急性期滋养体释放溶酶体酶、玻璃酸酶、蛋白水解酶等并依靠其伪足的机械活动，侵入肠黏膜，破坏组织形成小脓肿及烧杯状溃疡，造成广泛组织破坏可深达肌层，大滋养体随坏死物质及血液由肠道排出，呈现痢疾样症状。病损部位可见多个阿米巴滋养体，多聚集在溃疡的边缘部位。在慢性病变中，黏膜上皮增生，溃疡底部形成肉芽组织，溃疡周围见纤维组织增生肥大，形成肠阿米巴病。

3）急性细菌性痢疾：表现为黏膜充血水肿、黏液分泌亢进，中性粒细胞浸润，可有点状出血。随着病变发展，黏膜表层坏死，并有大量纤维素渗出，坏死组织与纤维素、炎症细胞、红细胞及细菌凝集成特征性的假膜。

四、临床检验与病理检查的临床应用

（一）病原学检测的临床应用

细菌培养是细菌性肠道感染诊断的金标准。当患者出现细菌性肠道感染的临床症状时，如脓血便，伴有畏寒发热、血象升高等，应采集粪便样本，进行肠道细菌的分离培养与鉴定。培养出肠道致病菌，包括志贺菌、致病弧菌、致病大肠埃希菌、空肠弯曲菌和艰难梭菌等，即可明确诊断。

志贺菌、弧菌和致病大肠埃希菌需进行血清凝集试验予以确认；艰难梭菌还需进行 A/B 毒素和 / 或 GDH 检测。

培养出肠道致病菌，同时需进行体外药敏试验。

（二）其他检测项目的临床应用

因细菌培养的阳性检出率非 100%，部分培养阴性的疑似细菌性肠道感染患者，可参考其他检验项目，并结合临床表现作出诊断。

1. 血常规　部分细菌性肠道感染患者，WBC 和 NEU% 可升高。但并非所有的细菌性肠道感染患者，都出现典型的细菌感染的全身表现和血象表现，如空肠弯曲菌和难辨梭菌引起的肠道感染。

2. 粪常规　粪便性状，尤其是镜检结果，可以辅助诊断细菌性肠道感染。米泔水样便提示霍乱弧菌感染；黏液脓血便提示侵袭性细菌（空肠弯曲菌、志贺菌、部分致病性大肠埃希菌）感染；部分致病性大肠埃希菌和艰难梭菌感染可呈现为水样便。粪便镜检见多个红细胞和大量脓细胞，或 WBC≥15 个 /HP，有助于诊断急性细菌性痢疾。

（三）病理检查的临床应用

1. 细菌性痢疾　急性菌痢的假膜一般呈灰白色，如果出血明显，则呈暗红色，如果受胆色素浸染，则呈灰绿色。大约 1 周左右，假膜开始脱落，形成大小不等、形状不一的"地图形"溃疡，溃疡多表浅。经适当治疗或病变趋向愈合时，肠黏膜渗出物和坏死组织逐渐被吸收、排出，经周围健康组织再生，缺损得以修复。急性菌痢临床表现与肠道的病变相对应，最初为稀便混有黏液，待肠内容物排尽后转为黏液脓血便。病程一般 1～2 周，经适当治疗，大多痊愈。中毒性菌痢肠道病变一般为卡他性炎，有时肠壁集合和孤立淋巴小结滤泡增生肿大，而呈滤泡性肠炎改变。慢性菌痢肠壁各层均有慢性炎症细胞浸润和纤维组织增生，乃至瘢痕形成，从而使肠壁不规则增厚，严重时可导致肠腔狭窄。

2. 霍乱　霍乱患者早期死亡后若进行尸体解剖，即使是重型病变也可不出现明显的病理变化，主要为脱水现象。尸僵出现早，往往在死后 1～2 小时内出现，并可维持 3～4 日。皮肤干但常出现很多紫红色斑点，心、肝、脾等脏器均见缩小。胃肠道的浆膜层干燥，小肠呈淡紫红色，特别是在小肠下部，肠袢有黏液丝粘连，肠系膜血管充血。肠腔内常充满米泔水样液体，内含多量剥脱的上皮细胞，偶见血水样物。小肠黏膜肿胀、充血、松弛，其表面覆盖有灰色糠秕状薄膜，主要位于十二指肠、空肠及回肠。大肠上部的个别肠段亦可有肿胀和充血。肝的改变不明显，胆囊伸长，含有黏稠混浊之胆汁，其黏膜可见肿胀。肾肿大，肾小球及间质毛细血管扩张，肾小管上皮有浊肿、变性及坏死，死于尿毒症者更为明显。

五、临床案例

【病史摘要】　患者，男性，32 岁。

主诉：发热伴腹泻脓血便 2 天。

现病史：患者 2 天前无明显诱因出现发热，为间断低热，最高体温 38.4℃，伴左下腹隐痛和腹泻，初为黄色稀水样便，后为黏液脓血便，每日约 10 余次，量不多，有里急后重感，无恶心、呕吐，无咽痛、咳嗽，自服感冒退热药和盐酸小檗碱无好转。发病以来，精神差，进食少，体重稍下降，小便正常。

既往史及个人史：2 天前外地出差，当地卫生条件较差，多次外出进餐，有可疑不洁饮食史。平素体健，无慢性腹泻史，无药物过敏史，否认疫水接触史。

体格检查：T 38.0℃，P 90 次 /min，R 21 次 /min，BP 110/60mmHg。急性病容，神清，全身皮肤未见皮疹及出血点，弹性可，浅表淋巴结未触及肿大，颈软，巩膜无黄染，双肺呼吸音清，未闻及干湿啰音，心率 90 次 /min，律齐，各瓣膜区未闻及病理性杂音，腹软，左下腹轻压痛，无反跳痛、肌紧张，腹部无包块，肝脾肋下未触及，移动性浊音阴性，肠鸣音约 6 次 /min。

实验室检查：血常规：WBC $12.4×10^9$/L，NEU% 88%，LYM% 12%，Hb 122g/L，PLT $180×10^9$/L；便常规：黏液脓血便，WBC 多数 /HP，RBC 3～5 个 /HP，可见巨噬细胞。

【**问题 1**】　根据以上病例资料及初步检查结果，该患者的可能诊断是什么？需要与哪些疾病进行鉴别诊断？

思考：本例患者可能的诊断为急性细菌性痢疾，需与急性阿米巴痢疾、其他细菌性胃肠道感染、细菌性胃肠型食物中毒等疾病相鉴别。

解析：急性细菌性痢疾需与以下疾病相鉴别：

（1）急性阿米巴痢疾：常起病缓慢，多不发热，少有毒血症状，腹痛轻，无里急后重，腹泻每天数次，多为右下腹压痛；大便检查便量多，暗红色果酱样便，腥臭味浓，镜检白细胞少，红细胞多，可找到溶组织内阿米巴滋养体。

（2）其他细菌性胃肠道感染：如肠侵袭性大肠埃希菌、空肠弯曲菌以及产气单胞菌等细菌引起的肠道感染也可出现痢疾样症状，鉴别有赖于大便培养检出不同的病原菌。

（3）细菌性胃肠型食物中毒：因进食被沙门菌、金黄色葡萄球菌、副溶血性弧菌、大肠埃希菌等病原菌或它们产生的毒素污染的食物引起。有进食同一食物集体发病病史，大便镜检通常白细胞不超过 5 个 /HP。确诊有赖于从可疑食物及患者呕吐物、粪便中检出同一细菌或毒素。

（4）其他：急性菌痢还需与急性肠套叠或急性出血性坏死性肠炎相鉴别。

【**问题 2**】　接下来患者应如何处理？

思考：该患者可能为急性细菌性痢疾，属乙类法定传染病，应做好床边隔离，加隔离标记，防止患者间相互接触，防止交叉感染。患者自己专用食具和便器，其排泄物、呕吐物均须彻底消毒后排放。

解析：该患者应收住院，入住消化道隔离病房。如确诊，需 6 小时内进行疫情上报。

【**问题 3**】　何时能出院并解除隔离？

解析：患者应隔离至消化道症状消失，大便培养连续 2 次阴性。

（高　燕　赵　虎　崔晓宾）

第三节　血流感染

一、临床概论

（一）疾病概述

血流感染是指病原微生物侵入血液循环并生长繁殖，产生大量毒素和代谢产物引起严重毒血症状的全身感染。血流感染按照发生地点可分为社区获得性血流感染和医院内血流感染，由血管内导管装置置入引起的导管相关性血流感染是主要的医院内血流感染。

（二）病原学和流行病学

1. 革兰氏阳性球菌　主要是葡萄球菌、肠球菌和链球菌。最常见的是金黄色葡萄球菌，尤其是耐甲氧西林金黄色葡萄球菌、凝固酶阴性的葡萄球菌。肺炎链球菌可引起免疫缺陷者及老年人发生血流感染，B 组溶血性链球菌可引起婴幼儿血流感染。

2. 革兰氏阴性杆菌　常见的是肠杆菌科细菌，包括埃希菌属、肠杆菌属、克雷伯菌属、流感嗜血杆菌,非发酵菌包括假单胞菌属、不动杆菌属和嗜麦芽窄食单胞菌等。近年来,产超广谱 β 内酰胺酶的大肠埃希菌、耐碳青霉烯酶的肺炎克雷伯菌、多重耐药或泛耐药的铜绿假单胞菌、产气杆菌、阴沟肠杆菌等所导致的血流感染有增加趋势。

3. 厌氧菌 主要为脆弱拟杆菌和梭状芽孢杆菌,其次为消化链球菌及产气荚膜杆菌等。

4. 其他细菌 单核细胞增多性李斯特菌和腐生葡萄球菌等致病力低的细菌所致血流感染也有报道。近年来,需氧菌与厌氧菌、革兰氏阴性菌与革兰氏阳性菌以及多种细菌混合感染的病例逐渐增加。在同一份血液样本或 3 天内从同一患者不同血液样本内培养分离出两种或两种以上致病菌称为复数菌血流感染。

（三）发病机制

病原菌从不同途径进入血流循环后是否引起血流感染取决于人体的免疫功能、细菌种类、数量及其毒力等多种因素。

1. 宿主因素 机体免疫功能缺陷或下降是血流感染的重要诱因。病原菌侵入健康人群血流后,常表现为短暂的菌血症。细菌可被防御系统迅速消灭,不会出现明显症状。当防御功能缺陷或降低时,包括局部或全身屏障功能丧失等均易诱发血流感染。皮肤外伤、黏膜屏障结构破坏,是革兰氏阳性细菌血流感染的主要诱因;各种原因导致的中性粒细胞缺乏,尤其中性粒细胞低于 $5 \times 10^9/L$ 时脓毒血症发生率明显增高;细胞毒药物、放射治疗、广谱抗菌药物、肾上腺皮质激素及免疫抑制剂的广泛应用,重大的器官手术,气管插管、气管切开、人工呼吸机的应用,静脉导管、保留尿管、内镜检查和插管造影等均可使局部防御屏障或全身防御功能破坏,有利于病原菌侵入血流。严重外伤、烧伤、糖尿病、结缔组织病、肝硬化、尿毒症和慢性肺疾病等也是血流感染的诱因。同时存在两种或两种以上诱因,发生血流感染的危险性明显增加。

2. 病原菌因素 革兰氏阳性菌生长过程中可分泌针对机体靶细胞有毒性作用的蛋白质,如外毒素;金黄色葡萄球菌可产生释放多种酶和外毒素。革兰氏阴性杆菌产生的内毒素能损伤心肌和血管内皮细胞,激活补体和激肽系统、凝血与纤溶系统或交感 - 肾上腺皮质系统,并可激活各种血细胞和内皮细胞,产生多种细胞因子以及炎症介质等,导致微循环障碍、感染性休克、DIC 或多器官功能障碍综合征（MODS）。

（四）临床表现

1. 血流感染的临床表现

（1）毒血症状:常有寒战、高热,多为弛张热和间歇热,少数为稽留热、不规则热,伴全身不适、头痛、肌肉及关节疼痛、乏力、脉搏和呼吸加快等。也可有恶心、呕吐、腹胀、腹泻、腹痛等胃肠道症状。严重的血流感染可出现中毒性脑病、感染性心内膜炎、肠麻痹、感染中毒性休克及 DIC 等。皮疹以瘀点最为常见,多分布于躯干、四肢、口腔黏膜及眼结膜等处,数量少。也可为荨麻疹、猩红热样皮疹、脓疱疹、烫伤样皮疹和瘀斑等,以球菌所致多见。

（2）关节损害:多见于革兰氏阳性球菌和产碱杆菌血流感染,主要表现为膝关节等大关节红肿、疼痛、活动受限,少数有关节腔积液和积脓。

（3）肝脾肿大:常仅为轻度肿大,并发中毒性肝炎或肝脓肿时肝脏可显著增大,伴压痛,可有黄疸。

（4）原发病灶:常见的原发病灶为毛囊炎、痈或脓肿等,以及皮肤烧伤、压疮、呼吸道、泌尿道、胆道、消化道和生殖系统感染等。

（5）迁徙性病灶:多见于病程较长的革兰氏阳性菌和厌氧菌血流感染。常见的转移病灶有皮下脓肿、肺脓肿、骨髓炎、关节炎及心包炎等。少数可发生急性或亚急性心内膜炎。近年报道的高毒力高黏型肺炎克雷伯菌血流感染常导致肝脓肿、眼内炎、脑脓肿等迁徙病灶。

2. 常见细菌血流感染临床特点

（1）革兰氏阳性细菌感染:主要表现为发病急、寒战、高热,呈弛张热或稽留热型。多形性皮疹、脓点常见,也可有脓疱疮表现;部分病例伴有大关节红肿疼痛;迁徙性病灶常见于腰背、四肢、肺脓肿及肺部炎症,以及肝脓肿、骨髓炎等;有心脏瓣膜病或其他基础病的老年人易并发感染性心内膜炎;感染性休克较少见。

(2)革兰氏阴性杆菌感染:患者病前一般情况常较差,多有严重原发疾病,或伴有影响免疫功能的药物干预。中毒症状明显,可出现心动过速、血管阻力下降、心脏射血分数降低、管壁通透性增加而发生感染性休克。休克发生率高、发生早、持续时间长,临床上常以寒战开始,间歇发热,体温可不升或低于正常。

(3)厌氧菌感染:厌氧菌入侵途径以胃肠道及女性生殖系统为主,其次为压疮与坏疽。常表现为发热,可出现黄疸、脓毒性血栓静脉炎以及转移性化脓病灶。病情轻重不一,重者可呈暴发型,部分出现MODS。

(五)并发症

血流感染可以并发肾功能衰竭、中毒性心肌炎、中毒性脑炎、肝损害、肠麻痹和急性呼吸窘迫综合征。革兰氏阳性细菌血流感染可并发多处脓肿及化脓性脑膜炎、心包炎、心内膜炎等。革兰氏阴性杆菌血流感染可并发感染性休克和DIC。

二、诊断和鉴别诊断

(一)诊断

1. 诊断标准　急性高热患者白细胞及中性粒细胞绝对值明显增高,不限于某一系统感染时应考虑血流感染的可能。新近出现的皮肤、黏膜感染或创伤,有挤压疖痈史,局部症状加重伴高热、寒战及全身中毒症状者;或尿路、胆道、呼吸道及局部感染,经有效抗菌药物治疗不能控制者;或急性高热、寒战,或有严重基础疾病、血管植入物或静脉导管出现发热,但是原有疾病不能解释者,均应考虑血流感染。血培养阳性是确诊的依据。

2. 诊断流程(图3-3)

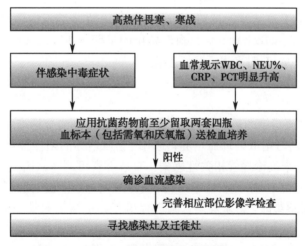

图3-3　血流感染诊断流程

(二)鉴别诊断

应与成人斯蒂尔病、伤寒、粟粒性结核病、病毒感染、风湿热和淋巴瘤等疾病相鉴别。

三、临床检验与病理特征

(一)临床检验项目

1. 一般检查项目

(1)血常规:外周血WBC增高,一般为(10~30)×10⁹/L;中性粒细胞比例升高,中性粒细胞百分比往往＞75%。如果感染严重，出现毒血症，可出现明显的核左移及细胞内中毒性颗粒和中毒性空泡，而嗜酸性粒细胞数量减少或消失。部分机体免疫功能较差的患者及少数革兰氏阴性杆菌（如伤寒沙门菌）感染者，WBC 可正常或偏低，但 NEU% 仍相对增高。

（2）血沉：细菌性血流感染患者血沉一般会增快。

（3）尿常规：细菌性血流感染早期尿常规检测可正常。随着病情进展，部分患者可出现反应性蛋白尿，尿中可见蛋白或少量管型。

（4）炎症相关指标

1）降钙素原（PCT）：是一种急性时相反应蛋白，PCT 在细菌感染早期 2～3 小时即可升高，感染后 12～24 小时达高峰，感染消失后可恢复正常，其水平能反映感染性疾病的活动程度，与病情严重程度呈正相关。PCT 的升高与细菌感染密切相关，当发生系统性感染、慢性炎症或脓毒血症时，患者外周血 PCT 水平会迅速升高。PCT 是目前临床常用且指导意义较大的细菌感染性标志物，是脓毒症的诊断指标之一。与传统炎症标志物相比，具有可用于早期诊断，灵敏度、特异度较高，检测快速和准确的特点。PCT 对严重细菌感染的早期诊断、判断病情严重程度和预后、评价抗感染疗效、指导抗菌药物应用等方面具有较高的临床价值。

2）C 反应蛋白（CRP）：是急性时相反应蛋白之一，是一个敏感的炎症指标，常于感染初发 6～8 小时开始升高，24～48 小时达高峰，比正常值高几百倍甚至上千倍，升高幅度与感染或炎症严重程度呈正相关。CRP 检测快速、简便，不受年龄、性别、贫血等影响。细菌感染时，血清 CRP 可呈中等至较高程度升高，80% 患者 CRP＞100mg/L，CRP 水平与感染范围和程度有一定相关性：当 CRP 水平为 10～99mg/L 多提示局灶性或浅表性感染；≥100mg/L 多提示脓毒症或侵袭性感染。细菌性血流感染早期即可出现 CRP 水平的明显升高，但 CRP 对重症感染及血流感染的预测价值不如 PCT，CRP 与 PCT 联合检测可提高血流感染早期诊断的敏感性和特异性。

3）白介素 6（IL-6）：是炎症免疫反应中重要的细胞因子之一，在急性感染时血清中可检测到 IL-6 明显升高。但 IL-6 用来鉴别感染和非感染的特异性不如 PCT 和 CRP。细菌感染后 IL-6 水平迅速升高，可在 2 小时达高峰，其升高水平与感染严重程度一致。在炎症反应中，IL-6 的升高早于 CRP 和 PCT，而且持续时间长，因此可用于辅助急性血流感染的早期诊断。IL-6 也可用于评价感染严重程度和判断预后，当 IL-6＞1 000μg/L 时多提示预后不良。

2. 病原学检查

（1）细菌培养

1）血培养：是诊断血流感染的最重要依据，即诊断血流感染的金标准。怀疑导管相关性感染时，需留取导管标本血培养，同时留取外周血培养，利用两套血培养的阳性报警时间差（导管血阳性报警时间早于外周血＞2 小时）来确诊导管相关性感染。有条件者可同时做需氧、厌氧和真菌培养。

2）骨髓培养：骨髓培养较血培养阳性率高，持续时间长，且不受抗菌药物的影响。对血培养阴性者适用，尤其怀疑沙门菌感染时，必须采集骨髓进行培养。每次抽取骨髓至少 2ml 送培养或联合血培养，提高阳性率。

3）其他：血流感染伴有其他部位的感染，如累及胸腔、肠道、中枢神经系统等，可采集胸腔积液、腹腔积液、脑脊液、脓液或瘀点挤液等涂片和培养，也有一定的病原体诊断价值。静脉导管尖部等样本培养也有助于辅助诊断血流感染。

（2）体外药敏试验：分离出病原菌后应立即进行体外药物敏感试验，测定抑菌圈大小（K-B 法）或最低抑菌浓度（MIC），指导临床合理选用敏感的抗菌药物。

（3）分子生物学检查：目前应用于临床实验室的分子诊断技术主要有测序、荧光原位分子杂交、PCR、基因芯片和质谱检测技术等，分子诊断技术可快速诊断血流感染中的细菌或真菌的种属及耐药性，具有较高的敏感性和特异性。

（4）其他检查：如内毒素检测（鲎试验）。内毒素是革兰氏阴性菌细胞壁结构中的脂多糖，在菌体死亡裂解后释放出来,具有多种生物学效应,引起的血流感染是导致患者死亡的主要原因。通过细菌内毒素检测,即鲎试验(LLT)阳性可提示血清中存在内毒素,用于辅助诊断革兰氏阴性菌血流感染。该检测实际应用中特异性不高,但具有较高灵敏度和快速简便的特点,可协助临床早期诊断。

（二）临床病理特征

1. 血流感染的临床病理学特征　血流感染的病理学改变主要是重要脏器组织细胞变性,发生水肿、坏死和脂肪变性。毛细血管损伤造成皮肤和黏膜瘀点和皮疹。病原菌引起的迁徙性脓肿多见于肺、肝、骨、皮下组织等处,可并发心内膜炎、脑膜炎和骨髓炎等。单核-巨噬细胞增生活跃,肝脾大和/或淋巴结肿大。

2. 重要鉴别疾病病理特征

（1）成人斯蒂尔病（变应性亚败血症）：属变态反应性疾病。以发热、皮疹、关节痛、咽痛、淋巴结肿大和肝脾大为主要临床表现,白细胞总数增加,中性粒细胞百分比增高。皮损活组织病理检查显示真皮胶原纤维水肿,毛细血管周围中性粒细胞、淋巴细胞和浆细胞浸润。关节滑膜肥厚水肿、细胞增殖、血管增生、内皮细胞肿胀、淋巴细胞和浆细胞浸润,纤维蛋白沉积。浅表淋巴结示非特异慢性炎症。

（2）伤寒：临床上出现的发热、肝脾大、白细胞总数降低等特征常与某些革兰氏阴性杆菌败血症相混淆。但伤寒起病缓慢,多无寒战,有相对缓脉,中性粒细胞常减少,确诊有赖于病原菌的分离及肥达反应等。伤寒杆菌引起的炎症是以巨噬细胞增生为特征的急性增生性炎。增生活跃时巨噬细胞胞质内吞噬有伤寒杆菌、红细胞和细胞碎片等,而吞噬红细胞的作用尤为明显。这种巨噬细胞称为伤寒细胞,伤寒细胞常聚集成团,形成小结节称伤寒肉芽肿或伤寒小结,是伤寒的特征性病变,具有病理诊断价值。

四、临床检验与病理检查的临床应用

（一）病原学检测的临床应用

病原学检测是血流感染诊断的金标准。应在第一时间,尤其是抗菌药物使用前,采集双侧静脉血样本,进行血培养。血培养阳性（排除污染）即可明确诊断。

同时需要进行体外药敏试验,根据体外药敏试验结果,选用敏感的抗菌药物进行治疗。

（二）其他检测项目的临床应用

因血培养的阳性率较低,相当部分的血流感染患者血培养阴性,尤其是应用抗菌药物后采集的血样本,阳性检出率更低。故血流感染的病原学诊断需要参考其他炎症指标,并结合临床表现进行综合判断。

1. 血常规　外周血 WBC 和 NEU% 明显升高,可出现明显的核左移及细胞内中毒性颗粒和中毒性空泡。

2. 其他炎症指标

（1）PCT：PCT 对血流感染的早期诊断、判断病情严重程度和预后、评价抗感染疗效、指导抗菌药物应用等方面具有较高临床价值,是脓毒症的诊断指标之一,可用于血流感染的辅助诊断。目前脓毒症患者 PCT 的诊断界值水平为 >0.5ng/ml,严重脓毒症和脓毒性休克患者 PCT 波动在 5～500ng/ml,极少数严重感染患者血浆 PCT 水平超过 1 000ng/ml。

（2）内毒素检测（鲎试验）：鲎试验阳性提示革兰氏阴性细菌性血流感染。

（3）CRP 和 IL-6：CRP 和 IL-6 等炎症指标也可以提示细菌感染及其严重程度和预后。

（三）病理检查的临床应用

因致病菌种类、病程长短、有无原发病灶及迁徙病灶等而异。细菌毒素播散至全身,可引起各组织及脏器中毒性改变,细胞水肿、灶性坏死、脂肪变性及炎性细胞浸润。皮肤、黏膜、胸膜及心包等处可有出血点,亦可出现皮疹。病原菌本身可特别集中于某些组织,造成局部迁徙性病灶如脑膜炎、肺炎、心内膜炎、肝脓肿、脑脓肿及皮下软组织脓肿等。单核吞噬细胞系统增生活跃,肝脾常肿大。骨髓粒系增生。某些疾病（如血液病）由于免疫功能受抑制，发生败血症时炎症反应弱，病变常以充血、坏死为主。

五、临床案例

【病史摘要】 患者，男性，55岁。

主诉：寒战、高热，上腹部胀痛，尿色加深9天。

现病史：患者9天前无明显诱因出现发热，上腹部胀痛，尿色加深，伴畏寒、寒战，测体温38.5℃，自行口服布洛芬，体温可一过性降至正常，自觉上腹部及背部疼痛，无恶心、呕吐，无腹泻，就诊于当地医院。血常规：WBC 21.3×10⁹/L，NEU 19.27×10⁹/L，Hb 140g/L；生化：ALT 419U/L，TBil 90μmol/L。予头孢他啶静脉滴注3天，体温无好转。后改为头孢哌酮舒巴坦治疗，仍发热，体温波动在38～39.5℃，皮肤黄染加深，为诊治来院。患者自发病以来，有乏力，有肌肉酸痛，无咳嗽、咳痰，无头晕，无心悸，无胸闷、胸痛，无恶心、呕吐，尿色加深，呈豆油色，无尿量减少，无尿频尿急尿痛。

既往史及个人史：高血压病史10年，目前口服降压药，血压控制可，糖尿病病史15年，平素间断口服降糖药物，未规律监测血糖。慢性胆囊炎，间断有背痛发作。否认外伤史，否认结核病史。吸烟30年，每日约10支，饮酒史30年，折合酒精每日约90g。职业：职员，否认外地旅居史。

体格检查：T 38.5℃，P 92次/min，R 18次/min，BP 125/77mmHg。神清，颜面部可见毛细血管扩张，皮肤巩膜明显黄染，可见肝掌及蜘蛛痣，周身皮肤无出血点，无充血，双肺呼吸音清，未闻及干湿啰音，心率92次/min，律齐，未闻及病理性杂音，腹软，剑突下有压痛，无反跳痛及肌紧张，肝脾肋下未触及，墨菲征阴性，病理征阴性。

辅助检查：血常规：WBC 17.3×10⁹/L，NEU% 90.5%，Hb 140g/L，PLT 26×10⁹/L，外周血未见异常细胞，CRP＞200mg/L，PCT 9.98ng/ml；尿常规：蛋白阴性，尿糖（+）；便常规未查。超声示胆管扩张，胆囊水肿样改变。

【问题1】 如何判读该患者的血常规、感染指标、生化及腹部超声结果？

思考：患者的检查结果提示该患者可能存在细菌感染。

解析：患者的WBC、NEU%、PCT、CRP明显升高，提示该患者可能存在细菌感染；该患者ALT升高，TBil升高，超声示胆管扩张，胆囊水肿样改变，提示该患者为肝外梗阻性黄疸，需警惕胆道感染。老年人的梗阻性黄疸还需注意排除肿瘤等其他相关病因。此外，还应在采集病史和查体过程中注意排除其他感染性疾病的相关临床表现。

【问题2】 如何判读其他的检验和检查结果？

解析：该患者的血常规提示WBC升高，感染指标升高提示细菌感染可能很大，CRP和PCT升高可以考虑全身炎症反应综合征，并支持脓毒症的诊断。综合上述结果，本患者目前高度怀疑胆道系统的感染。需要强调，任何重要脏器的感染均可能伴有血流感染，确诊需血培养阳性结果的支持。

（高　燕　张艳梅　崔晓宾）

第四节　布鲁氏菌病

一、临床概论

（一）疾病概述

布鲁氏菌病又称波状热，是布鲁氏菌所引起的动物源性传染病。临床上以长期发热、多汗、乏力、关节疼痛、肝脾及淋巴结肿大为特点。

（二）病原学和流行病学

布鲁氏菌是一组球杆状的革兰氏阴性菌，没有鞭毛，不形成芽孢和荚膜。根据储存宿主、生化、代谢和免疫学差异分类,布鲁氏菌属分为19个生物型,包括马耳他布鲁氏菌(羊型)、流产布鲁氏菌(牛型)、狗布鲁氏菌、绵羊布鲁氏菌及林鼠布鲁氏菌等,其中前4种对人类致病,但其致病力有所差异。布鲁氏菌脂多糖在致病中起重要作用。该群对常用的物理消毒方法和化学消毒剂敏感,但在自然环境中生存能力较强,在乳及乳制品、皮毛中能长时间存活。在动物的分泌物、排泄物及死畜的脏器中能生存4个月左右,加热60℃和日光暴晒10~20分钟可杀死此菌。

该病为全球性疾病。在我国主要流行于西北、东北、青藏高原及内蒙古等牧区,我国主要以马耳他布鲁氏菌和流产布鲁氏菌为主要的病原体。

布鲁氏菌病的传播途径包括:①经皮肤及黏膜接触传播:直接接触病畜或其排泄物、阴道分泌物或娩出物,在饲养、挤奶、剪毛、屠宰以及加工皮毛、肉等过程中没有注意防护,可经受损的皮肤和眼结膜感染,也可因间接接触病畜污染的环境及物品而感染;②经消化道传播:食用含菌的乳类、水和食物而受染;③经呼吸道传播:病菌污染环境后形成气溶胶,可发生呼吸道感染。

目前已知有60多种家畜、家禽和野生动物是布鲁氏菌的宿主。与人类有关的传染源主要是羊、牛和猪,其次是犬、鹿、马和骆驼等动物。布鲁氏菌首先在同种动物间传播,造成带菌和发病,随后波及人类。人群普遍易感,病后可获较强免疫力。不同种群布鲁氏菌之间存在交叉免疫,因此再次感染者很少。疫区居民可因隐性感染而获免疫。

(三)发病机制

本菌致病机制复杂,细菌、毒素及变态反应均不同程度地参与疾病的发生和发展。布鲁氏菌侵入机体后,被中性粒细胞及巨噬细胞吞噬,随淋巴液到达淋巴结。细菌在胞内繁殖,形成局部感染灶。当细菌繁殖至一定数量后,导致吞噬细胞破裂,侵入血流,形成第一次菌血症。在血液里的细菌又被血流中的单核细胞再次吞噬,并随血流进入全身,在肝、脾、淋巴结、骨髓等处的单核吞噬细胞系统内繁殖,形成多发病灶。在机体各因素的作用下,病原菌释放出内毒素及菌体其他成分,可造成临床上的菌血症、毒血症及败血症。若机体免疫功能正常,病原菌可被细胞和体液免疫清除。但当免疫功能不全、感染菌量大、毒力强时,部分细菌会被吞噬细胞吞噬带入各组织器官形成新的感染灶。经过一段时间,感染灶的细菌生长繁殖再次入血,导致疾病复发,发展成为慢性感染。

此外,布鲁氏菌的致病过程也与该菌引起的Ⅳ型超敏反应引起的免疫损伤有关。

(四)临床表现

潜伏期一般1~3周,平均2周,也可长至数月甚至1年以上。

1. 亚临床感染 常发生于高危人群,血清学检测30%以上有高水平的抗布鲁氏菌抗体,不能追溯明确的临床感染史。

2. 急性和亚急性感染 该病多缓起,主要症状为发热、多汗、乏力、关节痛及睾丸肿痛等。发热多为不规则热,5%~20%出现典型的波浪热型,其特点为,发热2~3周后,间歇数天至2周发热再起,反复多次,故又称本病为波状热。多汗也为本病突出的症状之一,患者常于夜间和凌晨热退时大汗淋漓。关节痛常较剧烈,呈游走性,主要累及大关节。睾丸肿痛最具有特征性,占男性患者的20%~40%,为睾丸炎及附睾炎所致。肝、脾、淋巴结肿大常见,其他尚可有头痛、神经痛或皮疹等。

3. 慢性感染 可由急性期发展而来,也可无急性期病史而直接表现为慢性。本期表现更是多种多样,基本上可分两类:一类是全身性非特异性症状,类似神经官能症和慢性疲劳综合征;另一类是器质性损害,其中以骨骼肌肉系统最常见,如大关节损害和肌腱痉挛等。神经系统病变也较常见,如周围神经炎、脑膜炎等。泌尿生殖系统病变也可见到,如睾丸炎、附睾炎和卵巢炎的局灶性感染。

4. 局灶性感染 布鲁氏菌可以局限在几乎所有器官,最常见于骨、关节或中枢神经系统,表现为相应临床症状和体征。

5. 复发 抗菌治疗后约10%的患者出现复发。复发往往发生在初次治疗结束后3~6个月,与细菌的耐药性、细菌在细胞内的定植以及不规范治疗有关。

（五）并发症

1. 血液系统　可见贫血和血小板减少性紫癜，发生率为 1%～4%。

2. 眼睛　可见葡萄膜炎、神经炎、视神经乳头水肿及角膜损害，多见于慢性布鲁氏菌病。

3. 神经系统　发生率为 3%～5%，可见脑膜炎、脊髓炎、多发性神经根神经病。脑膜炎时脑脊液的变化类似结核性脑膜炎：脑脊液中淋巴细胞增多，蛋白质增多，葡萄糖轻度减少，细菌培养及抗体检测均可出现阳性。

4. 心血管系统　主要为心内膜炎，病死率较高。此外，偶可见心肌炎、心包炎和主动脉炎。

5. 其他　妊娠妇女罹患布鲁氏菌病，如不进行及时的抗菌治疗，可引起流产、早产或死产。此外，肝脓肿、脾脓肿、肺炎和肾小球肾炎等均有报道。胸腔积液的改变类似结核性胸膜炎。

二、诊断和鉴别诊断

（一）诊断

1. 诊断标准　应结合流行病学史、临床表现和实验室检查进行诊断。

（1）疑似病例：符合下列标准者为疑似病例：

1）流行病学史：发病前与家畜或畜产品、布鲁氏菌培养物等有密切接触，或生活在布鲁氏菌病流行区等。

2）临床表现：发热、乏力、多汗、肌肉和关节疼痛，或伴有肝、脾、淋巴结和睾丸肿大等表现。

（2）临床诊断病例：疑似病例初筛试验阳性者。

（3）确诊病例：疑似或临床诊断病例出现免疫学检查中试管凝集试验、补体结合试验、布鲁氏菌病抗人球蛋白试验的一项及以上阳性和 / 或分离到布鲁氏菌者。

2. 诊断流程（图 3-4）

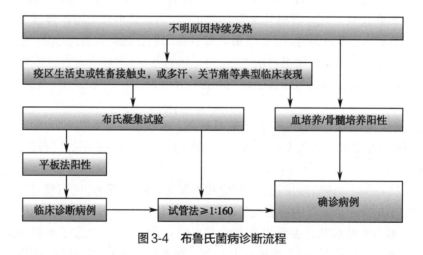

图 3-4　布鲁氏菌病诊断流程

（二）鉴别诊断

1. 伤寒、副伤寒　伤寒、副伤寒患者以持续高热、表情淡漠、相对脉缓、皮肤玫瑰疹、肝脾肿大为主要表现，而无肌肉、关节疼痛、多汗等布鲁氏菌病表现。实验室检查血清肥达反应阳性，伤寒、副伤寒杆菌培养阳性，布鲁氏菌病特异性检查阴性。

2. 风湿热　布鲁氏菌病与风湿热均可出现发热及游走性关节痛，但风湿热可见风湿性结节及红斑，多合并心脏损害，而肝脾肿大、睾丸炎及神经系统损害极为少见。实验室检查抗链球菌溶血素 O 为阳性，布鲁氏菌病特异性检查阴性。

3. 风湿性关节炎　慢性布鲁氏菌病和风湿性关节炎均有严重的关节疼痛，反复发作、阴天加剧。风湿性关节炎多有风湿热的病史，病变多见于大关节，关节腔积液少见，一般不发生关节畸形，常合并心脏损害，血清抗链球菌溶血素 O 滴度增高，布鲁氏菌病特异性实验室检查阴性有助于鉴别。

4．其他 布鲁氏菌病急性期还应与结核病、败血症等鉴别，慢性期还应与其他关节损害疾病及神经官能症等鉴别。

三、临床检验与病理特征

（一）临床检验项目

1．一般检查项目

（1）血常规：患者外周血 WBC 一般正常或偏低。淋巴细胞相对或绝对增加，有时可出现少数异型淋巴细胞。

（2）血沉：急性期可加快，慢性期多正常。

2．特殊检查项目

（1）细菌培养：取血液、骨髓、脑脊液、关节腔或组织等临床样本进行细菌培养为确诊本病的重要依据。一般培养 10 天可见布鲁氏菌生长，2～4 周未见生长者可报阴性。临床主要取血液或骨髓液进行细菌培养，骨髓培养比血液培养阳性率高 15%～20%。对于急性期血液、骨髓液和关节液的细菌培养阳性率较高，慢性期阳性率偏低。对于低热或无发热患者，可取骨髓培养，阳性率比血培养高，但培养周期长。

（2）免疫学检查

1）血清凝集试验：检测 IgM 抗体，一般病程第 1 周即可阳性，第 2～3 周可呈强阳性。包括平板凝集试验（PAT）和试管凝集试验（SAT）。SAT 可用于布鲁氏菌病的早期临床诊断。

2）酶联免疫吸附试验：抗体滴度≥1∶320 为阳性。其灵敏度高于凝集试验，可分别测定 IgG、IgM 和 IgA 抗体。IgM 抗体出现早，IgG、IgA 抗体出现较晚，故本法可用于区分急慢性感染及是否复发的判断。本法具有灵敏度和特异性高、快速客观等特点。

3）补体结合试验（CFT）：抗体滴度≥1∶10 为阳性。CFT 主要是检测 IgG 抗体，该抗体一般于病程第 3 周开始出现阳性，且持续时间长，对慢性布鲁氏菌病诊断意义较大，方法简便、特异性高。

4）布鲁氏菌病抗人球蛋白试验（Coombs 试验）：抗体滴度≥1∶400 为阳性。用于测定不完全抗体。该试验比凝集试验和补体试验更敏感，急性期和慢性期阳性率均较高，特异性也较强。适用于慢性期、复发或局灶性布鲁氏菌感染。

5）皮肤试验：取布鲁氏菌抗原 0.1ml 做皮内注射，24～48 小时后观察结果，局部红肿直径 1～2cm 为弱阳性，>2cm 为阳性，>3～6cm 为强阳性，红肿在 4～6 小时内消退者为假阳性。皮肤试验为迟发型超敏反应，发病 2～3 周可出现阳性，痊愈后仍持续数年。本试验阴性有助于排除布鲁氏菌感染，阳性不能区分是既往感染还是现症感染，同时还需排除接种过疫苗的可能。一般用于流行病学调查。

（3）分子生物学：PCR 和 RT-PCR 可直接检测临床标本中的布鲁氏菌。目前已有多个布鲁氏菌特异性靶基因用于 PCR 检测，包括 *BCS P31*、*BP26*、*16SrRNA* 和插入序列 *IS711*。PCR 方法具有简便、快速、准确的特点。随着高通量测序和基因芯片技术的发展，对于临床难鉴定的高度怀疑布鲁氏菌感染的患者，可以通过高通量测序和基因芯片等技术平台辅助临床快速鉴定病原菌感染。

（二）临床病理特征

1．布鲁氏菌病的典型病理特征 本病的病理可呈全身性病变，主要为炎症、坏死和肉芽肿性病变。各个组织器官均可受累，肝、脾、淋巴结和骨髓均可发生炎症、肉芽肿；亦可发生关节炎、骨髓炎；生殖系统可发生睾丸炎、附睾炎、子宫内膜炎；神经系统可发生神经炎、神经根炎、脑膜炎；尚可发生心内膜炎、心肌炎和肺炎等。慢性期的患者可出现纤维硬化性病变，引起功能障碍。

2．重要鉴别疾病病理特征 急性期须与伤寒、结核病、风湿热、败血症等相鉴别；慢性期须与神经官能症、骨关节病等相鉴别。鉴别时，须注意本病的流行病学史，波浪热型、多汗、关节痛、睾丸炎等临床表现，并结合血清学试验。病原菌培养阳性可以确诊本病。

四、临床检验与病理检查的临床应用

（一）病原学检测的临床应用

病原学检测是布鲁氏菌感染诊断的金标准，急性期取血液、骨髓液和关节液进行细菌培养（应在抗菌药物应用前采集临床样本送检），培养并鉴定为布鲁氏菌即可明确诊断。同时需要进行体外药敏试验，根据体外药敏试验结果，选用敏感的抗菌药物进行治疗。

（二）其他检测项目的临床应用

因布鲁氏菌为苛养菌，培养条件苛刻，阳性检出率更低，部分培养阴性的疑似布鲁病菌患者，可参考其他检验项目，结合临床表现和流行病学特征作出诊断。

1. 血常规　WBC 一般正常或偏低。淋巴细胞相对或绝对增加，但变化没有特征性。

2. 免疫学检测

（1）血清凝集试验：可用于布鲁氏菌病的早期临床诊断。

（2）酶联免疫吸附试验：布鲁氏菌特异性抗体滴度≥1∶320 为阳性，其中 IgM 型抗体阳性提示急性感染，IgG 型抗体阳性提示慢性感染或感染晚期。

（3）补体结合试验：IgG 型抗体滴度≥1∶10 为阳性，对慢性布鲁氏菌病诊断意义较大。

（三）病理检查的临床应用

布鲁氏菌为细胞内寄生菌，病菌主要感染途径是消化道，有时也通过眼结膜、生殖道和皮肤感染。进入体内的病原菌随淋巴液到达淋巴结，被吞噬细胞吞噬。如吞噬细胞未能将细菌杀灭，则细菌在胞内生长繁殖，形成局部原发病灶，此过程称为淋巴源性迁徙阶段，相当于潜伏期。细菌在吞噬细胞内大量繁殖导致吞噬细胞破裂，随之大量细菌进入淋巴液和血液循环系统形成菌血症（此时患者体温升高），在血液里细菌又被血流中的吞噬细胞吞噬，并随血流带至全身，在肝、脾、淋巴结、骨髓等处的单核 - 吞噬细胞系内繁殖，形成多发性病灶。在机体内多种因素的作用下，部分细菌被破坏死亡，释放出内毒素及其他成分，临床上出现菌血症、败血症或毒血症的表现。如机体免疫功能正常，通过细胞免疫及体液免疫可清除病菌而获痊愈。

五、临床案例

【病史摘要】　患者，男性，44 岁。

主诉：间断发热伴腰部疼痛 1 个月。

现病史：患者 1 个月前无明显诱因出现寒战、发热，未测体温，前往当地诊所，诊断为感冒，予头孢呋辛、双黄连静脉滴注 2 天后症状缓解，但停药后发热、寒战再次出现，最高体温 40.5℃，伴大汗、乏力，伴腰部及髂关节疼痛，再次予上述药物静脉滴注 3 天，可热退。停药后仍有发热，最高体温 39.5℃，腰痛无缓解。就诊于当地诊所，诊断为腰椎间盘突出，予草药 10 服口服，仍有发热，为进一步诊治来院。患者自发病以来，精神差，食欲可，有盗汗，近 2 天未排大便。无咳嗽、咳痰，无胸闷、憋气，无尿频尿急尿痛，无腹痛、腹泻，无恶心、呕吐，无皮疹。

既往史及个人史：家住河北，家中有羊 100 余只，村中曾有人患布鲁氏菌病。

体格检查：T 39.8℃，P 110 次 /min，R 20 次 /min，BP 125/78mmHg。神清，精神差，皮肤潮湿，巩膜无黄染，双侧颈部可触及多发肿大淋巴结，大者约黄豆大小，质软，无压痛，活动度可，咽无充血，扁桃体不大，双肺呼吸音粗，未闻及干湿啰音，心率 110 次 /min，律齐，各瓣膜区未闻及病理性杂音，腹软，无压痛、反跳痛及肌紧张，肝脏可触及边缘，脾脏肋下约 2cm，质软，肝脾区、双肾区无叩痛，双下肢可凹性水肿。棘突叩痛阳性。

辅助检查：血常规：WBC 3.4×10^9/L，NEU% 31.5%，NEU 1.1×10^9/L，Hb 110g/L，PLT 111×10^9/L；尿便常规未见异常；CRP 161mg/L；ESR 30mm/h；PCT 5.97ng/ml；生化：ALT 160U/L，AST 149U/L，GGT 100U/L，ALP 493U/L，LDH 610U/L，TBil 28.6μmol/L，DBil 17.7μmol/L；布鲁氏菌凝集试验：抗

体效价 1∶1 600；外斐反应、肥达反应阴性；风湿免疫指标阴性；胸片未见异常；腹部彩超：肝大，弥漫性欠均匀改变，脾大（厚约 6.0cm）。

【问题1】 如何判读该患者的血常规、生化及感染指标？

思考：根据血常规、生化检查及感染指标等检查的特点，综合判断。

解析：患者感染指标的血沉增快，CRP、PCT 明显升高，提示该患者可能存在细菌感染。血常规特点为白细胞计数偏低，符合布鲁氏菌病的血常规特点。病程长的患者可以出现血小板减少和贫血，需注意观察。血生化中出现肝功能异常，考虑布鲁氏菌被单核 - 巨噬细胞吞噬后可在其中繁殖，并随血流播散至全身各部位（主要是肝、脾、骨髓和肾等部位）进一步繁殖，引起组织细胞的变性、坏死，其中包括肝功能的损伤。

【问题2】 如何判读其他检验结果？

思考：结合患者的临床表现与其他检验结果，综合判断。

解析：①患者虽有高热、肝脾大，并且出现白细胞总数的低下，但是无表情淡漠、相对缓脉、皮肤玫瑰疹等表现，且血清肥达反应阴性，故伤寒、副伤寒可以排除；②该患者外斐反应阴性，又无流行病学史支持，临床无特征性的皮疹等，斑疹伤寒可排除；③患者无风湿性结节及红斑，心肌酶谱提示无心脏损害，实验室检查抗链球菌溶血素 O 为阴性，故风湿热及风湿性关节炎不考虑，HLA-B27 检查和骶髂关节及腰椎影像学变化可进一步除外脊柱关节病。

【问题3】 根据目前的临床症状、体征及检验检查结果，能否做出布鲁氏菌病的诊断？

思考：可考虑诊断为布鲁氏菌病。

解析：①患者家中养羊，村中有人曾患布鲁氏菌病；②临床表现为高热、多汗、浅表淋巴结可触及、肝脾大、腰部及骶髂关节疼痛；③患者检验结果提示白细胞总数下降；布鲁氏菌凝集试验示抗体效价 1∶1 600。以上表明可诊断为布鲁氏菌病，待血培养结果回报可进一步验证。

（高　燕　张艳梅　崔晓宾）

第四章

真菌与其他感染性疾病

由真菌感染引起的疾病称为真菌病（mycosis）。已知的真菌种类多达150万种，能够引起真菌病的真菌只有几百种，约90%的人类真菌病仅由其中几十种真菌引起。现代医疗技术的进步使得慢性病、危重症等患者生存期大大延长，但免疫抑制剂和广谱抗生素使用、肿瘤治疗和重症监护病房（ICU）内多种侵入性治疗手段的应用，也导致了临床真菌感染发生率的增加。另外，关于真菌临床检验，传统上主要依据真菌形态学进行分类，随着分子生物学技术进步及纳米材料的应用，逐渐提高了真菌检出率和特异性。这些现代技术为真菌感染疾病的早期诊断和治疗提供了技术支撑。鉴于环境中存在大量真菌，而能够引起真菌感染的种类较少，且不同地区的环境、气候、经济发展水平和医疗条件等均对当地的真菌感染的流行病学特征产生影响，本章选择以下具有代表性的真菌病进行介绍。

第一节 念 珠 菌 病

一、临床概论

（一）疾病概述

念珠菌病（candidiasis）是指由念珠菌属真菌所导致的急性、亚急性或慢性感染，可以表现为皮肤黏膜、深部脏器以及播散性感染，念珠菌也是引起深部真菌病最常见的病原菌。念珠菌感染的记载在西方可以追溯到希波克拉底时代，在20世纪后期，由于医疗技术的不断进步，包括长期大量使用抗菌药物，以及人工植入物、深静脉插管和留置尿管等的使用，使得念珠菌病逐渐成为临床关注的焦点之一。

（二）病原学和流行病学

念珠菌属于酵母菌，也称假丝酵母菌，目前念珠菌属大约有150种，已知可导致人类疾病的有15种，只有少数几种被视为人类致病菌，包括白念珠菌（*C. albicans*）、光滑念珠菌（*C. glabrata*）、近平滑念珠菌（*C. parapsilosis*）、克柔念珠菌（*C. krusei*）、热带念珠菌（*C. tropicalis*）、季也蒙念珠菌（*C. guilliermondii*）、克菲念珠菌（*C. kefyr*）、葡萄牙念珠菌（*C. lusitaniae*）和都柏林念珠菌（*C. dubliniensis*）。其中白念珠菌感染最为常见，前5种念珠菌占侵袭性真菌感染的约90%。

念珠菌为双态真菌（dimorphic fungi）。通常情况下念珠菌为酵母样形态，单细胞为卵圆形，直径大约4～6μm，可见出芽生殖。临床样本镜检也可见菌丝和假菌丝。念珠菌不需要特殊的真菌培养基，普通血培养生长良好，在琼脂培养基上可形成类似金黄色葡萄球菌的乳白色、光滑菌落。使用特殊培养基时，白念珠菌、克柔念珠菌和热带念珠菌的菌落可表现特征性的显色。

念珠菌广泛存在于自然界，在土壤和动植物中均可分离到，是构成人体正常菌群的重要成员。尤其是白念珠菌，广泛定植于人的皮肤、整个消化道黏膜及生殖道黏膜等的表面。

念珠菌本质上是条件致病菌。其感染绝大多数是"内源性的"，但有证据提示存在人与人之间的传播（即"外源性感染"），例如新生儿的鹅口疮即可能来自产道定植的念珠菌，与念珠菌性阴道炎患者的性接触可以导致男性龟头炎等。需要强调的是，虽然念珠菌在人体中广泛定植，但对实验室阳性培养结果需谨慎分析,而不应当轻易做出污染的判断。

（三）发病机制

念珠菌感染是由宿主、环境和病原体等多种因素相互作用的结果。病原菌的毒力、入侵数量和入侵途径等是病原体相关因素。例如,白念珠菌在组织内呈现菌丝状态,而通过基因工程技术使其锁定在酵母状态则念珠菌的致病性消失。提示白念珠菌两种形态的转化过程在致病机制中发挥重要作用。另外,念珠菌易形成"生物膜"（biofilm）的特点可能促进感染发生,包括人工植入物的相关感染。

宿主的防御机制缺陷是念珠菌感染发生的主要因素。首先是皮肤黏膜的完整性,例如在烧伤、大面积创伤及各种理化因子的刺激等情况下,皮肤黏膜出现破损或其他缺陷时即可能导致念珠菌入侵。固有免疫系统的多种因子和免疫细胞参与识别入侵的念珠菌,包括信号转录与转导激活因子1（STAT1）、白介素-17、白介素-22、辅助性T淋巴细胞（Th1、Th17）、中性粒细胞等。多种细胞和细胞因子参与了念珠菌感染的免疫过程,包括防御素、血小板、补体系统、单核-巨噬细胞、T细胞和NK细胞、中性粒细胞形成的胞外诱捕网（extracellular traps）等。中性粒细胞在抗念珠菌感染中起到重要作用,中性粒细胞缺乏是播散性念珠菌感染的重要危险因素。其他宿主因素包括HIV感染、恶性肿瘤、白血病、器官移植受者、糖尿病以及慢性肝肾疾病等。

环境因素,主要是现代的医疗技术也使念珠菌感染的发病率增加。恶性肿瘤以及血液系统疾病使用化学治疗药物导致粒细胞缺乏,抗生素的使用抑制了消化道及身体其他部位的正常菌群等是常见的念珠菌感染相关因素。近年来一些靶向药物如肿瘤坏死因子抑制剂（TNFi）等,以及ICU中用于生命支持的多种侵入性治疗手段如深静脉插管、留置尿管等的使用,也是念珠菌感染发生率上升的原因。

（四）临床表现

1. 黏膜念珠菌病

（1）鹅口疮（thrush）：以儿童和老年人最为多见,常见于舌、软腭、颊黏膜、齿龈、咽部等处。典型损害为黏膜上容易刮取的灰白色的假膜,边缘清楚有红晕。假膜刮取后可见湿润的红色糜烂面,可轻度出血。严重者黏膜可局部溃疡坏死。假膜由脱落的上皮、念珠菌、细菌、白细胞和角蛋白等构成。患者可自觉黏膜疼痛、吞咽困难、食欲不振等。

（2）消化道念珠菌病：以念珠菌性食管炎最为多见,胃、十二指肠、小肠、大肠也可受累。主要见于恶性肿瘤或艾滋病等免疫缺陷患者,质子泵抑制剂也是念珠菌性食管炎的危险因素之一。最早表现为鹅口疮,食管和胃肠道可表现为糜烂或溃疡。患者可有吞咽疼痛、胸骨后烧灼痛,以及消化不良,甚至腹泻等症状,偶尔可有消化道出血表现。内镜检查可见黏膜上白色斑块及广泛的炎症。通过吸入或血行播散等方式可扩散至呼吸道、泌尿道甚至脑组织等,造成全身感染。

（3）念珠菌性阴道炎：念珠菌性阴道炎常与糖尿病、长期抗生素治疗、妊娠等因素相关。其黏膜表现可类似鹅口疮,但伴有白色或黄色凝乳状分泌物,外阴受分泌物的不断刺激,可发生红肿甚至糜烂、发痒,有时伴发阴道滴虫病。可通过性接触传播,引起念珠菌性龟头炎或包皮龟头炎等。

2. 皮肤念珠菌病

（1）念珠菌性间擦疹：较多见于肥胖的中年妇女和儿童,常累及光滑部皮肤相互直接摩擦的部位,如腋窝、乳房下、腹股沟、肛周、臀沟、会阴等处。这些部位的共同特征为多汗、局部潮湿及通气不良。皮损初起为间擦部位红斑、丘疹或小水疱,随之扩大融合为较清楚的红斑。水疱破后脱屑或形成糜烂面,有少量渗液,偶有皲裂和疼痛。呈卫星状分布,常有自觉瘙痒。

（2）慢性皮肤黏膜念珠菌病：较为罕见。主要见于先天性T淋巴细胞功能异常患者。多在3岁内发病,先出现口腔念珠菌病,特别是白念珠菌口炎,后累及全身皮肤,表现为红斑鳞屑性皮疹,头发稀疏脱落,外观呈早老样,或表现为赘疣增殖性皮损,有时呈蛎壳或皮质状。

3. 深部念珠菌病

（1）念珠菌性脑膜炎及脑炎：念珠菌可以造成脑实质和脑膜的感染,一般为血行播散而致。通常见于已有念珠菌感染的低体重新生儿、免疫缺陷或神经外科手术患者，或继发于播散性念珠菌病患者。脑实质感染可见多发的微小脓肿，脑膜炎的临床表现与其他感染性脑膜炎相似。

（2）下呼吸道念珠菌病：念珠菌性肺炎可以是念珠菌在支气管内膜定植后进一步播散，或者由血行播散两种机制所导致。表现为：①支气管炎型：症状较轻，可有咳嗽、咳少量白色黏液痰或脓痰，查体患者可能有鹅口疮表现或者气管镜下支气管黏膜可见覆盖散在性点状白膜，肺部症状不明显；②肺炎型：呈急性肺炎或伴败血症表现，畏寒、发热、咳嗽、咳白色黏液胶冻样痰或脓痰，带血丝，甚至有咯血、呼吸困难等，一般全身情况较差，肺部体征明显；③过敏型：可有呼吸困难、鼻痒、流涕、喷嚏等症状，肺部体征与过敏性哮喘类似。

（3）念珠菌性心内膜炎：念珠菌可以造成心包炎、心肌炎和心内膜炎，最常见的是心内膜炎。念珠菌性心内膜炎多继发于原有心脏瓣膜病、静脉注射毒品、恶性肿瘤化疗、人工心脏瓣膜植入（或其他心脏手术）及长期深静脉插管等。本病的临床表现与其他感染性心内膜炎相同，起病突然或隐匿。有发热、食欲减退、乏力和体重下降、贫血等临床表现。患者死亡率可达 45%，治疗需要考虑药物治疗联合外科手术。

（4）泌尿道念珠菌病

1）肾念珠菌病：约 80% 为播散性念珠菌病累及肾脏，少数为泌尿道的上行感染所致。主要症状为发热、寒战、腰痛和腹痛，常导致肾脓肿形成或因菌块阻塞导致肾盂积水或无尿。

2）念珠菌性膀胱炎：与细菌性膀胱炎相似，可出现尿频、尿痛、尿急、排尿困难及血尿等症状。膀胱镜可见膀胱壁上白色假膜，假膜剥脱后易出血。

（5）念珠菌性骨髓炎和关节炎：念珠菌性骨髓炎好发于腰椎和肋骨等部位，表现为局部疼痛，可形成瘘管，出现溶骨现象等。念珠菌性关节炎可见于关节治疗术后，如抽吸关节液、关节内注射或人工关节植入手术等，但多为播散性念珠菌病的血行播散。

（6）腹膜和胆囊念珠菌感染：念珠菌性腹膜炎一般见于血液透析、胃肠道手术和腹腔脏器穿孔患者，先前使用抗生素为危险因素。感染一般局限于腹腔。慢性腹膜透析患者播散性极小，婴幼儿播散相对多见。念珠菌感染也可累及胆囊和胆管。

（7）眼念珠菌病：通过血行播散或手术时直接接种感染，表现为视物模糊、漂浮盲点和眼痛。

4. 播散性念珠菌病　为危及生命的严重真菌感染。由于多个脏器受累，临床表现多种多样。

（1）念珠菌血症：临床表现与细菌性血流感染类似，病原学检测可单次或多次血培养念珠菌阳性，但无器官受累的证据。多见于粒细胞缺乏者或其他高危患者，最常见的临床表现为发热，常超过 38℃。偶有寒战和血压降低。

（2）急性播散性念珠菌病：表现为持续发热，广谱抗菌药治疗无效。依累及部位不同可表现为脑膜炎、脑脓肿、脑炎、心肌炎、心内膜炎、骨髓炎、关节炎、肌炎（肌压痛）等。30% 非粒细胞缺乏者出现眼内炎，表现为视物模糊、眼疼痛。眼科检查可见视网膜炎、玻璃体脓肿甚至前房脓肿等，可导致失明。累及皮肤，有边缘清楚的痛性红色丘疹，还可有深部脓肿、坏疽性脓疱样损害、蜂窝织炎等，血小板减少者可有紫癜表现。

（3）慢性播散性念珠菌病：又称肝脾念珠菌病，当白血病患者经治疗缓解，白细胞计数恢复正常而体重持续下降时，则应高度怀疑本病。常同时累及其他器官，患者肝脾肿大，自觉腹痛，血碱性磷酸酶可明显升高，其余肝功能试验正常或轻度异常。CT、MRI 或超声检查可见肝脏和 / 或脾脏中有小的、周边分布的靶状脓肿（牛眼征）。

二、诊断和鉴别诊断

（一）诊断

1. 诊断标准　念珠菌感染的诊断需依靠病原学。对具有真菌感染的危险因素的不明原因发热患者，需注意深部念珠菌感染以及播散性念珠菌感染的可能。尤其是常规抗细菌治疗无效的患者，需注意采取血培养等方法,并根据实际情况及时给予经验性抗真菌治疗。

2. 诊断流程(图4-1)

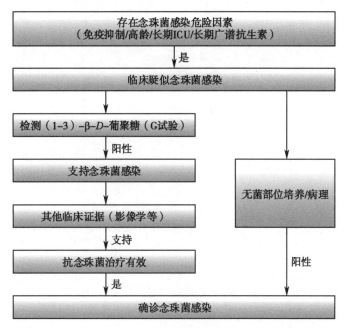

图4-1　念珠菌病诊断流程

(二)鉴别诊断

各部位念珠菌感染的鉴别诊断主要是需要与其他病原体的感染相鉴别,同时注意某些器官特异性的非感染性疾病,需要考虑患者的流行病学情况、基础疾病,并结合临床症状、实验室和影像学检查等作出诊断,其中较为典型的例子为念珠菌性脑膜炎和播散性念珠菌感染。

三、临床检验与病理特征

(一)临床检验项目

根据感染部位不同,采集不同的临床样本。采集临床样本后应立即送检。

1. 分离培养及鉴定　是念珠菌病诊断的金标准。将临床样本接种于沙保弱培养基上,25℃或37℃培养1~4天后,培养基表面可出现奶油色类酵母样菌落,镜检可见假菌丝和芽生孢子。此外,可做以下试验进行鉴定:

(1)芽管形成试验:显微镜下观察有无放大镜柄状芽管形成。白念珠菌可形成芽管,其他念珠菌一般不形成芽管。故此试验常用于白念珠菌的鉴别鉴定。

(2)厚膜孢子形成试验:常用于白念珠菌的鉴别鉴定。

(3)糖同化或发酵试验:根据不同念珠菌对各种糖的不同同化或者发酵试验,可对各种念珠菌进行鉴别鉴定。各种念珠菌糖同化及发酵试验结果如表4-1。

(4)显色培养基:念珠菌显色培养基可快速鉴定白念珠菌和其他念珠菌。在显色培养基上,白念珠菌的菌落呈绿色或翠绿色,热带念珠菌呈蓝灰色或铁蓝色,克柔念珠菌呈粉红色或淡紫色,光滑念珠菌则形成白色或紫红色菌落。

2. 形态学检查　取临床样本直接镜检,显微镜下可见成群卵圆形念珠菌孢子和假菌丝,或进行革兰氏染色后镜检,镜下可见革兰氏阳性(深紫色)、圆形或卵圆形酵母样孢子和假菌丝,可判断念珠菌的存在。具体是否为感染要根据标本类型和临床症状综合判断。

表 4-1　念珠菌属的同化及发酵试验

菌种	同化试验				发酵试验			
	葡萄糖	麦芽糖	蔗糖	乳糖	葡萄糖	麦芽糖	蔗糖	乳糖
白念珠菌 (C. albicans)	+	+	+	−	⊕	⊕	−	−
热带念珠菌 (C. tropicalis)	+	+	+	−	⊕	⊕	⊕	−
克柔念珠菌 (C. krusei)	+	−	−	−	⊕	−	−	−
光滑念珠菌 (C. glabrata)	+	+	−	−	⊕	−	−	−
近平滑念珠菌 (C. parapsilosis)	+	+	+	−	⊕	−	−	−
克菲念珠菌 * (C. kefyr)	+	−	+	+	⊕	−	⊕	⊕ △
季也蒙念珠菌 (C. guilliermondii)	+	+	+	−	⊕	−	⊕	−

注：△：菌种变异；+：比阴性对照长得好；−：长得不如对照或不发酵；⊕：发酵产气。
　　*：以往称假热带念珠菌（C. pseudotropicalis）。

3. 血清 G 试验　血清 G 试验检测真菌的细胞壁成分——(1-3)-β-D- 葡聚糖，人体的吞噬细胞吞噬真菌后，能持续释放该物质，使血液中含量增高。G 试验适用于除隐球菌和毛霉菌外的所有深部真菌感染的早期诊断，有助于鉴别条件致病真菌的侵袭与定植。

4. 免疫学方法　早期诊断可检测患者血清中的念珠菌抗体，可采用 ELISA、免疫酶斑点试验、乳胶凝集试验和对流免疫电泳试验等方法。

5. 分子生物学方法　PCR 方法扩增白念珠菌的特异性 DNA 分子，以分子探针进行检测，具有较好的敏感性和特异性。

6. 体外药物敏感性试验　对两性霉素 B 及其脂质体、三唑类（如氟康唑、伊曲康唑、伏立康唑及泊沙康唑等）、棘白霉素类（如卡泊芬净、阿尼芬净及米卡芬净等）及 5- 氟胞嘧啶等药物敏感，但对 5- 氟胞嘧啶极易产生耐药性。临床治疗时常两种药物联合使用。某些念珠菌对抗真菌药物存在天然耐药性，如克柔念珠菌对氟康唑天然耐药。

（二）临床病理特征

组织病理切片中，念珠菌以孢子、假菌丝形式存在，少见情况下可以见到真菌丝。假菌丝是念珠菌病重要的诊断线索，它是由孢子延伸而形成的。黏膜念珠菌病常表现为在黏膜表面形成白色膜状物（假膜），由假菌丝及炎性坏死物构成，脱落后出现黏膜糜烂，甚至溃疡。深部组织的念珠菌病病理改变取决于宿主的免疫状态，可以表现为轻度炎症反应的化脓性炎或者肉芽肿。在以上各种病变中均可以发现念珠菌孢子和假菌丝（文末彩图 4-2）。常规苏木素 - 伊红染色（hematoxylin and eosin staining，HE 染色）和巴氏染色可以观察到念珠菌孢子及假菌丝，但是临床实践中常常使用特殊染色，如六胺银染色（Gomori methenamine-silver staining，GMS 染色）或者过碘酸 - 希夫染色（periodic acid-Schiff staining，PAS 染色），以便更好地识别它们。

组织学上可从菌丝着色、粗细、分隔多少、分枝角度等方面将念珠菌与形态类似的常见真菌鉴别开来，如曲霉菌、毛霉菌等。念珠菌的菌丝较细，染色深且均匀，分隔稀少，多呈簇状排列。而曲霉菌虽然染色深，但不均匀，常有较密的分隔，锐角分枝，呈放射状排列，菌丝宽度中等，介于念珠菌与毛霉菌之间。毛霉菌染色较浅且均匀，但菌丝较粗且不分隔。

四、临床检验与病理检查的临床应用

（一）临床检验项目的临床应用

1. 直接显微镜检查 是真菌检测的基本方法，主要依靠真菌的形态结构来初判，该方法简单快捷。但该方法无法进行种的鉴别，同时灵敏度低，临床应用时应注意。

2. 血清 G 试验 是临床常用的真菌检验项目，可作为念珠菌感染的筛查手段，但是诊断价值有限，对检验结果需要谨慎采纳。其原因主要是在以下情况可出现假阳性结果：①使用纤维素膜进行血透，标本或患者暴露于纱布或其他含有葡聚糖的材料；②静脉输注免疫球蛋白、白蛋白、凝血因子或血液制品；③菌血症；④使用哌拉西林 / 他唑巴坦；⑤操作者处理标本时存在污染。另外，使用多糖类抗癌药物、放化疗造成的黏膜损伤导致食物中的葡聚糖或定植的念珠菌经胃肠道进入血液等也可能造成假阳性。对假阴性反应可通过反复检测 2 次或 2 次以上提高阳性率；对于高危患者建议动态检测——每周检测 1～2 次。

此外，由于念珠菌是人体正常菌群，其在健康人群的痰或唾液中的阳性率约为 20%，在使用抗生素的住院患者中的阳性率约为 55%。因此，若检验结果为念珠菌阳性，应结合患者的临床表现来确定其为定植还是感染。

3. 免疫学方法 免疫学方法检测抗原抗体，灵敏度高，特异性强，可以进行定量检测并判断感染的严重程度，对于疾病的预后也有判断价值。

（二）病理检查的临床评价

在机体组织病灶中找到念珠菌是病理诊断念珠菌病的依据，其与临床检验项目相辅相成。活检或组织病理检查可缩小病原体鉴别诊断的范围、确认或否定微生物培养的结果、明确是否有其他感染或肿瘤伴发，还可向临床提供患者的病理变化、评估宿主的免疫能力等。

五、临床案例

【病史摘要】 患者，女性，89 岁。

主诉： 间断发热 2 周，伴畏寒、寒战。

现病史： 患者 20 天前无明显诱因出现发热，体温 38.5℃左右，伴有畏寒，自以为"感冒"，服用"退热药"无明显效果。遂于当地医院就诊，查血常规：白细胞 14.1×10⁹/L，Hb 110g/L，PLT 103×10⁹/L。尿常规：白细胞（++），红细胞（++），蛋白（±）。考虑感染性疾病、尿路感染可能，给予头孢曲松 2.0g 每日一次，静脉滴注。治疗 5 天无效，体温呈上升趋势，最高可达 39.5℃，并出现寒战。当地医院给予美罗培南 1.0g 每日两次静脉滴注并间断给予地塞米松 5mg 静脉注射对症治疗。经 6 天治疗后体温仍可达到 39℃左右。1 天前家属发现患者精神变差，来我院急诊，测血压为 85/60mmHg，心率 110 次 /min。经对症处理后，急诊以不明原因发热，不除外感染性休克收住院。

既往史及个人史： 糖尿病病史 20 余年，平素使用皮下注射胰岛素治疗，空腹血糖在 8.0mmol/L 左右。近 10 年曾有 3 次"尿路感染"病史。否认高血压及冠心病等病史。

体格检查： P 105 次 /min，R 26 次 /min，BP 100/65mmHg，心率 105 次 /min。神志清，问答正确，反应稍慢。双肺及心脏查体无特殊异常。腹部稍膨隆，双侧肾区无叩击痛，移动性浊音阴性。其余查体无异常。

辅助检查： 血白细胞 14.1×10⁹/L；肝功能：ALT 70IU/L，AST 78IU/L，GGT 140IU/L；肾功能：Cr 94μmol/L。急查胸部 CT 未见明显异常，头颅 CT 未见脑出血或脑梗死征象。

入院后继续给予美罗培南经验性抗感染等治疗，并排除非感染性发热相关疾病。48 小时后实验室回报：微生物血培养阴性，尿培养为白念珠菌。遂给予氟康唑 400mg 静脉滴注，36 小时后体温逐渐降至 37℃以下，血压维持在 120～130/85～95mmHg 之间，心率降至 85 次 /min 左右，呼吸 20 次 /min，神志及食欲等明显改善，继续应用氟康唑，经治疗 10 天后，患者症状无反复，好转出院。

【问题1】 此例患者诊断的主要思路有哪些？

思考1：所有发热患者都应分析发热原因，分析感染性和非感染性发热的可能。

解析：患者为老年女性，既往曾有反复尿路感染的病史，此为患者再次感染的基础因素。本次出现发热、寒战等症状，抗细菌治疗无效。应注意非感染性发热的可能，例如恶性肿瘤或免疫性疾病可能。

思考2：患者尿培养结果提示念珠菌感染，结合实验室检验及治疗后反应，考虑诊断成立。

解析：患者反复尿路感染的最常见致病菌包括：大肠埃希菌、变形杆菌、肺炎克雷伯菌、铜绿假单胞菌、肠杆菌科细菌、肠球菌和葡萄球菌等。念珠菌性尿道炎或膀胱炎多见于长期留置尿管的患者。但患者具有高龄、糖尿病史和反复尿路感染病史的诸多因素，发生念珠菌感染的可能较大。

【问题2】 诊断念珠菌感染后是否需要继续抗细菌治疗？

解析：念珠菌为条件致病，发病率低于细菌感染。患者虽然最终抗真菌治疗有效，也应注意同时合并细菌感染的可能，故本病例的实际治疗中，临床医生在症状改善后5天内仍坚持抗细菌和抗真菌药物联合治疗，直到患者血液指标稳定后才开始单用抗念珠菌治疗。

【问题3】 本例患者是否还需要注意其他问题？

思考：本患者在治疗有效的情况下，应继续进行胸、腹部影像学检查，包括B超和CT检查等。

解析：从临床角度考虑，局部感染可以造成（一过性）菌血症。因此，对于严重基础疾病患者，应注意局部感染造成播散性感染的可能。故在实际工作中此类患者应对念珠菌血症以及其他部位的潜在感染灶进行筛查，例如在本例患者，应对肾脏和其他可能存在病灶的部位进一步做影像学检查。

（吕　星　顾　兵　武鸿美）

第二节　隐球菌病

一、临床概论

（一）疾病概述

隐球菌病原指由隐球菌所引起的亚急性或慢性深部真菌病，可以侵犯全身各组织和器官，最常见为中枢神经系统和肺部感染。隐球菌感染在免疫功能正常的人群中可有散发病例，更易发生于免疫缺陷患者，在HIV感染和长期应用免疫抑制剂治疗的患者群体中更易出现，临床需要对此类人群予以关注。

（二）病原学和流行病学

目前隐球菌属包括19个种，其中人类感染最常见者为新型隐球菌（*Cryptococcus neoformans*）和格特隐球菌（*C. gattii*），也有少量其他隐球菌，如白色隐球菌（*C. albidus*）和劳伦隐球菌（*C. laurentii*）等造成感染的报告。

新型隐球菌以往被分为5个血清型（血清型A、B、C、D和AD），近年来通过基因技术等对隐球菌属进行了重新分类，原分类中血清型A型被命名为新型隐球菌格鲁比变种（*C. neoformans* var. *grubii*），D型为新型隐球菌新型变种（*C. neoformans* var. *neoformans*）。原新型隐球菌格特变种，即B型和C型被重命名为格特隐球菌。血清型AD的命名尚未定论，未来可能需要对上述分类进行重新划分。临床发现的隐球菌通常是单细胞的酵母样形态，是隐球菌的无性期（anamorph），其有性期（teleomorph）结构较为复杂，分类学上属担子菌门，线黑粉菌属。A型和D型的有性期被称为新型线黑粉菌（*Filobasidiella neoformans*），血清型B型和C型的有性期称为杆孢线黑粉菌（*F. bacillispora*）。

新型隐球菌和格特隐球菌在自然状态下为腐生菌，组织中形态为酵母菌样，圆形或椭圆形，直径4～20μm，有宽厚的荚膜包裹，荚膜多糖是传统分类的血清型基础，也与毒力和致病性有关。新型隐球菌广泛存在于土壤和腐烂的植物中，鸟类（如鸽子、火鸡、鹦鹉等）的粪便中的浓度最高。新型隐菌可以在鸟类的肠道中发生一过性繁殖，但很少对鸟类致病，其机制尚不清楚，可能与鸟类的体温较高等因素有关。与新型隐球菌不同，格特隐球菌主要发现于某些植物，如桉树、冷杉、枫树等，所造成的感染也有明显的地理分布特征。

隐球菌病全世界均有分布。新型隐球菌和格特隐球菌并不是人类的正常菌群，但健康人群的皮肤和黏膜等部位可能分离到新型隐球菌。经常接触猫、狗、鸽子等宠物者，与隐球菌相关的实验室技术人员均可能携带隐球菌。有关新型隐球菌特异性抗体的研究提示可能存在大量的无症状感染病例。

各种原因导致的免疫缺陷是隐球菌病最重要的危险因素，包括 AIDS、长期使用糖皮质激素、实体器官移植、晚期恶性肿瘤及结节病、特发性 CD4$^+$ 淋巴细胞减少症，以及使用单克隆抗体如依那西普、英夫利昔等治疗等。约 20% 的隐球菌病患者没有上述的因素，是否存在易感基因尚有待于证实。

（三）发病机制

隐球菌可以通过呼吸道和皮肤伤口等途径入侵，感染发生与否与致病菌的毒力和机体的免疫状态等因素相关。

隐球菌的主要致病因子包括荚膜多糖和黑色素。荚膜缺陷或缺如的突变菌株其致病力显著下降。隐球菌的荚膜可能通过对抗吞噬作用，消耗补体，下调细胞因子的分泌，干扰抗原的递呈，干扰保护性抗体的产生，甚至促进 HIV 的复制等机制参与疾病的发生。荚膜多糖参与致病的具体分子机制目前所知仍然较少，但随着基因技术的进展可能进一步揭示隐球菌荚膜参与致病的机制。黑色素可能通过其抗氧化作用对隐球菌产生保护作用，它参与致病作用可能体现在以下几个方面：①参与维护细胞壁的完整性和调整细胞壁的电荷；②干扰 T 细胞的反应，阻断抗体介导的吞噬作用；③对抗温度变化和抗真菌药物。漆酶（laccase，也有译成"酚氧化酶"）基因突变的菌株可导致黑色素缺如，并使隐球菌的致病性显著下降。另外，新型隐球菌和格特隐球菌可以耐受 37℃ 等特征也是它们能够致病的重要因素。

宿主抗隐球菌的反应主要依靠细胞免疫。免疫功能正常者在感染后可出现迟发型超敏反应，形成肉芽肿性炎症反应。淋巴细胞包括 NK 细胞，巨噬细胞等均有抗隐球菌和抑制隐球菌生长的效应。肿瘤坏死因子、γ 干扰素、白介素 -2、白介素 -12、白介素 -18、单核细胞趋化蛋白以及巨噬细胞炎性蛋白 -1α 等细胞因子均参与了肉芽肿形成或炎症细胞的趋化。体液免疫也可能参与了机体对隐球菌感染的反应过程，有动物实验显示针对隐球菌荚膜的抗体可以产生保护作用。

（四）临床表现

1. 中枢神经系统感染　患者常诉前额、双颞或眼球后疼痛，间歇发作，疼痛逐渐加重，多伴有发热及颈强直、布鲁津斯基氏征和克尼格征阳性等脑膜刺激征表现。侵犯脑实质的病理表现为局限性肉芽肿，可表现为单纯占位性病变，其症状可包括恶心、呕吐、智力减退、昏迷、偏瘫、视物模糊、眩晕、眼球麻痹、眼球震颤、复视等，精神障碍可非常显著，亦可出现癫痫样发作。根据中枢神经系统感染的症状、体征和头颅影像学改变，一般临床分为三种类型：

（1）脑膜炎型：多呈亚急性或慢性起病，病变主要侵犯脑（脊）膜，临床表现为脑膜刺激征及颅内高压症状。首发症状常为间歇性头痛、恶心及呕吐，伴低热、周身不适、精神不振等非特异性症状。随病情发展，头痛渐加重，转为持续性精神异常、躁动不安。严重者出现不同程度意识障碍。约半数以上伴脑神经受损，包括视力减退、失明、眼球外展受限、面瘫、听力减退甚至耳聋等。脑膜刺激征为早期最常见的阳性体征，晚期可出现眼底水肿、锥体束征等。

（2）脑膜脑炎型：此型除脑膜受累外，还有脑实质受累，故称为隐球菌性脑膜脑炎。隐球菌可侵犯大脑、小脑、脑桥或延髓，因脑实质受累部位的不同而有相应的脑灶性损害征象，如偏瘫、失语或局限性癫痫发作等。

（3）脑瘤型：少见，位于大脑、间脑、脑桥、小脑、中脑或延髓的隐球菌性肉芽肿，可引起相应部位占位病变的症状与体征，如意识障碍（重者可致昏迷）、精神症状、抽搐、瘫痪、眼球震颤等，除非在脑脊液中找到新型隐球菌，一般手术前很难做出正确的判断。

2. 肺隐球菌病　多数健康人感染可以自愈或病变局限于肺部。在免疫功能受损的患者，隐球菌能够进展活动，可引起严重肺部感染甚至经血行播散全身。症状有咳嗽、胸痛、乏力、低热、体重减轻等，常有少量黏液痰或血痰，痰内可找到病原菌。X线表现：病变以双侧中下肺部为多见，亦可为单侧或局限于某一肺叶，可呈孤立的大球形灶或数个结节状病灶，周围无明显反应，类似肿瘤；或为弥漫性粟粒状阴影；或呈片状浸润阴影。部分患者有空洞形成。

3. 皮肤和黏膜隐球菌感染　隐球菌的皮肤感染最多见于头颈部，常因原发灶的播散引起。皮疹表现为丘疹、痤疮样脓疱或脓肿，易溃烂。部分HIV感染者将发生传染性软疣样皮损。皮肤的原发损害较罕见，须依据明确的植入史及可疑植入物中培养出隐球菌才能确诊。部分患者可同时因累及黏膜而呈结节性、肉芽肿性或溃疡性损害。

4. 骨和关节隐球菌病　好发于颅骨及脊柱，但常不累及关节。骨损害常呈慢性多发的散在破坏性病变，无骨膜增生，可有肿胀及疼痛。X线无特殊表现。

5. 其他部位隐球菌感染　肾、肾上腺、肝、脾、淋巴结、肌肉、胰腺、前列腺等的隐球菌病常为全身性感染的一部分，均较少见。

二、诊断和鉴别诊断

(一)诊断

1. 诊断标准　确诊主要依靠组织病理检查和病灶内脓液穿刺标本的病原学涂片和培养。通常取自无菌部位如经皮肺组织穿刺活检标本等的真菌涂片、培养阳性，有确诊意义；取自痰、咽拭子或支气管肺泡灌洗液的标本涂片或培养阳性，以及血清隐球菌荚膜多糖抗原乳胶凝集试验阳性有临床疑似诊断价值。

2. 诊断流程(图4-3)

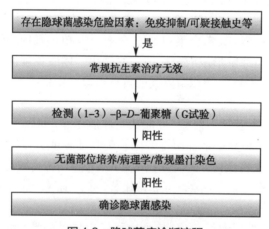

图4-3　隐球菌病诊断流程

(二)鉴别诊断

总体上，隐球菌感染的鉴别诊断需依靠病原学，同时结合临床表现和其他实验室检测。以脑膜炎为例，首先在确定存在颅内感染后，再针对常见的病原体初步鉴别，这个过程需要临床一线的医护人员和病原学实验室以及影像学医生的共同努力。

三、临床检验与病理特征

(一)临床检验项目

1. 培养鉴定　取标本少许置于沙保弱培养基中，在25℃或37℃培养，病原性隐球菌均可以生长，而非病原性隐球菌37℃不生长。进一步的鉴定可使用墨汁染色和生化反应。酚氧化酶是新型隐球菌特有的酶,可以用于新型隐球菌同其他隐球菌的鉴别。

2.形态学检查　墨汁染色法,是迅速、简便、可靠的方法,根据受损部位不同取所需检查的新鲜标本,如脑脊液、痰液、病灶组织或渗液等,置于玻片上,加墨汁1滴,覆以盖玻片,在显微镜暗视野下找隐球菌,可见圆形菌体,外轴有一圈透明的肥厚荚膜,内有反光孢子,但无菌丝(文末彩图4-4)。反复多次查找阳性率高,脑脊液应离心后取沉淀涂片。该方法是诊断隐球菌感染最常用的方法。

3.免疫学方法　由于患者血清中可测到的抗体不多,因此检测抗体阳性率不高,特异性不强,仅作辅助诊断。通常检测新型隐球菌荚膜多糖抗原,常用乳胶凝集试验,可定性也可半定量,不仅可以用于隐球菌感染的诊断,且有估计预后和疗效的作用。

4.质谱检测　应用基质辅助激光解吸电离飞行时间质谱法(matrix-assisted laser desorption/ionization time of flight mass spectrometry,MALDI-TOF MS)检测菌体的特异蛋白峰,通过与数据库中的蛋白指纹图谱库比对,鉴定菌种。

5.分子生物学特异核酸序列检测方法　是鉴定新型隐球菌和格特隐球菌的可靠方法,对核糖体基因间隔区 *IGS1* 或者荚膜基因 *CAP59* 等关键基因进行扩增测序,可以明确区分二者。

基于宏基因组的二代测序技术正在广泛应用于临床感染性疾病的诊断,将测序结果与已知的隐球菌序列进行生物信息学比对,通过与已知基因序列的重复程度,来判断是否有感染。该方法不用建立在培养基础上,故大大缩短了诊断时间。

(二)临床病理特征

隐球菌为酵母菌,没有假菌丝或真菌丝;常见的新型隐球菌大小相差甚大($5\sim20\mu m$),有宽厚、折光性强的荚膜。常规HE染色组织切片中,隐球菌呈淡红色,有时可以看到双层荚膜。隐球菌荚膜在PAS染色呈深红色,而墨汁染色不着色,呈透亮环状。

肺隐球菌病似乎容易形成类似于组织胞浆菌的孤立性肺肉芽肿(文末彩图4-5),需要与结核球或肺癌相鉴别。显微镜下可见肉芽肿内大量隐球菌和巨噬细胞。

中枢神经系统隐球菌病主要累及脑膜、皮质和基底节。宿主对于隐球菌的反应是十分多样的。对免疫抑制的患者,隐球菌不会引起明显炎症反应,在蛛网膜下腔内可见大量黏稠的胶冻样物质,甚至可以扩散至灰质血管周围腔隙(Virchow-Robin space),形成所谓的"肥皂泡样的病变"(soap-bubble lesions)。在无免疫抑制或有慢性病的患者,隐球菌常形成由巨噬细胞、淋巴细胞及异物巨细胞构成的慢性肉芽肿。

形态学上,隐球菌需与荚膜组织胞浆菌、皮炎芽生菌等鉴别。与新型隐球菌相比,荚膜组织胞浆菌菌体较小(直径$2\sim5\mu m$),大小较一致。皮炎芽生菌较新型隐球菌,菌体体积相当或稍大(直径$15\sim30\mu m$),为宽基出芽(broad-based bud),而新型隐球菌为窄颈出芽(narrow-neck bud)。另外,临床病理工作中,有时需要通过特殊染色检查鉴别隐球菌感染与小的钙化灶。

四、临床检验与病理检查的临床应用

(一)检验项目的临床应用

1.显微镜形态学检查　是检测隐球菌常用的方法,主要是墨汁负染色,具有准确、简便、快捷的特点,是目前临床诊断隐球菌感染最常用的方法。但该方法阳性率偏低,需与淋巴细胞和脓细胞等鉴别。

2.培养鉴定　是诊断隐球菌感染的金标准,主要的缺点在于隐球菌生长相对缓慢,整个过程比较耗时。有些隐球菌传代培养之后荚膜变窄,甚至消失,以至于造成墨汁负染法检查培养后的隐球菌出现不典型的形态。

3.质谱方法鉴定　该方法是近年使用于微生物鉴定的新方法,可以在数分钟内完成菌种的准确鉴定,对于隐球菌鉴定准确率高于95%。目前该方法是建立在纯培养的基础上进行的,但是很多研究正在尝试临床标本的直接检测。该方法的优点是快速、准确,缺点是设备昂贵,尚不能在普通实验室普及。

4. **血清学检测** 免疫学方法检测新型隐球菌荚膜抗原，诊断新型隐球菌感染的特异性和敏感性能够达到 90% 以上，已成为临床常规诊断方法之一。基于实时 PCR 技术可定量检测基因，对于预后和疗效也具有评估作用。

5. **核酸检测** 敏感度高，数个小时完成检测，为临床诊断隐球菌感染提供了新的方法，该方法对设备、环境、操作人员要求较高，容易发生污染，具有一定的假阳性率。

6. **基于宏基因组的二代测序技术** 近年来二代测序技术发展较快，已经应用于临床感染性疾病诊断。虽然该方法费用昂贵，对操作人员要求较高，报告的临床解读也需要多学科的知识背景，但是该项技术具有快速、高通量、准确等特点，尤其对于临床症状不典型或者低毒力菌株造成的感染具有巨大的诊断优势，是对传统诊断方法极好的补充。

（二）病理检查的临床应用

隐球菌病常引起类似于结核、组织胞浆菌感染的组织学改变，但只要在组织中发现隐球菌菌体即可做出病理诊断。

五、临床案例

【病史摘要】 患者，女性，68 岁。

主诉：左下肢红肿、皮肤破溃伴低热 1 个月，头痛、恶心、呕吐 3 天。

现病史：患者于 1 个月前无明显诱因出现左下肢皮肤红肿、疼痛。当地医院考虑丹毒，门诊静脉给予头孢曲松 2g，每天 1 次治疗 1 周无效。局部症状加重，波及左膝关节以下，并于胫骨前及小腿腓侧出现 2 处皮肤破溃。发热，体温在 37.5～38.0℃之间。随后患者于多家医院反复就诊，均考虑"感染性疾病"，而先后使用多种抗生素治疗均无效，体温仍在 37.6～38.5℃，无畏寒、寒战症状。3 天前，患者出现头痛及恶心症状，自服"胃药"不缓解，随后出现呕吐，家属发现其"精神差"。遂来医院就诊并收住院治疗。

既往史及个人史：糖尿病史 10 年，口服中药治疗，平素空腹血糖在 10mmol/L 左右。

体格检查：T 38.1℃；R 25 次 /min；BP 68 次 /min。神志倦怠，慢性病容，问答基本正确，反应迟缓。浅表淋巴结未及肿大。双肺呼吸音稍粗。左下肢膝关节以下红肿，皮肤发热，胫前及腓侧皮肤各见直径大约 0.5cm 的溃疡样皮疹，边缘欠整齐，无隆起，局部皮肤压迫有轻度凹陷及压痛，未及捻发感。右下肢皮肤正常。颈部抵抗，克尼格征及布鲁津斯基氏征均阳性。其余查体未见异常。

辅助检查：血常规：WBC 10.73×10^9/L，RBC 2.94×10^{12}/L，Hb 92g/L，PLT 330×10^9/L；血清铁蛋白 407.6ng/ml；生化：TP 60g/L，Alb 42g/L，TBil 23.2μmol/L，DBil 8.3μmol/L，Cr 64μmol/L；急查头颅 CT 未见出血灶；急查腰椎穿刺：脑脊液压力 $450mmH_2O$；脑脊液检验：红细胞 2×10^6/L，白细胞 138×10^6/L，单核细胞 71×10^6/L，蛋白 0.93g/L，潘氏试验（±），LDH 37U/L，血糖 1.2mmol/L，乳酸 4.9mmol/L，墨汁染色（+）。皮损部位活检提示皮肤隐球菌感染。头颅核磁示：双侧内囊后肢对侧性异常信号影，考虑缺血灶；双侧基底节区及双侧额叶软化灶。胸部 CT 示：①右肺上叶软组织密度结节，肿瘤性病变待除外；②两肺间质纹理增多；③两肺多发索条影，考虑慢性炎症或陈旧性病变；④动脉硬化；⑤双侧胸膜增厚。

初步诊断：隐球菌病，皮肤隐球菌病，肺隐球菌病，隐球菌脑膜炎。

【问题 1】 如何看待患者较为曲折的诊治过程？

思考 1：首次就诊时的处理是否合理？

解析：首次就诊时患者仅表现皮肤感染的可疑症状。皮肤软组织感染的最常见致病菌为溶血性链球菌等，当存在耐甲氧西林金黄色葡萄球菌、革兰氏阴性菌以及混合感染时也可能导致坏死性感染表现，而单独的链球菌感染很少导致皮肤软组织的坏死。因此，本病例首次就诊时，临床考虑皮肤软组织感染可能，使用头孢曲松治疗较为合理，但在治疗无效且发现皮肤破溃后，应积极进行病原学检测并在抗菌药物选择时考虑覆盖包括耐甲氧西林葡萄球菌等常见皮肤软组织致病菌。应当强调，在经验性选择抗生素时，本地区相关的流行病学资料是至关重要的依据。

思考2：患者是否存在其他感染性疾病的可能？

解析：患者在出现头痛、恶心、呕吐等症状后就诊，接诊医生敏感地怀疑为脑膜炎相关症状，并经腰椎穿刺检测到隐球菌，结合临床表现可以确立诊断。但在获得病原学证据之前，还应注意如结核性脑膜炎等可引起类似表现的感染性疾病。需要提示注意的是，本例患者胸部CT所示右肺软组织影亦应注意结核病可能。

【问题2】　本患者发生隐球菌感染的原因是什么？

思考：严重的基础疾病是感染发生的基础。

解析：糖尿病史10余年、病情控制不理想等因素是本例患者发生感染的主要危险因素。分析感染危险因素时还应该注意如慢性肝肾功能不全、使用皮质激素等免疫抑制剂治疗、接受化疗的恶性肿瘤或血液系统疾病等。对于存在以上相关问题的患者再出现全身或局部炎症反应时均应首先排除感染性疾病。

（吕　星　顾　兵　武鸿美）

第三节　曲　霉　病

一、临床概论

（一）疾病概述

曲霉病（aspergillosis）是由曲霉的定植或侵袭性生长所导致的疾病。曲霉感染可见于全身各个组织器官，但以肺和鼻窦最为多见。曲霉感染可以是非侵袭性，如在定植后成为致敏原引起变应性疾病，或形成慢性肉芽肿，曲霉毒素也可以引起中毒或癌变。侵袭性曲霉病更多见于免疫抑制/缺陷的患者，在血液干细胞和实体器官移植的患者中发生率最高，其他接受免疫抑制剂治疗的患者、HIV感染者等也是侵袭性曲霉病的高危人群。早期诊断、治疗和客观地评价患者的免疫状态有助于提高患者的生存率，但在严重和持续免疫抑制的患者中死亡率仍然很高。

（二）病原学和流行病学

曲霉属（*Aspergillus* spp.）是腐生丝状真菌，在分类学上属于子囊菌门（ascomycota），散囊菌目（eurotiales），发菌科（trichocomaceae）。曲霉菌是双相型真菌，曲霉菌属的各成员属于无性型，其有性型（子囊），分属于发菌科的8个属。曲霉属现有8个亚属，250余种。由于目前鉴定曲霉所采用的形态学方法和内转录间隔区测序的方法并不能鉴定到单个菌种即"组"（section）的水平，因此有学者曾建议临床报告应采用"种复合体"（species complex）的概念，如"烟曲霉复合体"。曲霉的特征性结构为分生孢子头和足细胞，分生孢子可大量释放到空气中，并生存很长时间。

烟曲霉（*A. fumigatus*）是造成侵袭性真菌感染的最常见病原，其他常见致病曲霉菌还有黄曲霉（*A. flavus*）、土曲霉（*A. terreus*）、黑曲霉（*A. niger*）以及构巢曲霉（*A. nidulans*）和棒曲霉（*A. clavatus*）等。

虽然曲霉菌在自然界中的分布广泛，但感染很少出现在免疫功能正常的人群中。曲霉的最适生长温度是25～30℃，在多种培养基下生长迅速，24～72小时即可形成典型菌落。在37℃的生长速度的不同也决定了不同曲霉的致病性。临床上血培养阳性相对少见，培养阳性者常需注意排除污染。

（三）发病机制

曲霉菌为条件性致病，各种原因造成的免疫缺陷是曲霉菌感染的主要危险因素，如严重的粒细胞缺乏、造血干细胞移植或实体器官移植、长期使用糖皮质激素、使用肿瘤坏死因子-α抑制剂（如英夫利昔单克隆抗体等）或其他免疫抑制剂、获得性免疫缺陷综合征（AIDS），以及先天性免疫缺陷综合征、长期ICU内住院等。特殊职业的健康人群如农民或园艺工人，长期大量吸入曲霉孢子也可能感染曲霉菌。

曲霉菌最常见感染途径是吸入孢子导致肺或鼻旁窦感染，偶然条件下也可以通过皮肤的伤口或污染的静脉穿刺等途径导致皮肤感染。吸入休眠的孢子后，如宿主的肺部防御机制缺失，则孢子根据菌种的不同有较大差异，可能在数天至数月内发芽，发育出菌丝并最终造成播散性感染。血管的侵袭和栓塞是侵袭性曲霉感染的标志性改变。气管黏膜的纤毛和巨噬细胞及中性粒细胞等构成肺泡内的主要防御体系。曲霉菌产生的毒素和其他成分也参与了致病过程。例如黄曲霉毒素、赭曲霉毒素 A、烟曲霉素等，但这些毒素在致病过程中的作用目前还不明确。

（四）临床表现

曲霉感染的临床表现多样，与感染者的免疫状态有关。临床表现可以为过敏反应、无症状的定植、浅表感染和急性/亚急性侵袭性感染。全身所有器官组织均可以发生曲霉菌感染。

1. 变应性支气管肺曲霉病（allergic bronchopulmonary aspergillosis，ABPA）　是主要由烟曲霉菌致敏所导致的慢性肺部疾病。临床特点为慢性支气管哮喘、支气管的黏液嵌塞、嗜酸性粒细胞肺炎和一过性肺浸润等。部分患者数年后可发生中心性支气管扩张。ABPA 常见于哮喘或其他肺部疾病患者，在欧美国家也常见于囊性纤维化的患者，病程呈现发作与缓解反复交替表现，最终可能导致肺纤维化或慢性肺曲霉病。

2. 曲霉菌性鼻-鼻窦炎　真菌性鼻-鼻窦炎感染中曲霉菌最常见。可以表现为变应性曲霉菌性鼻-鼻窦炎，通常表现为反复发作的鼻窦炎、鼻息肉或哮喘，间歇性鼻塞、头痛，鼻腔和鼻窦内存在变应性黏蛋白，呈黄绿色黏稠的分泌物。真菌涂片或培养阳性。也可表现为鼻窦曲霉球和寄生性鼻-鼻窦曲霉病等。侵袭性鼻-鼻窦曲霉病常见于粒细胞缺乏等免疫功能缺陷患者，可急性起病，表现为发热、头面部肿痛、骨质破坏、鼻甲坏死等。慢性患者早期进展缓慢，症状类似于慢性鼻炎、鼻窦炎，可在数月/数年后出现严重侵袭性病变，侵犯颅底时可出现头痛等症状。

3. 脑曲霉病　主要由鼻-鼻窦曲霉感染直接蔓延或由肺曲霉病血行播散所致，病死率高达 85%～100%。其症状体征并无特异性，包括发热、头痛、癫痫发作、偏瘫、意识障碍等。疾病形式可表现为脑膜炎、脑炎、脑脓肿、肉芽肿和曲霉性动脉炎等。患者可能有颅脑外伤、鼻窦炎、中耳炎等病史。因曲霉有嗜血管特性，常侵犯血管而引起血管栓塞，并导致出血性梗死灶和脑脓肿形成。

4. 侵袭性肺曲霉病和肺曲霉球　肺曲霉球最常发生在已经存在的由于结核、支气管扩张、结节病、强直性脊柱炎等疾病或其他原因导致的肺空洞内。肺曲霉球发生初期可无症状，咯血是最常见症状，也是较早出现的症状。如不合并细菌感染，患者一般无发热。少数情况也可能造成播散性感染，病灶邻近胸膜时可能导致胸膜炎或气胸等。

侵袭性肺曲霉病最典型的为粒细胞缺乏或其他疾病接受免疫抑制剂治疗过程中出现不能解释的发热及其他胸部症状，如胸痛、咳嗽等。咯血虽不常见，但有重要的提示意义。部分患者伴有多器官系统受累。诊断本病有时难以获得病原学证据，而影像学手段，如胸部 CT 的特征性表现具有重要诊断意义。

5. 其他部位曲霉菌感染　皮肤曲霉病的原因可以有多种，例如经血流播散，各种原因所致皮肤伤口或穿刺点的种植等。患者多有粒细胞缺乏或其他原因所致免疫抑制/免疫缺陷。皮损表现为迅速发展的红斑样、结节样皮疹，中心可有坏死和溃疡形成。皮肤活检有助诊断。

曲霉菌性骨髓炎较为少见，可由局部扩散或血行播散而来。影像学检查包括 X 线、CT 和 MRI 均可帮助诊断。

耳曲霉病大多为寄生性，外耳道皮肤出现瘙痒或烧灼样疼痛，也可以进一步侵犯鼓膜并引起中耳炎。对耵聍的直接镜检可以帮助诊断。眼曲霉病最常见表现为角膜炎，也可以导致眼睑、泪囊等感染，甚至导致眼球脓肿，造成失明。

其他部位曲霉菌感染病例的报告还有：曲霉菌心内膜炎、心包炎，曲霉菌感染肾脏、食管、小肠等。这些病例多数与播散性曲霉菌感染、AIDS 或静脉注射吸毒者相关。

二、诊断和鉴别诊断

（一）诊断

1. 诊断标准　对于存在免疫缺陷的患者,在出现不明原因发热等表现时需注意曲霉菌感染的可能。环境因素有时也可以提供诊断线索,应予以重视。

无菌部位体液培养或组织匀浆的培养阳性,以及病理的阳性结果是霉菌感染诊断的重要依据。直接镜检是检测和鉴定曲霉菌的最直接办法,通过菌丝形态即可有效地鉴别菌种。真菌的鉴定需通过形态学、生化反应以及遗传学方法等进行,正确的菌种鉴定对临床制定治疗方案具有重大参考价值。

血清学检查曲霉菌抗体和特异性菌体成分可以帮助诊断,识别高危患者,但不能作为诊断依据。检验结果应紧密结合临床情况综合判断。

影像学检查对诊断肺曲霉病具有重要价值,胸部 CT 的特征性表现是诊断肺曲霉病的有力依据。

2. 诊断流程（图 4-6）

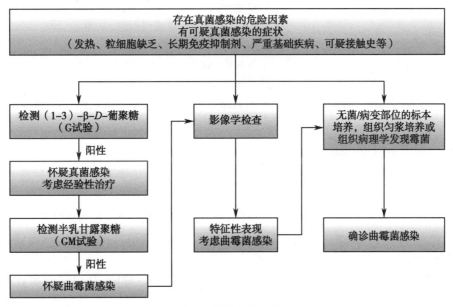

图 4-6　曲霉病诊断流程

（二）鉴别诊断

曲霉菌感染的鉴别与其他真菌感染的鉴别诊断类似,需根据不同感染部位考虑不同的鉴别诊断。例如,肺曲霉病临床诊断和鉴别诊断最有价值的检查方式是胸部 CT,而诊断的金标准仍然是病理学证据。所需鉴别的其他感染也需要根据影像学特征并结合患者的病史、家族史、其他流行病学情况以及治疗反应等综合判断方可做出正确判断。这也需要医务工作者在实践中不断总结体会。

三、临床检验与病理特征

（一）临床检验项目

1. 形态学　取痰或任何其他组织镜检。镜下可见较粗的分生孢子头,顶端膨大形成顶囊,顶囊上有小梗,小梗上有许多小分生孢子,透明二叉分枝型（即分枝呈 45°角）有隔菌丝是曲霉菌的特征性表现。

2. 分离培养与鉴定　临床样本接种沙保弱培养基,室温培养后菌落形成快。因为曲霉有许多种,其菌落形态差异非常大,有的是黑色,有的是绿色、黄色、橙色或白色。表 4-2 列出了部分种曲霉的特性。将菌落涂片镜检可见特征性的分生孢子头和足细胞。根据不同的曲霉的形态和菌落特征确定菌种。

表4-2　曲霉特征

群	培养	镜检	致病
烟曲霉 (*Aspergillus* *fumigatus*)	菌落扩延、蓝绿色至烟绿色，37～45℃生长良好	单层瓶梗，分生孢子头圆柱形，分生孢子梗无色或绿色、光滑，无闭囊壳	肺曲霉病
黄曲霉 (*A. flavus*)	菌落表面黄绿色、羊毛状，有的37℃生长比25℃好	单层和双层瓶梗，孢子头放射形，有的呈圆柱状，孢子梗黄绿色、粗糙	肺、外耳道曲霉病，甲癣
黑曲霉 (*A. niger*)	菌落初为白色羊毛状，继而黑色或黑褐色，粗绒状	单层和双层瓶梗，孢子头球形放射状、褐至黑色，孢子梗无色至褐色、光滑	外耳道、肺和脓皮症样曲霉病
土曲霉 (*A. terreus*)	菌落表面绒状、肉桂色或褐色	双层瓶梗，孢子头紧密圆柱形，孢子梗无色光滑，有次生孢子	过敏性曲霉病，皮肤、指甲和外耳道曲霉病
构巢曲霉 (*A. nidulans*)	菌落奶油、密黄或暗绿色，背面紫红色	双层瓶梗，孢子头柱形，孢子梗褐色、光滑，闭囊壳紫色，有壳细胞	外耳道、咽喉、肺曲霉病，皮肤、指甲损害
杂色曲霉 (*A. versicolor*)	菌落绿色，逐渐变黑	双层瓶梗，孢子头放射形或疏松圆柱状，孢子梗无色、黄或浅褐色、光滑，有壳细胞	皮肤、外耳道曲霉病
灰绿曲霉 (*A. glaucus*)	菌落绿色、粗糙羊毛状	单层瓶梗，孢子头放射形，孢子梗无色或浅褐色、光滑，有黄色闭囊壳	皮肤、眼、耳感染
棒曲霉 (*A. clavatus*)	菌落初为白色，后呈蓝绿色	单层瓶梗，孢子头棍棒状，顶囊长棒形，孢子梗无色、光滑	过敏性肺泡炎

3. 免疫学方法　临床常用的方法包括抗原、抗体及代谢产物检测。

（1）抗原检测：用抑制性 ELISA 测定患者血清中曲霉抗原，如半乳甘露聚糖试验（GM 试验）检测半乳甘露聚糖。

（2）抗体检测：即检测患者血清中抗曲霉抗体，常用免疫扩散检测，其敏感性和特异性较高，也可用对流免疫电泳、ELISA、生物素 - 亲和素联免疫吸附测定（BALISA）、放射免疫测定（RIA）及间接免疫荧光法（IIFA）等。

（3）代谢产物检测：即 G 试验检测细胞壁成分（1-3）-β-*D*-甘露聚糖，且 G 试验和 GM 试验联合可提高曲霉的检出率。

4. 皮肤试验　对过敏性支气管肺炎患者可用曲霉抗原提取液作皮试。I 型变态反应在 15～20 分钟发生阳性反应；II 型变态反应在 4～10 小时出现阳性反应。

5. 药物敏感性试验　曲霉菌属对制霉菌素、两性霉素 B 及其脂质体、伏立康唑、泊沙康唑、伊曲康唑、卡泊芬净、米卡芬净等敏感。

（二）临床病理特征

曲霉菌可在人体许多部位引起病变，以肺部病变最常见，可以通过血液播散到其他器官，如心瓣膜和脑比较常见。肺曲霉病常表现为坏死性肺炎，肉眼上为边界清楚、圆形、灰白色病灶，伴有出血。坏死灶内可见大量曲霉菌菌丝。慢性病灶可形成肉芽肿样结构。曲霉菌常侵入血管而形成血栓，引起组织缺血、坏死。曲霉菌菌丝常呈放射状排列，菌丝粗细均匀，有隔，常呈 45° 锐角分枝（文末彩图 4-7）。

曲霉球（aspergilloma）是指曲霉菌在肺结核、支气管扩张、陈旧性坏死或者肺脓肿等形成的空洞里生长而形成的褐色真菌球，它很少甚至不侵犯周边肺组织，周围的炎症反应很少，或周围组织出现慢性炎症反应和纤维化。形态学上，曲霉菌需与念珠菌、毛霉菌等真菌相鉴别（详见本章第一节）。

四、临床检验与病理检查的临床应用

（一）检验项目的临床应用

1. 光学显微镜形态学检验　直接显微镜检测曲霉菌的特征结构，能够快速鉴定曲霉菌，此种方法方便、易于操作，是实验室常规检查项目。它的缺点在于对于曲霉菌属内的鉴定准确率较低，另外需要检测人员熟练掌握常见曲霉菌在镜下的特征结构。

2．血清学检测　临床最常开展的是 GM 试验，主要适于侵袭性曲霉菌感染的早期诊断。GM 检测量与感染菌量通常成正比，可以反映感染程度。需要注意的是 GM 试验同 G 试验一样存在假阳性与假阴性，比如半合成青霉素类抗菌药物的使用、血液透析、饮食、婴幼儿等可导致假阳性，而有些患者比如粒细胞缺乏、局部感染、使用了抗真菌药物后可致假阴性。因此连续检测 GM 含量的临床意义较大，可用于疗效的评估。

3．分离与培养分离　培养是诊断的金标准，在观察培养过程中可以获得真菌生长的特征结构，是对于曲霉菌感染有诊断意义的检测方法，但该方法周期较长，对于人员的要求也比较高，需要一定的镜检能力。

4．皮肤试验　皮肤试验快速、操作简单易行，缺点是并不利于曲霉菌属内的鉴别。

（二）病理检查的临床评价

组织切片中的曲霉菌形态上与其他丝状真菌不易鉴别，除非见到典型的形态学特征，否则要避免直接诊断曲霉病，最好描述为锐角分枝的丝状真菌，形态与曲霉菌一致。

五、临床案例

【病史摘要】　患者，男性，63 岁。

主诉：主因间断咳嗽、咳痰伴喘息 4 个月住院。

现病史：患者于 4 个月前因发热、咳嗽、咳痰、喘息等症状就诊于呼吸科，经检查后痰培养提示肺炎克雷伯菌。痰涂片发现真菌菌丝及酵母样孢子。气管镜肺泡灌洗液培养未见真菌生长。给予哌拉西林／他唑巴坦联合伏立康唑治疗 3 周后好转出院。出院后继续口服伏立康唑并于本次入院前 1 个月停药。20 天前患者再次出现发热、咳嗽、咳痰等症状。体温在 37.8℃左右。10 天前症状加重，体温升高至 38.5℃左右，并出现胸痛，咳嗽或深呼吸时加重。为进一步诊治再次入院。

既往史及个人史：类风湿关节炎病史 5 年，病情控制不理想，长期口服甲泼尼龙、来氟米特、氨甲蝶呤等治疗。发病前甲泼尼龙维持剂量为 8mg 每日一次，来氟米特 20mg 每日一次，氨甲蝶呤 10mg 每周一次。否认糖尿病病史，否认结核病史。平素有养花爱好，卧室内有多株植物。

体格检查：患者神志清楚，急性病容，呼吸稍促，口唇未见明显发绀。未见"三凹征"，双肺呼吸音粗，左肺可闻及湿性啰音。心音有力，律齐，心率 98 次／min。腹部平坦，肝脾均未触及，全腹无压痛、反跳痛。四肢活动未见异常，未见关节畸形。

辅助检查：入院后除常规检查外，即刻留取痰培养、血培养等样本进行病原学检查。痰培养：肺炎克雷伯菌阴性，超广谱 β- 内酰胺酶（ESBLs）阴性，(1-3)-β-D- 葡聚糖试验阴性，β- 半乳甘露聚糖试验阴性；行气管镜检查：肺泡灌洗液培养未见真菌生长；血培养阴性。胸部 CT 提示：左肺多发实变影、索条影、磨玻璃密度影，伴多发空洞形成。右肺纹理增多，可见索条影。左侧胸腔积液。

诊断与治疗：考虑感染，曲霉菌可能性大。经伏立康唑治疗大约 6 个月后患者复查胸部 CT：两肺间质纹理增多，左肺多发空洞较前减小、消失。继续服用伏立康唑 15 个月后停药，随诊 3 年，病情无反复。

【问题】　该患者诊断肺曲霉菌感染的依据是什么？

思考 1：不明原因发热患者，什么情况应注意真菌感染？

解析：患者首次就诊时，虽然肺泡灌洗液培养阴性，但接诊医生仍然经验性使用了伏立康唑联合治疗，其依据无疑是患者患有慢性疾病且长期服用免疫抑制剂治疗，具备明确的真菌感染危险因素。在随后的诊疗过程当中，医生了解到患者本人平素有养花爱好，在卧室内也有很多株植物。推测患者感染的原因可能是在免疫受损的前提下吸入了大量真菌孢子。因此医生也建议患者与可疑感染源尽量脱离接触。

思考2：本病例哪些特点体现了真菌感染诊断的难点？

解析：本病例最终治疗有效证实临床医生的最初判断正确，但同时也提示曲霉菌感染诊断存在诸多难点。需提醒注意的是，胸部 CT 诊断肺曲霉菌侵袭性感染的敏感性和特异性均较高，是目前推荐使用的有效手段之一，也是肺曲霉病除了病理以外最有价值的检查手段。(1-3)-β-D- 葡聚糖和 β-半乳甘露聚糖可以作为特定人群曲霉菌感染检测的筛查手段，但敏感性和特异性均较差；曲霉菌感染的培养阳性率低；组织学检查虽特异性高，但多数情况下获得标本困难。以上原因使得曲霉菌感染的确诊较为困难。

思考3：从这个病例可以了解真菌感染病例的一些共性的特点。

解析：实际上，对曲霉菌感染诊断的分析具有一定的代表性。首先应当考虑的是宿主因素和当地真菌感染的流行病学情况。其次是正确评价血清学检测结果，无论检测结果如何均应谨慎分析。第三，对侵袭性曲霉菌而言，影像学检查的临床价值更大，其他真菌感染可能具有各自的特征，应根据宿主和流行病学情况选择最具价值的手段。当不具备相应的检查条件时，根据临床分析结果，果断采用有效的药物，同样也具有相当的诊断价值。

（吕　星　顾　兵　武鸿美）

第五章

关 节 炎

关节炎表现为关节及周围组织因炎症反应导致的红、肿、热、痛和功能障碍等多种临床表现。长期慢性关节炎可导致关节畸形。关节炎的病因复杂，可以是感染、机械性损伤及自身免疫性炎症等。关节炎是风湿病的重要特征性表现，在诊治过程中需要根据患者的临床表现、实验室检查及影像学检查，并结合发病诱因等多种因素进行综合判断。关节炎的临床表现复杂，有些关节疾病的首发症状并非关节炎，有些关节炎仅仅是全身症状的一部分。因此关节炎诊断中需要特别注意疾病的鉴别诊断。临床实验室检验对关节炎的诊断具有重要价值，尤其是对自身抗体的检测。目前命名的关节炎性疾病超过 100 种，常见的超过 30 种。本章选取了临床较为常见的几种关节炎性疾病加以介绍。

第一节　类风湿关节炎

一、临床概论

（一）疾病概述

类风湿关节炎（rheumatoid arthritis，RA）是一种主要累及手和足小关节、以侵蚀性对称性关节炎为主要临床特点的自身免疫病，是最常见的炎性关节病，属于弥漫性结缔组织病范畴。本病基本病理表现为关节滑膜炎、血管翳形成，并逐渐出现关节软骨和骨的侵蚀与破坏，最终导致关节畸形和功能丧失。患者血清中可以出现类风湿因子（rheumatoid factor，RF）和 / 或抗环瓜氨酸多肽（anti-cyclic peptide containing citrulline，anti-CCP）等多种自身抗体。

（二）病原学和流行病学

RA 可发生于任何年龄，多见于中年女性，男女患病比约为 1:4。流行病学显示 RA 的全球发病率为 0.5%～1%，我国发病率约为 0.42%，总患病人数约 500 万。由于本病常伴发多器官系统损害，且具有较高的致残率，因此，RA 不仅造成患者身体功能、生活质量和社会参与度下降，也给患者家庭和社会带来巨大的经济负担。

RA 是女性高发的自身免疫性疾病，但其性别差异不及系统性红斑狼疮显著。RA 发病的易感因素包括遗传、感染和环境。基因对 RA 的易感性和疾病严重程度具有重要作用。抗原呈递细胞的Ⅱ类主要组织相容性复合体（major histocompatibility complex，MHC）与 RA 易感性和疾病活动度相关。20 世纪 70 年代就已发现 RA 与人类白细胞抗原（human leukocyte antigen，HLA）-DR 基因的关联。目前已经证实，严重的侵袭性 RA 患者多携带特异性的 *DRB1* 易感基因。

许多微生物感染均被证实与 RA 发病具有相关性，例如 EB 病毒、细小病毒 B19、支原体、变形杆菌和口腔、肠道的寄生病原微生物等。此外，环境因素在 RA 发病中至关重要。寒冷、潮湿的工作或居住环境可能导致 RA 发生或加重 RA 的病情。吸烟作为另外一种环境因素，除了可能与 RA 易感性有关外，还可能影响病情严重程度。

（三）发病机制

RA 的发病机制目前尚不明确，环境因素、吸烟、口腔和肠道微生物以及遗传易感性可以促使 RA

的发生和发展。机体自身抗原和抗体，T 淋巴细胞的活化、功能缺陷，B 淋巴细胞、巨噬细胞、滑膜成纤维细胞、细胞因子和细胞黏附因子，基质金属蛋白酶等多种免疫细胞和炎症介质均广泛参与 RA 的发病。

目前研究表明，T 细胞依赖和非 T 细胞依赖的免疫过程参与 RA 疾病的发生和发展。其中，固有免疫和获得性免疫在 RA 发病中的重要作用被普遍接受：固有免疫是原始的模式识别系统，可以引发快速的炎症反应。免疫复合物的 Fc 段受体以及被细菌成分活化的 Toll 样受体（Toll-like receptor，TLR）激活固有免疫系统。关节来源的抗原人软骨糖蛋白 -39 及其抗体、Ⅱ型胶原及其抗体、瓜氨酸蛋白和抗瓜氨酸抗体群、变性 IgG 和 RF 等关节内外抗原抗体驱动的 T 细胞和 B 细胞均参与了发病，细胞因子网络形成旁分泌和自分泌环路，维持滑膜中细胞激活状态，加速了关节破坏，形成永久损伤。

总之，RA 发病过程十分复杂，相关机制研究需深入进行。

（四）临床表现

1. RA 典型的关节表现

（1）关节疼痛及压痛：关节疼痛及压痛是 RA 的典型关节表现，关节疼痛可分为自发痛和活动痛，其严重性在一定程度上与关节炎症程度和部位、积液形成速度及积液量等有关。多数 RA 患者的指 /趾间关节、腕关节和 / 或踝关节最早出现疼痛，并逐渐波及其他关节，部分患者可累及颈椎，但不累及整个脊柱。关节疼痛常因天气变化，如寒冷和潮湿或急性感染而诱发加重。关节压痛是检查者用一定的力量按压关节所出现的疼痛。多数活动期患者有明显的关节压痛，如伴关节拒按现象，提示病情较严重。

（2）关节肿胀：关节肿胀是 RA 的另一典型关节表现，也是关节炎和关节痛的重要区别点。关节肿胀的主要原因是关节腔积液、滑膜增生及周围组织间水肿等。疾病早期的关节肿胀多因关节周围组织水肿及炎细胞渗出导致关节腔积液所致，而疾病中、后期多因滑膜增生肥厚所致。RA 患者以双手近端指间关节、掌指关节、腕和膝关节肿胀最常见。可表现为典型的梭形肿胀，病情缓解后关节肿胀可减轻或消失。

（3）关节晨僵：晨僵是指晨间清醒后或长时间不活动后关节出现的发僵和紧缩感，这是关节炎较特异性的表现，常出现于疼痛之前，是 RA 的重要诊断依据之一。最早出现晨僵的部位往往是指间关节，若病情持续进展，可能出现全身僵硬感。从出现晨僵到活动后最大限度缓解为晨僵持续时间。晨僵持续时间及程度与 RA 的病情活动密切相关，未经治疗的 RA 患者晨僵时间可持续 1 小时以上，甚至整个上午，晨僵持续 1 小时以上对 RA 具有一定的诊断意义。

（4）关节畸形：疾病早期未得到及时合理治疗的患者多数最终会出现关节破坏和畸形，关节畸形多因滑膜炎症、血管翳侵蚀、关节软骨破坏等综合作用所致，其发生部位多位于近端指间关节、掌指关节、肘关节及足部小关节等。临床常见的关节畸形有手指的"纽扣花"样畸形、"天鹅颈"样畸形、掌指关节尺偏并半脱位及膝外翻畸形等。关节畸形的发生率与病程呈正相关。

2. RA 的关节外表现　　RA 是一种以关节炎为主要表现的全身性自身免疫性疾病，除主要的关节表现外，也常累及皮肤、眼、肺脏、肝脏、肾脏和心血管等关节外器官。RA 的病死率与关节外表现相关。重要的关节外表现包括以下几种：

（1）皮肤表现：类风湿结节是 RA 最常见且具特征性的皮肤表现，发病率约 25%，在 Felty 综合征患者中可高达 75%，男性多见。类风湿结节的发生与 RF 的滴度相关。类风湿结节的发病机制目前仍不清楚。类风湿结节多表现为无症状的单个或多个皮下结节，与肤色相同，直径从小于 5mm 到数厘米不等，常位于皮下深层，大多数质地硬、无痛，但有些位于足底或掌面的结节可有不适感。

RA 患者中血管炎的发生率低于 1%，常见于病情严重、血清学阳性及有类风湿结节的患者。皮肤表现是血管炎最常见的关节外表现。主要包括下肢皮肤溃疡、瘀点或紫癜、指端梗死、指 / 趾端坏疽，其次为非特异性斑丘疹或结节红斑、出血性大疱、网状青斑、持久性隆起性红斑以及萎缩性白斑。

（2）眼部表现：RA 眼部最常见的表现为干燥性结膜角膜病变，属于 RA 继发性干燥综合征的一种表现。与 RA 直接相关的是巩膜炎和巩膜外层炎、边缘性角膜溃疡、虹膜睫状体炎等。巩膜炎和 / 或巩膜外层炎见于不到 1% 的 RA 患者。RA 的眼部病变还可见边缘性角膜溃疡，可由冷沉淀蛋白（RF-IgG 复合物）导致。虹膜睫状体炎在 RA 患者中少见，常双眼同时发病，多为轻度，但可能会复发。

（3）心脏受累：RA 与心脏有着密切的联系，心脏是 RA 的靶器官之一，RA 心脏受累最常见的表现是心包炎，可出现于病程的任何阶段，多见于关节炎活动和 RF 阳性的患者。

近年来，心血管疾病已经成为 RA 引发死亡的主要原因。RA 患者发生急性心肌梗死（acute myocardial infarction，AMI）的风险较对照人群增高 2～4 倍，发生心力衰竭的风险增高 1.5～2 倍。临床研究显示 RA 本身即为早发动脉粥样硬化和心血管疾病事件的独立危险因素，提示持续暴露于慢性炎症和免疫失调可加速动脉粥样硬化的发生。

（4）肺部表现：RA 累及肺与胸膜十分常见，间质性肺病（interstitial lung disease，ILD）是最常见也是最严重的 RA 肺病变，是引起 RA 患者死亡的主要原因之一。发生 RA-ILD 的危险因素有 RA 病情活动和大量吸烟史。

肺类风湿结节是 RA 中唯一特异的肺部表现，多见于中年男性，其发生率不清。肺类风湿结节常与病情相关。常为双肺多发性，多发生于胸膜下，与小叶间隔相连。肺部类风湿结节通常无临床症状，但结节较大或有继发感染时可出现咳嗽、胸痛，肺尖部较大的结节可压迫神经引起疼痛或侵蚀肋骨。

RA 的胸膜病变很常见（38%～73%），男性多见，30% 与肺部其他病变（如类风湿结节及 ILD）伴发。病灶单侧多于双侧，以胸膜肥厚粘连为主，也可出现肉芽肿性病变，胸腔积液一般为少量或中等量，可为一过性或复发性，少数为慢性大量胸腔积液。

（5）肾脏病变：RA 累及肾脏者并不少见，RA 发生肾损害的病因大致可分为 3 类，即原发于 RA 的免疫性病变、淀粉样变性和继发于药物治疗的肾脏病变。

3. 特殊类型的 RA

（1）血清阴性类风湿关节炎（seronegative RA，SNRA）：约有 20%～40% 的 RA 患者 RF 阴性，通常称之为 SNRA。但是 RF 在 RA 患者中存在变化，在不同阶段可以阳性与阴性互转。有不少研究认为 SNRA 在病因、病理、临床表现及预后等方面与血清阳性类风湿关节炎（seropositive RA，SPRA）相比有明显的差别。SNRA 以大关节，如肩、膝关节和髋关节受累较常见，且较少发生关节畸形。关节外受累的表现，如类风湿结节、皮肤血管炎、雷诺现象等较少见。部分 SNRA 患者血浆中可能存在隐性 RF、循环免疫复合物和其他自身抗体，如抗核抗体等。SPRA 比 SNRA 可能更易发生骨侵蚀性改变。

（2）血清阴性滑膜炎综合征：也称缓解性血清阴性对称性滑膜炎伴凹陷性水肿综合征（remitting seronegative symmetrical synovitis with pitting edema，RSSSPE），是一种特殊类型的以关节炎为主要表现的风湿性疾病。本病是一种异质性疾病，病因不明。基本病理改变为滑膜炎，以屈肌腱鞘滑膜的炎症为其显著特点。本病多见于老年男性，发病年龄多超过 55 岁，平均年龄 69 岁，男女比例约为 2∶1～3∶1，偶可见于青壮年。该病起病急骤（1 小时至几天之内），典型表现为对称性关节滑膜的急性炎症，尤其是腕关节、手掌屈肌腱鞘及手小关节的炎症，表现为关节的疼痛和僵硬，双侧肘、肩、髋、膝、踝及足关节均可受累。全身症状一般不明显，可有乏力，偶有发热。

（3）Felty 综合征：1924 年 Felty 描述 5 例有 RA、脾大和白细胞减少三联征的患者。三联征，再加上其他常见症状，如皮肤色素沉着、下肢溃疡、全身淋巴结肿大、贫血和血小板减少，即 Felty 综合征。这些患者通常有高滴度的 RF 和抗核抗体，有皮下结节和 RA 的表现。本病患者约 2/3 是女性，多为 50～70 岁高龄者，幼年发病者少见。Felty 综合征往往在多年 RA 之后出现，少数病例脾大和粒细胞减少可早于或与 RA 症状同时出现。棕色色素沉着是本病常见的表现，多见于四肢的暴露部位。

（4）成人斯蒂尔病：成人斯蒂尔病（adult onset Still's disease，AOSD）是指成人发生的斯蒂尔病，是一组病因和发病机制不明，临床以高热、一过性皮疹、关节炎（痛）为主要表现，伴有周围血白细胞增高、肝脾及淋巴结肿大等多系统受累的临床综合征。本病临床表现复杂多样，常有多系统受累，主要表现为发热、皮疹、关节痛，其次为咽痛、淋巴结肿大、肝脾肿大及浆膜炎等。在出现高热、一过性丘疹、关节炎和白细胞及中性粒细胞升高、咽痛、肌肉关节痛时应高度怀疑成人斯蒂尔病，多次血培养或骨髓培养阴性及血清铁蛋白的异常升高可作为支持本病诊断的重要依据。

二、诊断和鉴别诊断

（一）诊断

1. 诊断标准　RA 的诊断主要依靠临床表现、自身抗体及影像学（X 线、MRI、关节超声）改变。美国风湿病学会于 1958 年发布了第一个 RA 诊断标准。近年来，随着基础和临床研究的广泛深入，对 RA 的了解更加深入，本病诊断指南不断获得更新。目前，RA 的临床诊断可以参照 1987 年（详见附录 1）和 2010 年美国风湿病学会制定的分类标准（表 5-1），符合其中任意一个标准即可获得诊断。但以单关节炎为首发症状的某些不典型、早期 RA，常被误诊或漏诊。对这些患者，除了血常规、尿常规、血沉、C 反应蛋白（C-reactive protein，CRP）、RF 等检查外，还可通过磁共振显像，以求早期诊断。对可疑 RA 患者要定期复查，密切随访。诊断时机将直接影响 RA 患者的治疗效果与预后。早期诊断需根据患者的临床表现，结合实验室和影像学检查结果。对于早期 RA 的诊断，一些特异性抗体、磁共振、关节超声具有重要意义。除了 RF，抗瓜氨酸化蛋白抗体（anti-citrullinated protein antibody，ACPA）可以在 RA 发病早期甚至发病前多年就在体内出现。抗核周因子抗体（anti-perinuclear factor，APF）、抗角蛋白抗体（anti-keratin antibody，AKA）、抗葡萄糖 -6- 磷酸异构酶（glucose 6-phosphate isomerase，GPI）抗体等在早期 RA 诊断中也具有一定意义。

表 5-1　2010 年美国风湿病学会（ACR）/ 欧洲抗风湿病联盟（EULAR）RA 分类标准

临床特征	得分
受累关节数（0～5）	
1 个大关节	0
2～10 个大关节	1
1～3 个小关节	2
4～10 个小关节	3
>10 个关节，至少一个为小关节	5
血清学抗体检测（0～3）	
RF 或 ACPA 均阴性	0
RF 或 ACPA 至少一项低滴度阳性	2
RF 或 ACPA 至少一项高滴度阳性	3
滑膜炎持续时间（0～1）	
<6 周	0
≥6 周	1
急性期反应物（0～1）	
CRP 或 ESR 均正常	0
CRP 或 ESR 增高	1

注：6 分或以上肯定 RA 诊断。

影像学检查是评估 RA 关节结构破坏的重要方法。磁共振和超声检查已经广泛用于 RA 的诊断和疗效评价。磁共振可以较传统 X 线检查更早发现骨质破坏和侵蚀，是检测早期 RA 病变最敏感的工具，磁共振在显示关节病变方面优于 X 线，可早期发现滑膜增厚、骨髓水肿和轻微关节面侵蚀，对 RA 的早期诊断有重要意义。磁共振可以检测出炎症，且对早期炎症的检测优于临床体检，是鉴别亚临床炎症的依据,可用来预测未分化关节炎是否会进展为 RA,还可在临床缓解时预测未来的关节损害,用来评估持续性炎症。

超声检测关节结构性损害的敏感度高于常规放射学检查。多普勒超声可用于确认滑膜炎的存在,监测疾病活动和进展,评估炎症情况。超声检查对判断滑膜炎和软骨轻微病变有一定帮助,可以发现早期滑膜病变和骨侵蚀,较 X 线更敏感。

2. 诊断流程(图 5-1)

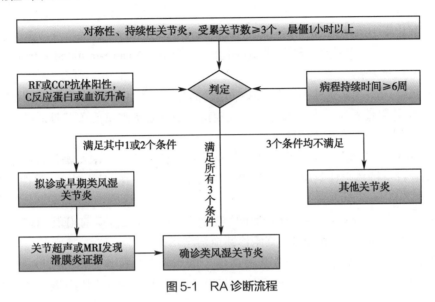

图 5-1 RA 诊断流程

(二)鉴别诊断

在 RA 的诊断过程中,应注意与以下疾病所致的关节炎相鉴别。应以不同疾病自身特点为主,对应 RA 的临床特点,加强相关实验室检查和影像学检查,做到正确鉴别,准确诊断。

1. 骨关节炎 本病为退行性骨关节病,发病年龄多在 40 岁以上,主要累及膝、脊柱等负重关节。活动时关节痛加重,可有关节肿胀、积液。手指骨关节炎常被误诊为 RA,尤其在远端指间关节出现赫伯登(Heberden)结节和近端指关节出现布夏尔(Bouchard)结节时易被视为滑膜炎。

2. 痛风 慢性痛风性关节炎多见于 40 岁以上男性,常呈反复发作,好发部位为单侧第一跖趾关节或跗关节,急性发作时通常血尿酸水平增高,慢性痛风性关节炎可在关节和耳郭等部位出现痛风石。

3. 强直性脊柱炎 该病青年男性多见,主要侵犯骶髂关节及脊柱,外周关节受累多以下肢不对称关节受累为主,常有肌腱端炎,90%~95% 患者 HLA-B27 阳性。本病主要侵犯脊柱,但周围关节也可受累,特别是以膝、踝、髋关节为首发症状者,需与 RA 相鉴别。

4. 结缔组织病 干燥综合征、系统性红斑狼疮均可有关节症状,且部分患者 RF 阳性,但它们都有相应的特征性临床表现和自身抗体。

三、临床检验与病理特征

(一)临床检验项目

1. 一般检查项目

(1)血常规:RA 患者常出现轻到中度的正细胞正色素性贫血,病情活动期可有白细胞及嗜酸性粒细胞轻度增加,70% 的患者于病情活动时血小板持续升高,病情缓解后,血小板可恢复至正常。

(2)急性时相反应指标:大多数患者在活动期血沉增快及 CRP 增高,病情缓解时均可恢复至正常。血沉和 CRP 是观察疾病活动性和严重性的指标。其他急性时相反应蛋白如 β_2 微球蛋白、转铁蛋白、血浆铜蓝蛋白、α_1 抗胰蛋白酶及抗糜蛋白酶、α_1 酸性糖蛋白和淀粉样蛋白 A 均可升高。

（3）补体：总补体、C3及C4水平在无关节外病变及非活动性RA患者多正常，甚至略高。

2. 特殊检查项目

（1）类风湿因子（RF）：RF是一种针对IgG分子Fc片段抗原决定簇的自身抗体，以变性IgG为靶抗原。RA患者体内有产生RF的B细胞克隆，在变性IgG或EB病毒的直接作用下可大量合成RF。RF主要为IgM类自身抗体，也可见IgG及IgA，可分类为：IgM-RF、IgG-RF、IgA-RF。通常在RA起病前，就有RF的生成。存在RF血清阴性者转化为血清RF阳性，这种转化通常发生在疾病活动的第一年。

（2）抗瓜氨酸化蛋白抗体（ACPA）：包括抗CCP抗体、APF、AKA、抗聚角蛋白微丝蛋白抗体（anti-filaggrin antibody，AFA）、以及抗突变型瓜氨酸化波形蛋白抗体（anti-mutated citrullinated vimentin antibody，抗MCV抗体）等。

1）抗CCP抗体：抗CCP抗体不仅是RA早期诊断指标，而且是鉴别侵蚀性、非侵蚀性RA的灵敏指标，抗CCP抗体阳性者通常出现或易发展成较抗体阴性者更严重的关节骨质破坏，联合检测RF和抗CCP抗体，可明显提高诊断的敏感度。

2）AKA：在RA发病前若干年前可以出现，有早期诊断价值。但AKA需结合其他类风湿类自身抗体进行检测，若自身抗体阳性数越多，发生RA的可能性越大。特别是对RF阴性的RA患者具有补充诊断意义。

3）APF：对RA的特异性随血清稀释倍数的增加而增加，在RA发病前出现，具有早期诊断价值。

4）抗MCV抗体检测：可以作为RA临床诊断血清学指标之一。

（3）RA33抗体：抗RA33抗体是RA患者血清中的一种自身抗体。靶抗原（RA33抗原）为一种异质性核糖核蛋白（heterogeneous nuclear ribonucleoprotein，hnRNP）的核心蛋白A2，抗RA33抗体为核抗原抗体。RA患者在病程开始时产生的自身抗体限制性较强，只针对hnRNP，抗RA33抗体对RA早期诊断有较好价值。抗RA33抗体检测的指征有：①关节滑膜炎持久反复发作；②关节局部痛感，尤其是在活动期，并伴有触痛及压痛；③关节僵硬、关节周围软组织呈弥漫性肿胀，且表面温度略高于正常关节；④掌指关节屈曲及尺偏畸形或足趾呈现爪状趾畸形外观。

（4）抗Sa抗体：出现于RA患者血清中的一种自身抗体。

（5）基质金属蛋白酶（matrix metalloproteinase，MMP）：MMP-3的mRNA水平在RA患者的关节软骨与血管翳连接部位明显升高，被认为是降解关节软骨最为关键的蛋白酶。

（6）氨甲酰化蛋白（carbamylated protein，CarP）抗体：在ACPA阴性的RA患者中，抗CarP抗体的阳性率达到了30%。同时，抗CarP抗体阳性的RA患者与抗CCP抗体阴性的患者相比，其关节损伤更为严重；而在关节疼痛的人群中，抗CarP抗体的出现与发生RA的危险系数呈正相关，因此，抗CarP抗体可能成为一个评估RA患者关节损伤及疾病活动性的良好指标。

（7）*BRAF*基因突变检测：*BRAF*是一种能诱导细胞增殖和转化的抑癌基因，其编码的蛋白是一种丝/苏氨酸蛋白激酶，在丝裂原活化蛋白激酶通路中发挥重要作用，与RA关节炎症及骨质破坏密切相关。在ACPA阴性的情况下，对于诊断RA有一定价值。

（8）滑液检查：RA患者受累关节滑液增多，黏度降低，呈淡黄色或草绿色，蛋白含量增加，白细胞数增加，可达$(10 \sim 10\,000) \times 10^9/L$甚至更多，细胞分类以中性粒细胞为主，达70%以上。滑液内补体C3水平多下降，而C3a和C5a则可升高。还发现RA滑液中有一种巨噬细胞透明纤维蛋白凝聚物，称为"米粒体"，其阳性有助于RA的诊断。滑液内可测出RF、抗胶原抗体及含有RF的免疫复合物。在RA患者的关节滑液中还可检测到较高浓度的抗Sa抗体。

（二）临床病理特征

RA由滑膜起病，继发软骨、关节囊和骨的损伤。滑膜炎是RA的基本病理改变，表现为滑膜的炎细胞浸润和血管增生以及滑膜炎导致的软骨乃至软骨下骨的破坏。滑膜早期病变为滑膜充血、滑膜衬里细胞增生及$CD4^+T$淋巴细胞、巨噬细胞、B细胞、浆细胞浸润，淋巴滤泡比较常见。滑膜内可见内皮肥大的小血管增生,滑膜表面及间质内纤维素沉积。RA 除了滑膜炎以外,还有两个非特异的病理学表现,滑膜巨细胞的出现和滑膜内可见骨及软骨碎片,后者常发生在病变晚期的关节,可能是关节表面被破坏及侵蚀的结果。

随着疾病的进展,关节表面出现血管翳(pannus),它是以血管增生和炎细胞浸润为特征的肉芽组织增生,最终侵入软骨下骨,导致软骨变性、降解,引起骨侵蚀和破坏,是造成关节畸形和功能障碍的病理基础。病变晚期以纤维增生为主。

RA 常见的关节外病变为类风湿结节(rheumatoid nodule),见于大约 20% 患者,多发生在肌腱、腱鞘及关节周围的皮下组织,但也可出现在心脏、大血管、肺和胸膜、肾脏和滑膜等部位。显微镜下类风湿结节改变为中央纤维素样坏死灶,围以栅栏样排列的反应性组织细胞(文末彩图 5-2),需与感染性肉芽肿相鉴别。

全身性类风湿性血管炎是 RA 最严重的并发症,其病理特点是全动脉炎,血管壁全层可见单核细胞浸润。病变活动期表现为血管壁纤维素样坏死,最终出现血管壁纤维化。

RA 需与强直性脊柱炎、银屑病关节炎及晚期骨性关节炎等相鉴别。强直性脊柱炎主要累及脊柱及骶髂关节,表现为附着点炎。银屑病关节炎的滑膜组织中血管数量增多伴中性粒细胞浸润,但衬里细胞增生并不明显。骨性关节炎属于退行性变而非炎症,但晚期可以有不同程度的滑膜增生,伴充血和淋巴细胞浸润,与 RA 病理改变类似。

四、临床检验与病理检查的临床应用

(一)临床检验项目的临床应用

1. ACPA　目前 ACPA 系列是最常用的检验项目,它们对 RA 的诊断具有很高的敏感性和特异性,并与 RA 的病情活动和预后关系密切,已成为诊断早期 RA、评价疗效和判断预后的标志,各种ACPA 针对的抗原及临床意义见表 5-2。

表 5-2　ACPA 的种类及诊断意义

抗体	靶抗原	敏感性 /%	特异性 /%
抗核周因子(APF)	颊黏膜前聚丝蛋白	49～91	93～99
抗角蛋白(AKA)	食管上皮前聚丝蛋白	36～59	88～99
抗聚丝蛋白(AFA)	纯化聚丝蛋白	41	99
抗环瓜氨酸肽(CCP)	人工合成 21 肽	68～90	90～98
抗瓜氨酸化纤维蛋白原(ACF)	人纤维蛋白原	61～75	85～98
抗瓜氨酸化Ⅱ型胶原(cit-CⅡ)	人Ⅱ型胶原	50～78	90
抗瓜氨酸化Ⅰ型胶原(cit-CⅠ)	人Ⅰ型胶原	32	99
抗突变瓜氨酸波形蛋白(MCV)	突变瓜氨酸化波形蛋白	70～80	91～95
抗病毒瓜氨酸化多肽(VCP)	人工合成瓜氨酸残基病毒蛋白多肽	45	95

(1)抗 CCP 抗体:在 RA 患者出现症状前 14 年即可检测到,故可早期诊断 RA。Girbal 等报道其在 RA 诊断中敏感度为 68%,特异度高达 98%,ROC 曲线下面积为 0.913。此外,CCP 抗体滴度与 RA疾病活动度、关节侵蚀及结构损伤之间有显著相关,对疾病的预后评估有重要意义。

(2)抗 MCV 抗体:在 RA 患者的特异性为 91%～95%,敏感性为 70%～80%。其临床诊断效能优于抗 CCP 抗体,40%～55% 的抗 CCP 抗体阴性 RA 患者抗 MCV 抗体阳性。因此,对高度怀疑 RA 而RF 和 / 或抗 CCP 抗体等自身抗体均阴性时,更能体现抗 MCV 抗体在 RA 中的诊断价值。

(3)抗 AKA 抗体:可以在 RA 发病以前若干年出现,是 RA 早期诊断和判断预后的指标之一。AKA与 RA 病情活动相关,阳性者在关节肿胀指数、关节压痛指数、休息痛、晨僵时间、关节损害等方面均

较阴性者更严重。AKA 主要是对 RF 阴性 RA 患者具有补充诊断意义。AKA 罕见于其他非类风湿关节炎以及非炎症性风湿病。

（4）其他抗瓜氨酸化蛋白抗体：APF 可以出现在 RA 的早期阶段，大约 30% 的 RF 阴性的 RA 患者可以检出，该抗体在一定程度上可弥补 RF 的不足，是早期诊断 RA 的有效指标之一。

2. RF　RF 是 RA 患者血清中常见的自身抗体，是 RA 传统诊断的血清学指标。对检测 RA 的敏感度达到 75%～85%，高滴度 RF 阳性支持对早期 RA 的诊断，RA 患者的 RF 滴度与其临床表现呈正相关。RF 分型意义：① IgM 型 RF：在 RA 患者血清中 IgM 型 RF 效价 >80IU/ml 并伴有严重关节功能障碍时，通常提示患者预后不良。② IgG 型 RF：在 RA 患者血清或滑膜液中 IgG 型 RF 的出现与患者的滑膜炎、血管炎和关节的症状密切相关，此类 RF 常伴随高滴度的 IgM 型 RF 在同一患者血清或滑膜液中出现。在正常人及非 RA 患者中很难检测出 IgG 型 RF。IgG 型 RF 在关节软骨表面的沉积可激活补体引起关节的炎性损伤，因此滑膜液中检测出 IgG 型 RF 比血清中检出 IgM 型 RF 更具病理意义。③ IgA 型 RF：约有 10% 的 RA 患者血清或滑膜液中可检出 IgA 型 RF，IgA 型 RF 是 RA 临床活动的一项指标，IgA 型 RF 阳性与患者关节炎症状的严重程度以及骨质破坏有显著的相关性。④ IgE 型 RF：在关节液、胸腔积液中高于同一患者的血清水平。

但 RF 对 RA 患者并不具有严格特异性，RF 阳性不能作为诊断 RA 的唯一标准。如健康人群的阳性率约为 3%～5%，超过 70 岁人群阳性率可达 10%～30%，在系统性红斑狼疮、进行性全身性硬化症等自身免疫性疾病患者的阳性率可达 28.9%～50%。虽然多种疾病中可有 RF 阳性，但滴度一般低于 40IU/ml，随着 RF 滴度增加，对 RA 的诊断特异性增高。

对于 RF 及 ACPA 均为阴性的 RA 患者，仍需要其他标志物的辅助。抗 Sa 抗体滴度与 RA 病情轻重有关，并与 APF、RF、AKA 及 HLA-DR4 等呈直线相关。抗 RA33 抗体是鉴别 RA 和其他关节炎最有价值的指标之一。MMP-3、抗 CarP 抗体、*BRAF* 基因等由于与 RA 活动性的高度相关性，不仅可以提示 ACPA 阴性的 RA 患者，而且对于 RA 的关节病变程度、早期诊断、疗效及预后都有一定的价值。

（二）病理检查临床应用

常见风湿性疾病的组织学改变无特异性，如同时出现滑膜被覆细胞高度增生和淋巴细胞滤泡形成则强烈提示为 RA。

五、临床案例

【病史摘要】　患者，女性，41 岁。

主诉：多关节肿胀疼痛 3 个月，加重 2 周。

现病史：患者于入院前 3 个月受凉后自觉周身多关节疼痛伴肿胀，以双手指间关节、掌指关节、腕关节为著，自觉双手晨起发僵，持续时间约 2 小时。症状逐渐加重，伴关节活动受限。患者无发热，无皮疹，无双手遇冷变色，自行服用"芬必得"治疗，关节疼痛肿胀有所减轻。后未规律治疗。入院前 2 周，患者关节疼痛肿胀症状明显加重，疼痛和晨僵持续时间延长，出现双肩关节、膝关节疼痛和肿胀，就诊于门诊并收入院诊治。

既往史及个人史（家族史）：既往体健，其母亲患有 RA。

体格检查：一般情况可。轻度贫血貌，皮肤黏膜未见皮疹和出血点。心肺查体无异常。腹软，无压痛，肝脾未及。双手第 1～3 指间关节、第 2～4 掌指关节梭形肿胀伴压痛，双侧腕关节肿胀伴压痛，双肩关节、膝关节压痛。病理征阴性。

实验室检查：血常规：白细胞 12.1×10^9/L，血红蛋白 89g/L，血小板 423×10^9/L。肝功能、肾功能、电解质正常。RF 396U/ml，抗 CCP 抗体 890AU/ml，CRP 4.2mg/dl，血沉 56mm/h。

【问题 1】　该患者初步诊断是什么？诊断依据是什么？

思考：该患者初步诊断是 RA，诊断依据是患者临床表现、实验室检查，按照 RA 的分类标准进行诊断。

解析：患者为中年女性，有 RA 家族史。临床特点包括：多关节炎症，双侧对称，小关节为主，伴有晨僵；实验室检查显示血沉、C 反应蛋白升高，RF 阳性，ACPA 升高，伴有贫血。

按照 ACR 和 EULAR 在 1987 年和 2010 年发布的 RA 分类标准，分别符合两类标准，故而做出临床诊断。

【问题2】 患者还需要进行的下一步检查是什么？

思考：本病需要与骨关节炎、血清阴性脊柱关节炎、其他结缔组织病引发的关节炎鉴别。

解析：RA 是最常见的自身免疫性关节炎。根据 RA 的临床特点，小关节起病、双侧对称伴有晨僵，与骨关节炎、血清阴性脊柱关节炎以及其他结缔组织病引发的关节炎不难鉴别。需要注意实验室特异性自身抗体以及影像学检查的必要性和临床意义。还需要行双手关节超声以及手关节磁共振检查。

（李　昕　张朝霞　武鸿美）

第二节　强直性脊柱炎

一、临床概论

（一）疾病概论

强直性脊柱炎（ankylosing spondylitis，AS）是一种病因未明、主要累及中轴关节的慢性全身性自身免疫性疾病。其临床表现多种多样，以慢性腰痛和僵硬最为常见，最终导致脊柱和骶髂关节的纤维化和晚期骨性强直。

（二）发病机制

AS 的确切病因尚不清楚，但已认识到是多因素所致，有遗传倾向，也受环境的影响。

1. 遗传因素　AS 在同卵双生子的患病一致率为 75%，而异卵双生子仅 13%，并可呈现出家族聚集性，高度提示遗传因素在 AS 发病机制中起重要作用。HLA-B27 是第一个被阐明 AS 相关的遗传因素，尽管 HLA-B27 和 AS 之间具有强相关，但推测其在 AS 发病中的作用只占遗传总危险性的 16%。在人类，已知与 AS 相关的 HLA-B27 亚型达 45 种以上，从 B*2705 的强相关，到 B*2709 的弱相关，其相关性强弱不等。HLA-B27 过度表达在大鼠表现为自发性脊柱关节炎样病变，可作为 HLA-B27 直接致病的佐证。

2. 环境因素　已经有两个环境因素被认为可能促进 AS 的发展。最合理、最被普遍接受的因素是附着点的机械应力。附着点通常具有消除机械应力的作用。即使在没有 AS 的情况下，跟腱也有反复受应力伤和修复的迹象，而在 AS 患者中，这些附着点承受的应力可能激活下游事件，导致炎症、骨侵蚀和骨赘形成。另一个被广泛提出的环境因素是特定病原体感染，如克雷伯菌属。事实上，一些细胞内病原体可诱发反应性关节炎，这是脊柱关节病家族的另一成员。这些病原体包括沙门菌属、志贺菌属、弯曲杆菌属、导致胃肠道感染的耶尔森菌属和泌尿生殖道感染的沙眼衣原体。这些细菌在一些个体中传播到关节，甚至可能诱导病原体特异性以及 HLA-B27 特异性 T 细胞反应。然而，这些 T 细胞反应是否会诱发关节炎尚不明确。目前，暂时没有证据证明 AS 是由病原体诱发起病的。

（三）临床表现

AS 通常是隐匿性起病，临床表现分为关节表现和关节外表现。

1. 关节表现

（1）炎性下腰痛：下腰痛是十分常见的症状，普通人群发生率高达 80%。因此，应注意 AS 及中轴脊柱关节炎下腰痛与机械性下腰痛的鉴别。下腰痛是 AS 的诊断要点，临床上对炎症性腰痛常认识不足。

疼痛起初主要发生在臀区深部，为钝痛，难以定位，隐匿发作。早期疼痛也可十分严重：位于骶髂关节，但有时可放射到髂嵴或大转子部位或下行至大腿背侧。典型的臀部疼痛表现为双侧交替，可因咳嗽、喷嚏或其他背部突然转动等动作而加重。虽然起初疼痛常为单侧性或间歇性，但数月后常变为双侧性和持续性，同时腰椎部位感觉僵硬和疼痛。疼痛伴腰背僵硬的感觉在清晨加重，可能使患者从睡眠中，尤其是下半夜痛醒。很多患者不能鉴别腰背痛和僵硬。晨僵持续时间可达 3 小时。热水浴、运动或体力活动可使疼痛和僵硬减轻，休息不能使其改善。疲劳常常是慢性腰背痛和僵硬的结果，是一个重要的症状，可因疼痛和僵硬所致睡眠障碍而加重。

强直性脊柱炎和中轴脊柱关节炎炎性腰背痛的表现包括：45 岁以前发病、症状持续 3 个月以上（慢性疼痛）、疼痛位于下背、交替性臀部痛、下半夜因背痛痛醒、晨僵时间至少持续 30 分钟、症状隐匿发生、活动改善、休息不能缓解、用非甾体类药物有效。

（2）外周关节炎和附着点炎：通常只累及单个或少数关节。高达 35% 的患者在本病的某个阶段出现髋和肩关节受累，尤其是髋关节受累可导致残疾。AS 也可累及一侧或双侧膝关节，常表现为间歇性肿胀和积液。约 10% 患者颞颌关节受累。附着点炎是疾病进展的始发因素，而机械应力引发系统免疫改变导致肌肉骨骼修复不当，损伤肌腱和韧带，最终导致附着点炎。累及跟腱或跖趾关节的附着点炎症，可能单独出现或随关节炎出现。胸椎（肋椎关节和肋横突关节）受累和胸肋及胸骨柄关节附着点炎均引起胸痛，疼痛常在咳嗽或深呼吸时加重，伴有胸肋关节的压痛。

2. 关节外表现　疲劳、体重减轻、低热等全身症状常见。局部症状主要有以下几点：

（1）眼病：急性前葡萄膜炎或虹膜睫状体炎是 AS 最常见的骨骼外表现，见于 25%～30% 的患者，典型表现为急性、单侧发作，也可以交替发生。表现为红眼、疼痛，伴视力下降。可有畏光和流泪。

（2）胃肠道受累：5%～10% 的 AS 患者可合并克罗恩病或溃疡性结肠炎。但通过回肠结肠镜检查，多达 60% 的 AS 患者可发现近端结肠、终末回肠在宏观上和微观上都存在无症状的炎性区域。

（3）骨质疏松症：大约 59% 和 18% 的 AS 患者合并骨量减少和骨质疏松，并且在疾病早期便可见骨量减少。这类患者因骨质疏松性胸椎畸形，导致严重姿势异常，特别是固定性驼背。

（4）心血管病：心脏受累出现在 10%～30% 的 AS 患者中，其中包括升主动脉炎、主动脉瓣关闭不全、传导异常、心肌肥厚以及心包炎等。AS 患者心肌梗死的患病率比普通人群高 2～3 倍。

（5）皮肤受累：10%～25% 的 AS 患者可伴有银屑病样皮疹，这类患者更容易出现周围关节的受累，疾病预后较单纯 AS 或 AS 合并胃肠道受累的患者差。

（6）肺受累：肺受累是 AS 后期的少见表现，以慢性进行性肺上叶纤维化为特点。主要表现为咳嗽、呼吸困难，有时还可出现咯血。胸部关节的炎症可导致胸壁僵硬、活动受限。

（7）肾受累：在 AS 中，肾脏受累最常见的原因是继发性肾淀粉样变性（62%），其次是 IgA 肾病（30%）和膜增生性肾小球肾炎（5%）。其他罕见原因还包括膜性肾病（1%）、局灶性节段性肾小球硬化症（1%）和局灶性增生性肾小球肾炎（1%）。在 AS 和其他脊柱关节病的病程中，有 1%～3% 的病例会并发继发性淀粉样变性。

（8）神经系统受累：除颈椎骨折和半脱位以外，在病程晚期可能出现慢性进展性马尾综合征。通常症状包括腰椎、骶椎皮区的感觉丧失，少数情况下有下肢无力、疼痛，不能排尿，直肠括约肌张力消失。

二、诊断和鉴别诊断

（一）诊断

1. 诊断标准　近年来通常采用 1984 年修订的 AS 纽约标准。对一些暂时不符合上述标准者，可参考 2009 年国际脊柱关节病评价工作组（Assessment of Spondyloarthritis International Society，ASAS）推荐的中轴型脊柱关节病（SpA）的分类标准。

（1）1984 年修订的 AS 纽约标准：①下腰背痛持续至少 3 个月，疼痛随活动改善，但休息不减轻；②腰椎在前后和侧屈方向活动受限；③胸廓扩展范围小于同年龄和性别的正常值；④双侧骶髂关节炎

Ⅱ～Ⅳ级，或单侧骶髂关节炎Ⅲ～Ⅳ级。如患者具备④并分别附加①～③中的任何1条可确诊为AS。

（2）2009年ASAS制定的中轴型脊柱关节病标准：起病年龄＜45岁和腰背痛＞3个月的患者，加上符合下述中1种标准：①影像学提示骶髂关节炎加上≥1个下述的脊柱关节病特征；②HLA-B27阳性加上≥2个下述的其他脊柱关节病特征。其中影像学骶髂关节炎指的是：①MRI提示骶髂关节活动性（急性）炎症，高度提示与脊柱关节病相关的骶髂关节炎；或②明确的骶髂关节炎影像学改变（根据1984年修订的纽约标准）。

脊柱关节病可进展为AS，该病的特征包括：①炎性背痛；②关节炎；③肌腱端炎（跟腱）；④眼葡萄膜炎；⑤指/趾炎；⑥银屑病；⑦克罗恩病，溃疡性结肠炎；⑧非甾体抗炎药反应良好（用药后24～48小时疼痛完全消失或明显改善）；⑨有脊柱关节病家族史（一级或二级亲属患有强直性脊柱炎、银屑病、急性葡萄膜炎、反应性关节炎、炎性肠病中的任一种疾病）；⑩HLA-B27阳性；⑪CRP升高。

2.诊断流程（图5-3）

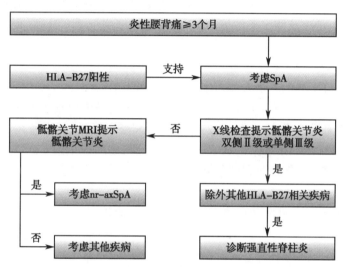

图5-3 AS诊断流程
nr-axSpA为放射学阴性中轴型脊柱关节炎。

（二）鉴别诊断

常见的需要与AS鉴别的疾病包括：

1.椎间盘突出 是引起腰背痛的常见原因之一。该病限于脊柱，无疲劳感、消瘦、发热等全身表现，多为急性发病，只限于腰部疼痛，活动后加重，休息缓解；站立时常有侧屈。触诊在脊柱骨突有1～2个触痛点。所有实验室检查均正常。它和AS的主要区别可通过CT、MRI或椎管造影检查得到确诊。腰部X线椎间隙狭窄或前窄后宽或前后等宽；椎体缘后上或下角唇样增生或有游离小骨块；CT可证实。

2.弥漫性特发性骨肥厚（diffuse idiopathic skeletal hyperostosis，DISH）综合征 发病多在50岁以上男性，也有脊椎痛、僵硬感以及逐渐加重的脊柱运动受限。其临床表现和X线所见常与AS相似。但是，该病X线可见韧带钙化，常累及颈椎和低位胸椎，经常可见连接至少4节椎体前外侧的流注形钙化与骨化，而骶髂关节和脊椎骨突关节无侵蚀，晨起僵硬感不加重，ESR正常且HLA-B27阴性。

3.髂骨致密性骨炎 多见于中、青年女性，尤其是有多次怀孕、分娩史或从事需长期站立职业的女性。主要表现为慢性腰骶部疼痛，劳累后加重，有自限性。临床检查除腰部肌肉紧张外无其他异常。诊断主要依靠前后位X线片，典型表现为在髂骨与骶髂关节之中下2/3部位有明显的骨硬化区，呈三角形者尖端向上，密度均匀，不侵犯骶髂关节面，无关节狭窄或糜烂，界限清楚，骶骨侧骨质及关节间隙正常。

4. 其他　AS 是 SpA 的原型,在诊断时必须与骶髂关节炎相关的其他 SpA 如银屑病关节炎、肠病性关节炎或 Reiter 综合征等相鉴别。此外,脊柱关节炎、类风湿关节炎和结核累及骶髂关节或脊柱时,需进一步根据相关的其他临床特征加以鉴别。

三、临床检验与病理特征

(一)临床检验项目

1. 一般检查项目

(1)血常规:白细胞计数正常或升高,淋巴细胞比例稍增加,少数患者有轻度贫血(正细胞低色素性),AS 患者还可出现反应性血小板增多,因 AS 为一炎性过程,多种细胞因子的相互作用使得巨核细胞系增生,使得血小板计数增多和大血小板比率上升。但从临床上看,AS 出现血小板异常率较 RA 低。

(2)急性时相反应指标:血沉和 C 反应蛋白是重要的炎症指标,前者比后者影响因素多,如红细胞形态、血红蛋白异常、贫血及测定条件等。AS 活动期红细胞沉降率升高,但是有报道表明,其与疾病活动性无明显联系。

(3)补体:血清补体 C3 和 C4 常增加。

2. 特殊检查项目　HLA-B27 是人体白细胞抗原,属于 HLA-B 位点之一。HLA-B27 基因属于 I 型 MHC 基因,基本上表达在机体中所有有核的细胞上,尤其是淋巴细胞的表面有丰富的含量,是一种免疫遗传标记抗原,为显性遗传。HLA-B27 抗原与 AS 密切相关,但推测在发病中的作用只占遗传总危险性的 16%。现已证明,B27 型 HLA 分子的功能是将多肽提呈给 CD_8^+T 细胞。M1 与 M2 两种抗原决定簇能和克雷伯菌、志贺杆菌和耶尔森菌等关节炎因素发生交叉反应。

3. 其他检查项目

(1)血清蛋白:AS 患者常见血清白蛋白减少,α_1 和 γ 球蛋白增加,血清免疫球蛋白 IgG、IgA 和 IgM 可增加。

(2)血清酶:约 50% 患者碱性磷酸酶升高,血清肌酸磷酸激酶也常升高。

(二)临床病理特征

中轴关节炎、外周大关节炎和伴有软骨下骨髓炎的附着点炎是强直性脊柱炎特征性病理表现。软骨样化生,继以软骨钙化和骨形成,也是本病的病理特征。

早期病理改变表现为滑膜和软骨下骨髓淋巴细胞、浆细胞、巨噬细胞等炎性细胞浸润,而后期改变表现为血管翳形成,并沿滑膜和软骨下骨髓向周围蔓延,导致软骨及软骨下骨板侵蚀。关节囊后附着部位的附着点炎在病变后期也可以很明显。随着病变的进展,活动性炎症部位的软骨化生、钙化等修复性改变,逐渐被软骨内成骨代替,导致关节间隙闭合、强直。附着点炎最常发生于富含纤维软骨的部位,如跟腱。

四、临床检验与病理检查的临床应用

(一)临床检验的临床应用

HLA-B27 阳性在 AS 的早期诊断中有重要的参考价值。AS 患者 HLA-B27 抗原阳性率为 85%～95%,国内报道非 AS 患者阳性率为 10%。虽然 HLA-B27 检查对于 AS 具有高度特异性和敏感性,但单项 HLA-B27 检测阳性不能诊断 AS,也不能判断患者的预后,检测阴性也不能排除 AS。因此,HLA-B27 阳性的 AS 患者,根据临床应行双侧骶髂关节磁共振成像(MRI),并检测红细胞沉降率、C 反应蛋白等指标辅助确诊。不能明确诊断的 AS 患者则需要做长期随访,因为当该病达到诊断标准时就已经是晚期,致残率大大增高。所以,未达到诊断标准,但具备多种危险因素时就应高度重视,避免延误治疗时机。

此外,血小板计数、ESR 和 CRP、IgA 均在 AS 活动期出现升高的改变,故可作为 AS 活动性评价

的指标。不过尚有一部分 AS 患者腰背痛等症状较明显但上述指标正常。

（二）病理检查的临床应用

强直性脊柱炎主要累及脊柱及骶髂关节，所以临床很难也极少从患者获得合适的病理标本，目前该病的大部分病理信息来源于影像学及动物模型研究。

五、临床案例

【病史摘要】 患者，男性，42 岁。

主诉：腰痛 6 年，臀部疼痛 10 个月。

现病史：患者 6 年前无明显诱因开始出现下腰部疼痛，于久坐时出现，伴晨僵、起床困难，凌晨 3、4 点常常痛醒，晨僵时间大于 1 小时，活动后症状可稍减轻。无眼炎，无腹痛腹泻，无血尿，无皮疹等不适，多次在外院就诊，查腰骶椎 MR 提示双侧骶髂关节炎、椎管囊肿、腰椎间盘突出。10 个月前出现双侧臀部疼痛，在外院行椎管囊肿切除术，治疗后症状曾稍改善，但不久后再次出现，且伴右侧大腿疼痛，活动受限，服用非甾体抗炎药治疗效果欠佳，进一步到医院就诊，完善检查示 HLA-B27（+），血沉 36mm/h，予芬必得、氨糖美辛（吲哚美辛 25mg，氨基葡萄糖 75mg）、仙灵骨葆治疗，症状无明显好转，入院进一步诊治。患者发病以来，无发热、畏寒，胃纳、二便及睡眠如常。

既往史及个人史：10 年前出现左上肢肿胀、活动受限，肌电图示左侧尺神经损害，诊断左侧臂丛神经炎，服药后症状好转。父亲有"脊柱关节病"病史。

体格检查：T 36.8℃，P 72 次/min，R 20 次/min，BP 130/90mmHg。浅表淋巴结未及肿大，双肺呼吸音清，未及干湿啰音，心率 72 次/min，腹软无压痛，肝脾肋下未及，肝区及双肾区无叩痛，双下肢无水肿。指地距离 14cm，双侧 4 字征（+），双侧骶髂关节直接压痛（+），扩胸度 3.5cm，Schober 试验 7cm，枕墙距离 0cm。外周关节无肿胀无压痛。颈椎、胸椎、腰椎棘突多处压痛。

实验室检查：全血常规：WBC 8.78×10^9/L，Hb 132g/L，PLT 254×10^9/L；尿常规正常。抗核抗体（ANA）、抗双链 DNA（dsDNA）抗体、抗 ENA 抗体、抗磷脂综合征指标、血管炎指标均阴性；HLA-B27 阳性；CRP 6.71mg/L；ESR 25mm/h；IgA 1.73g/L；IgG 11.9g/L；IgM 1.54g/L；补体 C3 1 060mg/L；补体 C4 396mg/L；RF 20IU/ml。

影像学检查：X 线片：疑左侧骶髂关节炎。

【问题 1】 根据以上病例资料及初步检查结果，该患者的可能诊断是什么？需要与哪些疾病进行鉴别？

思考 1：患者中年男性，症状均为炎性腰背痛的特征性表现，有脊柱关节病家族史，综合查体、实验室检查及关节 MR 结果，诊断考虑强直性脊柱炎。

解析：患者下腰部疼痛，于久坐时出现，伴晨僵、起床困难，凌晨 3、4 点常常痛醒，晨僵时间大于 1 小时，活动后症状可稍减轻，以上均为炎性腰背痛的特征性表现。查体：双侧骶髂关节直接压痛（+），颈椎、胸椎、腰椎棘突多处压痛，查 HLA-B27 阳性，查血沉升高，关节 MR 提示双侧骶髂关节炎（左侧明显），曾在外院行磁共振检查提示骶髂关节炎、椎管囊肿，并行椎管囊肿切除术，但术后疼痛并无明显缓解，提示椎管囊肿并非导致腰部疼痛的主要原因，且患者后续查 HLA-B27 阳性，ESR 升高，均提示存在脊柱关节病可能。

患者查体指地距离 14cm，双侧 4 字征（+），双侧骶髂关节直接压痛（+），颈椎、胸椎、腰椎棘突多处压痛，提示患者腰椎屈曲活动度下降，并有骶髂关节炎症，是脊柱关节病较特异的体征。

思考 2：强直性脊柱炎一般需要与其他引起腰背痛的脊柱退行性病变、感染性疾病及其他脊柱关节病相鉴别。

解析：脊柱退行性病变多发生在 40 岁以上人群。骶髂关节无改变，椎间隙变窄，椎体边缘骨赘形成。脊柱结核病变局限于一个或相邻椎体，以骨质破坏为主，缺乏骨质增生，并有椎旁、腰大肌、髂窝等处寒性脓肿，最终无广泛强直。

【问题2】 下一步需要进行哪些检查以帮助诊断?

思考1：腰椎及骶髂关节 MRI 检查。

解析：该患者已行骨盆 X 线检查，但常规骨盆 X 线平片对早期骶髂关节炎的诊断敏感性不高；CT 能先于平片检测骨质的异常，但其作用有限。MRI 的常规检查序列能发现 50% 的前放射学 SpA 的骶髂关节炎。T1 加权相能检测侵蚀以及脂肪浸润，这些征象可以在疾病的早期出现，并与炎症的缓解有关。

同样，脊柱平片检查仅能显示已明确疾病的异常，对 AS 的诊断以及评估的作用不大。脊柱炎症只能通过 MRI 进行观察，典型表现是椎体前、后角以及椎间盘周围骨髓水肿。用高度敏感的 MRI 对脊柱炎症的变化进行量化是临床试验的重要组成部分。

思考2：如何看待患者父亲有"脊柱关节病病史"?

解析：AS 具有家族聚集性，本病在 HLA-B27 阳性 AS 患者的 HLA-B27 阳性一级家属很常见，10%～30% 有 AS 的症状或体征。阳性 AS 家族史是本病的高危因素。

（崔 阳 张朝霞 武鸿美）

第三节 银屑病关节炎

一、临床概论

（一）疾病概述

银屑病关节炎（psoriatic arthritis，PsA）是一种与银屑病相关的炎性关节病，类风湿因子通常为阴性，目前归类为血清阴性脊柱关节病。大约 75% 的患者关节炎发生于银屑病皮肤病变之后，约有 10% 的患者皮肤病变与关节炎同时发生，有将近 15% 的患者关节炎可出现在银屑病皮肤病变之前。

（二）病因及发病机制

PsA 的发病机制包括遗传学、免疫学和环境因素的相互作用。尽管已经用孟德尔的遗传规律对患者的家族谱系进行了描述，但大多数家族谱系不能按单基因遗传的特征作出解释，所以推测该病是按照多因素规律来遗传的。患有银屑病的单卵双胞胎对疾病的易感性是一致的。但是，另一方面，有其他报道显示，对单卵双胞胎随访 40 年，其对 PsA 的易感性是不一致的。由 Moll 和 Wright 完成的针对 100 个家庭的严格对照实验研究揭示，PsA 患者的一级亲属发展成 PsA 的可能性是普通人群的 50 倍。这些研究提示环境因素在发病机制中发挥一定作用，这些因素也必须在一定遗传背景下才会发挥作用。

（三）临床表现

本病起病隐匿，约 1/3 呈急性发作，起病前常无诱因。

1. 关节表现   关节症状多种多样，除四肢外周关节病变外，部分可累及脊柱。受累关节疼痛、压痛、肿胀、晨僵和功能障碍，依据临床特点分为 5 种类型，60% 的患者类型间可相互转化，合并存在。

（1）单关节炎或少关节炎型：占 70%，以手、足远端或近端指/趾间关节为主，膝、踝、髋、腕关节亦可受累，分布不对称，因伴发远端和近端指/趾间关节滑膜炎和腱鞘炎，受损指/趾可呈现典型的腊肠指/趾，常伴有指/趾甲病变，此型患者约 1/3～1/2 可演变为多关节炎类型。

（2）远端指间关节炎型：占 5%～10%，病变累及远端指间关节，为典型的 PsA 表现，通常与银屑病指甲病变相关。

（3）残毁性关节炎型：占 5%，是 PsA 的严重类型，好发年龄为 20～30 岁，受累指、掌、跖骨可有骨溶解，指节为望远镜式的套叠状，关节可强直、畸形，常伴发热和骶髂关节炎，皮肤病变严重。

（4）对称性多关节炎型：占 15%，病变以近端指/趾间关节为主，可累及远端指/趾间关节及大关节如腕、肘、膝和踝关节等。

（5）脊柱关节病型：约 5%，男性及年龄大者多见，以脊柱和骶髂关节病变为主，常为单侧，下背痛或胸壁痛等症状可缺如或很轻，脊柱炎表现为韧带骨赘形成，严重时可引起脊柱融合，骶髂关节模糊，关节间隙狭窄甚至融合，可影响颈椎导致寰椎关节不全脱位。

2．皮肤表现　根据银屑病的临床特征，一般可分为寻常型、脓疱型、关节病型及红皮病型 4 种类型。皮肤银屑病变好发于头皮及四肢伸侧，尤其肘、膝部位，呈散在或泛发分布，要特别注意隐藏部位的皮损如头发、会阴、臀、脐等；皮损表现为丘疹或斑块，圆形或不规则形，表面有丰富的银白色鳞屑，去除鳞屑后为发亮的薄膜，除去薄膜可见点状出血（Auspitz 征），该特征对银屑病具有诊断意义。存在银屑病是 PsA 与其他炎性关节病的重要区别，皮肤病变严重性和关节炎症程度无直接关系，仅35% 的患者二者相关。

3．指 / 趾甲表现　约 80% PsA 患者有指 / 趾甲病变，而无关节炎的银屑病患者指 / 趾甲病变率为20%，因此指 / 趾甲病变是 PsA 的特征。常见表现为顶针样凹陷，炎症远端指间关节的指甲有多发性凹陷是 PsA 的特征性变化，其他有甲板增厚、浑浊、色泽发乌或有白甲、表面高低不平、有横沟及纵嵴，常有甲下角质增生，重者可有甲剥离，有时形成匙形甲。

4．其他表现

（1）全身症状：少数有发热、体重减轻和贫血等。

（2）系统性损害：7%～33% 的患者有眼部病变，如结膜炎、葡萄膜炎、虹膜炎和干燥性角膜炎等；接近 4% 的患者出现主动脉瓣关闭不全，常见于疾病晚期，另有心脏肥大和传导阻滞等；肺部可见上肺纤维化；胃肠道可有炎性肠病，罕见淀粉样变。

（3）附着点炎：特别在跟腱和跖腱膜附着部位。足跟痛是附着点炎的表现。

二、诊断和鉴别诊断

（一）诊断

1．诊断标准　迄今，国际上尚缺乏统一的关于银屑病关节炎的分类或诊断标准，也没有特异性的实验室诊断方法。对此病的临床诊断主要根据患者的皮肤损害和关节炎的临床特点，以及影像学检查的结果进行综合分析。目前认为，当患者有银屑病皮肤病变，又有关节炎时可以考虑银屑病关节炎的诊断。此病患者的血沉和 C 反应蛋白往往增高。患者的 HLA-B27 常常阳性，提示患者的中轴关节可能受累。X 线、CT 或 MRI 检查对本病诊断有较大的帮助，尤其发现指骨有"铅笔帽样"变形时，对银屑病关节炎的诊断更有特异性。

多数文献报告中，对本病的诊断常采用 Moll 和 Wright 于 1973 年提出的分类标准。他们对银屑病关节炎的分类标准如下：①至少有 1 个关节炎并持续 3 个月以上；②至少有银屑病皮损和 / 或 1 个指 / 趾甲上有 20 个以上顶针样凹陷的小坑或甲剥离；③血清 IgM 型 RF 阴性（滴度 <1 : 80）。

2．诊断流程（图 5-4）

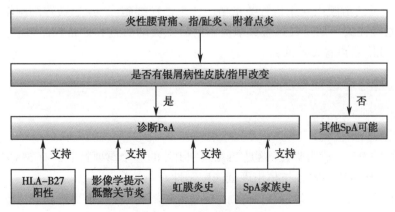

图 5-4　PsA 诊断流程

（二）鉴别诊断

1. **类风湿关节炎**   二者均有小关节炎，但 PsA 有银屑病皮损和特殊指甲病变、指 / 趾炎、附着点炎，常侵犯远端指间关节，RF 阴性，特殊的 X 线表现如笔帽样改变，部分患者有脊柱和骶髂关节病变；而 RA 多为对称性小关节炎，以近端指间关节和掌指关节、腕关节受累常见，可有皮下结节，RF 阳性，X 线以关节侵蚀性改变为主。

2. **强直性脊柱炎**   侵犯脊柱的 PsA，脊柱和骶髂关节病变不对称，可为跳跃式病变，发病常在年龄大的男性，症状较轻，有银屑病皮损和指甲改变；而 AS 发病年龄较轻，无皮肤、指甲病变，脊柱、骶髂关节病变常呈对称性。

3. **骨性关节炎（osteoarthritis，OA）**   二者均侵蚀远端指间关节，但 OA 无银屑病皮损和指甲病变，可有赫伯登结节、布夏尔结节，无 PsA 的典型 X 线改变，发病年龄多为 50 岁以上老年人。

4. **SAPHO 综合征**   SAPHO 为下列 5 个英文单词的缩写，即：滑膜炎（synovitis）、痤疮（acne）、脓疱病（pustulosis）、骨肥厚（hyperostosis）和骨髓炎（osteomyelitis）。PsA 和 SAPHO 综合征均可出现银屑病皮疹，均可有关节痛，但 SAPHO 综合征主要累及胸骨上端、锁骨内端及第一对肋软骨，影像学表现为溶骨性骨炎、骨质增生和骨硬化，而非典型关节炎。

存在银屑病是 PsA 与其他炎性关节病的重要区别，约 75% 的 PsA 患者皮疹出现在关节炎之前，同时出现者约 15%，皮疹出现在关节炎后的患者约 10%，35% 的患者皮肤病变的严重性和关节炎症程度有相关性。

三、临床检验与病理特征

（一）临床检验项目

1. **一般检查项目**
（1）血常规检查：疾病活动期，多有不同程度的白细胞增多。
（2）急性时相反应指标：病情活动时血沉加快，C 反应蛋白增加。
（3）补体和免疫相关蛋白：病情活动时 IgA、IgE 增高，补体水平增高。

2. **特殊检查项目**   PsA 无特异性实验室检查，滑液检查可见白细胞轻度增加，以中性粒细胞为主。患者有时可见 RF 阳性及 HLA-B27、HLA-B17 阳性，但对诊断帮助不大。RF 阴性以往被认为是诊断 PsA 最有意义的实验室指标，并据此将 PsA 归类为血清阴性脊柱关节病。

（二）临床病理特征

1. 银屑病关节炎重要的病理改变主要发生于皮肤、滑膜、附着点、软骨及骨。银屑病皮肤病变特征性改变为表皮角化亢进及灶状角化不全，颗粒层变薄或消失；角质层或角质下层中性粒细胞聚集，形成 Munro 微脓肿，常出现在角化不全处；表皮呈银屑病型增生：棘层肥厚与萎缩相间，上皮脚呈杵状延伸，乳头上皮表皮变薄等。

2. 银屑病关节炎的滑膜组织中血管数量增多伴中性粒细胞浸润，但被覆细胞增生并不明显。这一点可以用来鉴别脊柱关节病及类风湿关节炎。附着点炎即肌腱和韧带骨骼附着点的炎症，引起附着点增厚、骨侵蚀或附着点骨赘形成。

四、临床检验与病理检查的临床应用

（一）临床检验的临床应用

PsA 无特异性实验室检查。

1. PsA 患者血清 RF 一般为阴性，这是 PsA 鉴别 RA 的一个重要特点。有 5%～16% 的患者出现低滴度的 RF。2%～16% 患者抗核抗体出现低滴度阳性。

2. 病情活动时血沉加快，C 反应蛋白增加，IgA、IgE 增高，补体水平增高等。滑液呈非特异性反应，白细胞轻度增加，以中性粒细胞为主。

3. 约 50% PsA 患者 HLA-B27 阳性,且与骶髂关节和脊柱受累显著相关。

（二）病理检查的临床应用

银屑病关节炎的关节无特异病理学改变,病理诊断时需结合临床病史及实验室检查结果。

五、临床案例

【病史摘要】 患者,男性,24 岁。

主诉:腰背痛 1 年余,关节肿痛伴皮疹 3 月余。

现病史:患者于 1 年余前开始出现腰背酸痛,疼痛夜间较重,起床时僵硬酸痛,白天活动后可缓解,当时予理疗,无特殊药物治疗。疼痛逐渐加重,外院就诊,检查 HLA-B27 阳性,血沉 32mm/h,CRP 19.4mg/L,平片检查示:"双侧骶髂关节下部关节面骨质密度不均,可见虫蚀样改变,局部关节间隙模糊。"诊断为"强直性脊柱炎",并予药物治疗,具体用药不详,用药后腰痛症状稍缓解,仅久坐时疼痛,不影响运动。3 月余前开始出现双侧跟腱疼痛,疼痛逐渐加重并出现双侧膝关节肿痛,外院查 CRP>12mg/L,RF（−）,ESR 105mm/h,改用"来氟米特,美洛昔康,柳氮磺吡啶"治疗,症状明显好转。出院后无诱因开始出现多处皮疹,见于双侧腋窝及双侧腹股沟,片状,局部发痒,无发热,无咳嗽、咳痰,无腹痛、腹泻,无脱发,无尿频、尿急、尿痛,于当地医院就诊后予"派瑞松,尿素酸"外用,用药后皮疹可暂时消退,但随后全身多处出现新发皮疹并逐渐加重。1 月余前开始出现左侧肘关节及右侧腕关节肿胀、疼痛、乏力伴右手僵硬,难以取物,外院检查 CRP 147.93mg/L,ESR 140mm/h,诊断为"银屑病性关节炎",予"扶他林,戴芬胶囊,雷公藤总苷,沙利度胺,帕夫林,氨甲蝶呤"等治疗,疼痛较前好转,关节静息时疼痛,活动后可缓解。自患病以来,睡眠、食欲良好,大小便无异常。

既往史和个人史:患者 7 年前外院确诊为"乙肝",自诉治疗后各项指标转阴,无不适,具体用药不详;否认高血压、糖尿病病史,否认传染病史,无烟酒嗜好,无食物、药物过敏史。

体格检查:T 36.0℃,P 90 次/min,R 20 次/min,BP 171/93mmHg。神清,皮肤、巩膜无黄染,浅表淋巴结未触及肿大,咽无充血,扁桃体无肿大,口腔无溃疡;心、肺、腹查体无异常;专科检查:耳后、双侧胫前、左上臂伸侧暗红色丘疹,上覆多层银白色鳞屑,全身多处皮疹消退后色素沉着,右手指间关节僵硬,右腕关节肿胀、压痛、无关节畸形,左侧肘关节压痛、无肿胀、无关节畸形,双侧膝关节压痛、无肿胀,双侧踝关节肿胀、无压痛,双侧跟腱压痛,右足第 3、第 5 足趾趾甲损毁,脊柱无压痛、叩痛,骨盆无压痛,4 字征左右均阴性,指地距 25cm。

实验室检查:血常规:血红蛋白浓度 80g/L;白细胞计数 3.49×10^9/L;肝功能:ALT 14U/L,AST 22U/L,总胆红素 26.29μmol/L;总蛋白 56.79g/L;白蛋白 29.09g/L;红细胞沉降率>140mm/h;C 反应蛋白 89.2mg/L;HLA-B27:阳性;HBV DNA 定量:2.37×10^4。

影像学检查:骶髂关节 X 线:腰椎骨质未见异常征象,双侧骶髂关节改变,关节面密度增高,可见小囊状透亮影。双膝、骨盆、胸部正位平片示:左侧膝关节未见明确病变,关节面光整,关节间隙无变窄或异常增宽;心肺未见明确异常;双侧骶髂关节面欠清,余骨盆各骨质完整,形态未见异常。双侧髋关节间隙均匀,未见变窄或增宽,关节面光滑,关节关系正常。未除外早期强直性脊柱炎,需结合临床,必要时进一步检查。关节 B 超检查示:双膝关节髌上囊中量积液伴滑膜增生,双侧髌腱远端明显增厚达 0.8cm、回声减低,彩色多普勒信号（++）,可见胫骨附着点骨侵蚀破坏。双膝透明软骨均匀。

【问题 1】 根据以上病例资料及初步检查结果,该患者的可能诊断是什么?需要与哪些疾病进行鉴别?

思考 1:诊断考虑为银屑病关节炎。

解析:

1. 患者为青年起病,有炎性腰背痛、附着点炎、肌腱炎、关节炎的临床表现,检查提示 HLA-B27 阳性,炎症指标升高,骶髂关节面模糊及肌腱炎、附着点骨质破坏,以上均为脊柱关节病的特异性改变。

2. 患者耳后、双侧胫前、左上臂伸侧暗红色丘疹，上覆多层银白色鳞屑，全身多处皮疹消退后色素沉着，有趾甲损毁，高度提示银屑病可能。

思考2：需注意与类风湿关节炎相鉴别。

解析：鉴别要点：银屑病关节炎患者有银屑病皮损，类风湿因子为阴性。银屑病关节受累常为不对称性，而类风湿关节炎常为对称性。银屑病常累及某一特定手指/足趾的全部关节，而类风湿关节炎不常出现此受累模式。指/趾炎是银屑病关节炎的重要表现，其在类风湿关节炎中不出现。炎症性颈部、背部疼痛发生于约半数的银屑病关节炎患者，但其不是类风湿关节炎的表现。脊柱和外周关节炎同时存在可以确定银屑病关节炎的诊断，并几乎可排除类风湿关节炎。

【问题2】 下一步需要进行哪些检查以帮助诊断？

思考：腰椎及骶髂关节 MRI 检查，以及皮肤活检。

解析：临床 MRI 检查对检测骨髓水肿、侵蚀以及脂肪浸润非常敏感，有助于诊断及评估炎症情况。银屑病患者的皮肤组织病理检查一般提示表皮角化过度、角化不全。角层内有中性多形核白细胞堆积，棘层增厚。表皮突呈规则性向下延伸，真皮乳头水肿呈棒状，乳头内血管扩张，血管周围有炎性细胞浸润。

【问题3】 如何看待患者先有关节疼痛再出现皮疹？

思考：皮疹出现在关节炎后者约占 PsA 患者的 10%，该患者属于此类型。

解析：寻常型银屑病是银屑病关节炎患者最常见的皮肤表型。好发于头皮、躯干和四肢伸侧，常对称分布。典型皮疹为粟粒至绿豆大红色丘疹、斑块，可相互融合，边界清楚，浸润明显，上覆较厚的银白色鳞屑。除寻常型银屑病外，皮肤损伤也可表现为脓疱型和红皮病型银屑病。有人报告银屑病关节炎患者中，85% 为寻常型银屑病，2.5% 为红皮病型银屑病，12.5% 为脓疱型或泛发性脓疱型银屑病。约 75% PsA 患者皮疹出现在关节炎之前，同时出现者约 15%，皮疹出现在关节炎后者约 10%。

（崔　阳　倪　敏　武鸿美）

第四节 痛　风

一、临床概论

（一）疾病概述

痛风是以尿酸钠（monosodium urate，MSU）结晶在关节液和组织中沉积为特点的代谢性和炎性疾病，是一组仅见于人类的异质性疾病。它以血清尿酸盐浓度升高（高尿酸血症）和反复发作的急性关节炎为主要特征，晚期可出现痛风石致关节损伤及畸形。不同种族人群痛风的患病率为 1%～15%，各个年龄段均可能患本病，男性发病率高于女性。自古以来，痛风就被当作是一种家族性疾病，据报道家族聚集性发病率为 11%～80%。

高尿酸血症即血尿酸水平升高，指血清尿酸盐浓度超过其正常值的上限，在大多数流行病学调查中，男性上限为 420μmol/L，女性为 360μmol/L。若血清尿酸浓度超过 420μmol/L，则发生痛风性关节炎或肾结石的风险增加。

（二）发病机制

痛风发病机制主要由以下两个过程组成：①尿酸以尿酸盐的形式达到足以使尿酸盐析出的水平（高尿酸血症），从而形成晶体；②对形成的晶体产生的炎症反应。

1. 高尿酸血症　尿酸是嘌呤的分解产物，尿酸的产生直接依赖于内源性嘌呤的产生和外源性嘌呤的摄入。在人类，尿酸是代谢终产物。尿酸的消除直接依赖于它的排泄，而尿酸生成和排泄之间的平衡决定了血尿酸水平。

（1）原发性尿酸生成过剩：指先天性代谢缺陷导致的尿酸生产过剩。磷酸核糖焦磷酸（phosphoribosyl

pyrophosphate，PRPP）合成酶和次黄嘌呤 / 鸟嘌呤磷酸核糖转移酶（hypoxanthine/guanine phosphoribosyl transferase，HGPRT）的缺陷可造成嘌呤生产过剩，从而导致尿酸产生的增加而出现高尿酸血症。能量代谢的几种遗传性缺陷可导致嘌呤和 ATP 的转化率升高，也可导致尿酸生成增加。

（2）继发性尿酸生成过剩：在多数情况下，尿酸生成过多是由于细胞更新的增加，进而促进嘌呤的合成和分解。例如骨髓增生异常综合征、白血病、淋巴瘤等骨髓增殖性和淋巴增殖性疾病所致的细胞更新的加快。

（3）尿酸的排泄：尿酸主要通过肠道和肾脏进行排泄。肾脏是尿酸排泄的主要器官。在肾功能正常时，尿酸会 100% 从肾小球超滤，然后 90%～98% 的尿酸在近曲小管会被重吸收，这些重吸收的尿酸大部分将被再次转运至肾小管管腔中，在远曲小管少部分尿酸会再次被重吸收，最终约 10% 滤过的尿酸会被排泄。在这重吸收再分泌过程中，相关转运蛋白及各种电解质化合物的改变都可能会影响到尿酸的排泄。

（4）饮食的影响：富含嘌呤的食物是日常嘌呤负荷的主要来源，因此也是生成尿酸的主要来源。但研究发现各种富含嘌呤的食物有着不同的高尿酸血症风险。海鲜和红肉尤其是内脏器官，其风险明显升高，而摄入富含嘌呤的绿叶植物却无此风险。果糖和酒精的代谢会增加 ATP 的消耗而导致尿酸生成增加。同时，大量饮酒会增加血乳酸水平，使肾尿酸排泄减低，进而促进高尿酸血症的发生。

2. 尿酸结晶引起的炎症反应

（1）急性痛风发作：痛风的炎症始于尿酸盐结晶的出现 / 释放，多发生在尿酸水平急剧变化的时候，无论是快速的升高还是下降。痛风的炎症依赖于关节中的炎性介质及可与尿酸盐结晶起反应的细胞。初级阶段，尿酸结晶与表面免疫球蛋白结合并激活补体，并且促进尿酸结晶和局部组织细胞（滑膜巨噬细胞等）的相互作用，导致这些细胞的激活及炎症介质的释放，促使中性粒细胞的进入和激活，继而吸引更多的中性粒细胞进入，造成炎症和关节破坏。

（2）慢性痛风性关节炎：痛风最终会进展为以慢性炎症为特征的阶段并形成肉眼可见的尿酸盐沉积，即痛风石阶段。在无症状的痛风发作间期，伴随着白细胞持续吞噬晶体，低水平的慢性炎症也持续存在，从而导致慢性滑膜炎、软骨丢失、骨质侵蚀，直至进展为慢性痛风性关节炎。

（三）临床表现

痛风的自然病程可分为 3 个阶段：

1. 无症状性高尿酸血症　指血清尿酸水平升高，但尚未发生痛风性关节炎或尿酸性肾结石。大多数高尿酸血症患者可终身无症状，但向急性痛风转变的趋势随血尿酸浓度升高而上升，且多发生在高尿酸血症 20 年之后。

2. 急性痛风性关节炎　男性患者首次发生急性痛风性关节炎通常在 40～60 岁，女性则在 60 岁之后。85%～90% 的首次发作累及单关节，最常见的受累部位是第一跖趾关节。急性痛风主要累及下肢，但最终可累及四肢任何关节，90% 的患者在病程中的某一时间会经历第一跖趾关节的急性发作。其余常见受累的部位依次为足背、踝关节、足跟、膝关节、腕关节、脊柱、骶髂关节、胸锁关节、肩锁关节和颞颌关节。大多数患者的首次发作常于夜间熟睡后骤然发生，发作数小时内受累关节即出现红、肿、热及明显压痛。轻度发作可在数小时内缓解或仅持续 1～2 天，重者可持续数天或数周。缓解后患者症状消失，进入痛风间歇期。大多数患者在首次发作痛风的 6 个月到 2 年内出现第二次发作。在间歇期，发作痛风的关节其滑液有 12%～90% 可检测到尿酸盐结晶，这些结晶常伴有滑液白细胞轻度增多，提示即使在间歇期关节内晶体也可能对关节造成损害。

3. 慢性痛风性关节炎　痛风患者最终将进入慢性多关节性痛风期而无间歇期。从首次发作到进展为慢性痛风性关节炎时间为 3～42 年，平均 11.6 年。痛风石是长期尿酸清除速度慢于生成速度的结果，痛风石沉积的速度与高尿酸血症的程度及持续时间有关，其中血清尿酸水平是主要的决定因素。痛风石可出现在软骨、滑膜、肌腱、软组织及其他任何地方，并最终可造成组织破坏。其常见于耳郭、关节、双肘鹰嘴突滑囊、指腹、肌腱,表面皮肤菲薄且覆有较多血管,皮肤破溃后可向外排出粉笔屑样尿酸盐结晶。

二、诊断和鉴别诊断

（一）诊断

1. 诊断标准　临床上目前主要应用 1977 年美国风湿病学会（ACR）提出的痛风分类标准（详见附录 2）和 2015 年欧洲抗风湿病联盟（EULAR）和 ACR 联合发布的痛风分类标准（表 5-3）。

新标准的敏感性及特异性均有较好的表现,分别为 92% 和 89%。但该标准仅适用于至少发作过一次外周关节肿胀、疼痛及压痛,并除外在发作关节、滑囊或痛风结节中找到尿酸盐结晶而直接诊断痛风的患者。在补偿偏振光显微镜下检测到关节液细胞内细针样负性双折光晶体是确诊痛风的金标准。

表5-3　2015 年 EULAR/ACR 关于痛风的分类标准

项目		分类	得分
临床特点	受累关节（关节受累表现为外周关节或滑囊肿胀、疼痛及压痛）	累及踝关节或足中段的单关节或寡关节炎	1
		累及第一跖趾关节的单关节或寡关节炎	2
发作时关节特点	①患者自诉或医师观察发现受累关节表面皮肤发红;②受累关节明显触痛或压痛;③受累关节活动受限或行走困难	符合 1 个发作特点	1
		符合 2 个发作特点	2
		符合 3 个发作特点	3
发作的时间特点	典型发作符合 3 条中 2 条,且无论是否进行抗炎治疗:① 24 小时之内疼痛达峰值;② 14 天之内疼痛缓解;③ 2 次发作间期疼痛完全缓解	有 1 次典型发作	1
		反复典型发作	2
痛风石临床证据	发现痛风石	有	4
实验室检查	血尿酸水平（发作 4 周后,即发作间期,且还未进行降尿酸治疗的情况下监测,多次检测的取最大值）	<4mg/dl（<240μmol/L）	−4
		4～<6mg/dl（240～<360μmol/L）	0
		6～<8mg/dl（360～<480μmol/L）	2
		8～<10mg/dl（480～<600μmol/L）	3
		≥10mg/dl（≥600μmol/L）	4
	对发作关节或滑囊的滑液进行分析	尿酸盐阴性	−2
		未做	0
影像学表现	发作关节或滑囊尿酸盐沉积的影像学表现:①超声表现有双轨征;②双能 CT 有尿酸盐沉积	任一种表现	4
	痛风关节损害的影像学表现:X 线显示手和/或足至少一处骨侵蚀	有	4

注:得分≥8 分时可诊断为痛风。

2. 诊断流程（图 5-5）

（二）鉴别诊断

1. 类风湿关节炎　好发于手指近端指间关节、掌指关节和腕、膝、踝等关节,伴明显晨僵。通常类风湿因子升高,血尿酸不高,关节 B 超可发现关节滑膜炎,滑膜上血管翳生成。

2. 化脓性关节炎　其关节滑液内含大量白细胞,并可培养得到致病菌,血尿酸不高。

3. 创伤性关节炎　通常有明确的外伤史,血尿酸不高。

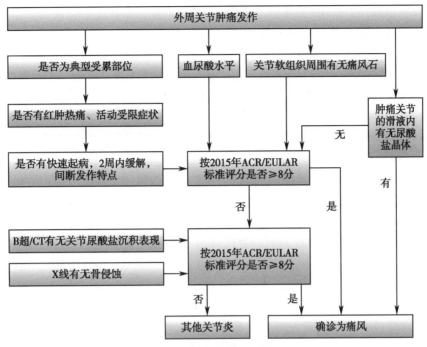

图 5-5 痛风诊断流程

4. 蜂窝织炎 畏寒发热等全身症状比较突出,血白细胞升高,无血尿酸升高,关节疼痛不明显。

5. 假性痛风 多为关节软骨钙化所致,膝关节最常受累,关节滑液检查可见焦磷酸钙盐结晶等,血尿酸不高。

6. 银屑病关节炎 常累及远端指间关节,骶髂关节也常有受累,存在明显皮损,且 HLA-B27 大多呈阳性。

7. 其他关节炎 急性期还需与其他结缔组织病等所致关节炎鉴别,慢性期则需与骨关节炎、莱姆病及其他慢性感染所致关节炎鉴别。

三、临床检验与病理特征

(一)临床检验项目

1. 一般检查项目

(1)血常规:急性发作期,外周血白细胞计数升高,通常为(10~20)×10⁹/L,很少超过 20×10⁹/L,中性粒细胞相应升高。肾功能下降者可有轻、中度贫血。

(2)血沉:血沉增快,通常小于 60mm/h。

(3)尿常规:病程早期一般无改变,累及肾脏者,可有蛋白尿、血尿、脓尿,偶见管型尿;并发肾结石者,可见明显血尿,亦可见酸性尿石排出。

(4)血尿酸:尿酸测定对于痛风诊断具有重要意义,特别是尿酸盐的发现,是确诊的依据。血尿酸的增高,是导致痛风的病因所在,由此而引起痛风性急性关节炎、痛风石沉积、痛风石性慢性关节炎和关节畸形、尿酸肾结石等肾脏病变。

2. 特殊检查项目

(1)关节腔穿刺检查:急性痛风性关节炎发作时,肿胀关节腔内可有积液,以注射针抽取滑囊液检查,具有极其重要的诊断意义。滑囊液的白细胞计数一般在(1~7)×10⁹/L,主要为分叶核粒细胞,无论接受治疗与否,绝大多数间歇期的患者进行关节滑囊液检查,仍可见尿酸钠晶体。

1)偏振光显微镜检查:将滑液置于玻片上,在细胞内或细胞外可见双折光细针状尿酸钠结晶的缓慢振动图像,用第一级红色补偿棱镜,尿酸盐结晶方向与镜轴平行时呈黄色,垂直时呈蓝色。

2）普通显微镜检查：尿酸钠结晶呈杆状或针状，检出率仅为偏振光显微镜的一半，若在滑液中加肝素后，离心沉淀，取沉淀物镜检，可以提高其检出率。

3）紫外分光光度计测定：采用紫外分光光度计，对滑囊液或疑为痛风结节的内容物进行定性分析来判定尿酸钠，是痛风最有价值的方法，方法是首先测定待测标本的吸收光谱，然后与已知尿酸钠的吸收光谱比较，若两者相同，则测定物质即为已知化合物。

4）紫尿酸铵（murexide）试验：对经过普通光学显微镜或偏振光显微镜检查发现有尿酸钠存在的标本，可行本试验以便进一步予以确认，此法简便易行，其原理是尿酸钠加硝酸后加热产生双阿脲，再加入氨溶液即生成呈紫红色的紫尿酸铵。

5）尿酸盐溶解试验：在有尿酸盐结晶的滑液中，加入尿酸氧化酶保温后，尿酸盐结晶被降解为尿囊素可见结晶消失。

（2）痛风结节内容物检查：对于痛风结节进行活检或穿刺吸取其内容物，或从皮肤溃疡处采取白垩状黏稠物质涂片，按上述方法检查，查到特异性尿酸盐的阳性率极高。

总之，实验室检查是确诊痛风和观察病情演变不可缺少的方法，尤其是发现尿酸盐结晶，是提高痛风诊断质量的关键。

（二）临床病理特征

痛风性关节炎的基本病理改变为结晶性滑膜炎，表现为急性痛风性关节炎及慢性痛风性关节炎。痛风性关节炎急性期表现为滑膜充血，伴有中性粒细胞渗出及纤维素样坏死，滑膜表层细胞可灶性增生伴滑膜间质大量中性粒细胞、淋巴细胞及少量浆细胞浸润。部分病例尿酸盐结晶沉积在滑膜内，然后通过滑液沉积在关节软骨，破坏、腐蚀关节软骨，进而破坏软骨下骨，形成骨关节炎。尿酸盐沉积和急性关节炎反复发作，逐渐演变为慢性痛风性关节炎。关节软骨和关节囊旁出现大块不规则的白垩色的尿酸钠盐沉淀称为痛风石（tophus）。滑膜内针状尿酸盐结晶呈平行或放射状排列，与无定形蛋白性物质一起聚集成灶，周围绕以成纤维细胞、异物巨细胞及炎细胞，共同形成异物肉芽肿，称为痛风结节（tuberculum arthriticum）（文末彩图 5-6）。多个大小不等的痛风结节聚集形成分叶状结构。痛风性关节炎关节破坏的直接原因除了尿酸盐沉积外，滑膜的痛风结节也是主要原因。关节软骨边缘的软骨膜增生骨化形成鸟嘴样骨赘，关节滑膜纤维化、关节软骨腐蚀，最终导致关节融合。

尿酸盐结晶除了沉积、破坏关节外，还可沉积于肌腱、滑囊和其他软组织。皮下较大的痛风石可引起局部皮肤溃疡。

除痛风性关节炎外，肾脏疾病是痛风最常见的并发症。痛风性肾病可表现为尿酸性肾病和尿酸盐性肾病。尿酸性肾病患者的肾小管、集合管及输尿管内大量尿酸盐结晶沉积并堵塞管腔，引起急性肾衰竭。尿酸盐性肾病是指尿酸盐结晶沉积在肾髓质和锥体间质，伴组织细胞反应。

痛风性关节炎需要与其他结晶性关节炎，如软骨钙质沉着症（假性痛风综合征）等相鉴别。软骨钙质沉着症罕见，病因是焦磷酸盐结晶弥漫性沉积于关节软骨，偏振光证实有双折射性晶体存在。病变大都侵犯颞颌关节。

四、临床检验与病理检查的临床应用

（一）临床检验的临床应用

1. 高尿酸血症是指血清中尿酸含量男性超过 420μmol/L（7.0mg/dl）；女性超过 360μmol/L（6.0mg/dl）。该浓度为尿酸在血液中的饱和浓度，超过此浓度时尿酸盐即可沉积在组织中。血尿酸的测定是诊断痛风最主要、最直接的实验室检查证据。然而，并非所有的高尿酸血症都会发展为痛风，部分患者的高尿酸血症可终身无痛风性关节炎发作，并且部分患者急性发作时血尿酸不高。高尿酸血症既不能确诊也不能排除痛风，高尿酸血症反映的是生化类型，在其他疾病中也会有高尿酸血症的出现，而痛风反映的是临床疾病。因此，如发现血尿酸 >420μmol/L，一旦出现以下症状，如关节异常疼痛、肿胀或关节皮肤发红，可能是痛风的表现。

血尿酸升高导致的主要问题是痛风性关节炎、急 / 慢性痛风性肾病及肾脏尿酸性结石形成。

高尿酸血症与高血压、肾脏疾病、代谢综合征、糖尿病、心血管疾病的发生、发展密切相关。血尿酸的含量受多种因素的影响：①一过性升高：如外伤、创伤、情绪波动、剧烈运动、药物以及饮食等甚至可以导致一些正常人出现一过性（即偶尔出现）的血尿酸水平升高；②假性不高：见于用排尿酸药或肾上腺皮质激素，促进了血清尿酸排泄，则血清尿酸含量可以不高。因此，某一次孤立的血尿酸值检测并不具备完全有效的意义，而应通过重复进行多次检查来确定高尿酸血症。

2. 痛风患者尿常规检查主要是观察尿酸碱度（pH），当尿液 pH 小于 6.0 时，则说明患者的尿液呈酸性，不利于尿酸的排泄，需服用碱化尿液的药物，如小苏打片等，也可服用中药碱化尿液。此外，尿液中若发现红、白细胞，则提示泌尿系统存在出血点，最大可能是存在泌尿系统结石；若尿液中出现蛋白阳性，则提示存在肾损害。肾功能受损可能是引发高尿酸血症的原因（肾脏排出的尿酸减少），也可能是高尿酸血症导致的结果（尿酸高导致肾脏内形成痛风石，从而损害肾脏）。

3. 测定 24 小时尿尿酸对痛风诊断的价值尚不明确，但测定 24 小时尿尿酸总量对于大致区分高尿酸血症的成因具有一定价值。因为痛风或高尿酸血症可分为尿酸生成过多或排泄减少性两大类型，通过 24 小时尿尿酸总量的测定可以进行大致的区分。通常，一般饮食情况下 24 小时尿液中尿酸含量超过 570μmol/L 者我们将其归类为尿酸生成过多型。此外，24 小时尿尿酸总量测定对于痛风治疗和疗效观察有一定的价值。

（二）病理检查的临床应用

滑膜内见典型痛风结节，结合患者高尿酸血症病史，即可做出痛风性关节炎的病理诊断。

五、临床案例

【病史摘要】 患者，男性，40 岁。

主诉：左踝关节肿痛 1 天。

现病史：患者于 1 天前夜间突发左踝关节红肿热痛，疼痛剧烈，活动受限。自服"芬必得"后疼痛稍缓解。不伴有发热、其他关节肿痛，无皮疹。

既往史及个人史：近 2 年内有 2 次左脚第一跖趾关节出现迅速发作的红肿热痛症状，止痛对症治疗 1 周内可缓解。3 个月前体检发现有尿酸升高。否认"高血压病、糖尿病、冠心病"等慢性病史。

体格检查：T 36.7℃，P 76 次 /min，R 18 次 /min，BP 125/75mmHg。发育正常，营养一般，神清合作，全身皮肤、巩膜无黄染，全身浅表淋巴结未触及，心肺听诊阴性。腹平软，无压痛、反跳痛，未触及包块，肝脾肋下未及。双下肢无水肿，左踝关节区红肿热痛，触痛明显。

实验室检查：暂无。

【问题 1】 该患者的临床诊断考虑什么？

思考：应考虑痛风可能。

解析：患者夜间发作单关节红肿热痛，活动受限，且有类似发作病史，结合中年男性，有高尿酸血症病史，临床诊断考虑关节炎待查，首先考虑痛风。依据：患者单关节发病，1 天内明显红肿热痛，且 2 年内有过其他关节同样的症状且在 2 周内可缓解，符合急性痛风性关节炎发作特点，且曾在发作间歇期查血尿酸水平升高。

【问题 2】 需要与哪些疾病进行鉴别？

思考：单关节的红肿热痛，急性起病，应考虑感染、外伤等情况。

解析：需要鉴别的疾病有：感染性关节炎，外伤，反应性关节炎等。

【问题 3】 还需要做哪些检查？

思考：结合诊断思路及痛风诊断标准，完善相关尿酸检查及影像学尿酸盐结晶证据检查，同时完善相关鉴别诊断检查。

解析：①行血尿酸水平检查，必要时行受累关节 B 超或双能 CT 检查。②完善血常规、RF、抗链球菌溶血素 O（ASO）等检查行鉴别诊断。③行肾功能、尿常规、尿尿酸等检查，评估有无肾损害，并为降尿酸治疗药物选择提供依据。

（李　昕　倪　敏　樊祥山）

第六章

弥漫性结缔组织病

结缔组织病是一组以骨、关节等胶原蛋白和弹力蛋白丰富的结缔组织为主要受累靶位,以炎症反应为主要发病机制的一组疾病。广义上,Marfan 综合征等遗传性的结缔组织发育障碍疾病也被称为遗传性结缔组织病(heritable connective tissue disease)。自身免疫性结缔组织病(autoimmune connective tissue disease),顾名思义,是指一组以自身免疫炎症为发病机制的系统性疾病,其代表疾病包括系统性红斑狼疮、类风湿关节炎、皮肌炎、系统性硬化症、血管炎等。"结缔组织病"可以理解为以自身炎症反应和多器官受累为特征的,血清抗核抗体和相关自身抗体为阳性的一组疾病。自身抗体的检测在结缔组织病诊断中占有重要地位。目前对结缔组织病尚无根治手段,对此类疾病的治疗,临床工作者应树立"可控可治,不可治愈"的基本概念,并以此为基点制定治疗原则。

第一节　系统性红斑狼疮

一、临床概论

（一）疾病概论

系统性红斑狼疮(systemic lupus erythematosus,SLE)是一种累及多系统、多器官并有多种自身抗体出现的弥漫性结缔组织病(connective tissue disease,CTD),具有较强的异质性。SLE 的两个临床特征是出现以抗核抗体为代表的多种自身抗体和多器官系统受累,基本病理改变是免疫复合物介导的血管炎。SLE 的诊断需结合临床表现和自身抗体两方面个体化判断,病情评估包括疾病活动度、脏器不可逆损伤及合并症。SLE 的治疗一般需要联合应用糖皮质激素和免疫抑制剂,尽快控制病情活动,减少器官损伤,并维持病情长期缓解。

（二）流行病学

SLE 好发于生育年龄的女性,多见于 15～45 岁年龄段,女:男比例约为(7～9):1,我国大样本(>3 万人)的一次性调查显示 SLE 的患病率为 70/10 万,育龄女性中则高达 113/10 万。非洲裔美国人和西班牙裔人群发病率高于白种人且病情更重。根据美国多地区的流行病学调查报告,SLE 的患病率为(14.6～122)/10 万。与女性相比,男性患者在诊断时光过敏少见,浆膜炎常见且年龄较大,1 年死亡率更高。

（三）发病机制

目前认为具体病因不明,遗传、感染、环境、性激素、药物等综合因素所致的免疫紊乱导致了该病的发生。家系调查显示 SLE 患者一级亲属患病率比普通人群高 8 倍,单卵双胞胎发病率是异卵双胞胎的 5～10 倍,SLE 患者家族中亦有其他结缔组织病发生的情况,均表明遗传因素在 SLE 发病中有重要作用。SLE 发病与多基因相关,少数与 C1q 和 C4 单基因缺陷有关,多种新型基因已经相继被发现。环境因素,包括紫外线刺激淋巴细胞活化、药物和化学试剂的刺激以及病毒等病原微生物感染机体与 SLE 的发生与发展有着密切的关系。本病好发于育龄女性,其原因与雌激素增进淋巴细胞活性,延长免疫反应时间相关。

SLE 的发病机制涉及固有免疫和获得性免疫，其中体液免疫异常激活是其突出特点，同时存在细胞免疫异常。大量自身抗体产生，免疫复合物的沉积及多种因素致 T 细胞功能异常，B 细胞持续活化，不断产生新抗体，致自身免疫持续存在，免疫效应造成多种组织损伤。

（四）临床表现

系统性红斑狼疮是一种异质性的免疫疾病，临床表现多样，多数呈隐匿起病，可累及任何器官，病变可侵犯皮肤、关节、肾脏、浆膜等多系统、多脏器。开始可累及 1～2 个系统，部分患者长期稳定于亚临床状态或是轻型狼疮，部分患者可由轻型突然转变为重症狼疮，更多的则是由轻型逐渐出现多系统损害；也有部分患者起病时就累及多系统，甚至表现为狼疮危象。SLE 呈慢性病程，自然病程多表现为病情的加重复发和缓解交替出现，病情轻度至重度不等。

1. 全身症状　疲倦、乏力，食欲缺乏、体重下降及发热。乏力是 SLE 最常见但容易被忽视的症状；体重下降通常出现在诊断 SLE 之前，可能与食欲下降、胃肠道的疾病等多种因素相关；发热以低热常见，需与感染、药物或恶性肿瘤等其他原因引起的发热相鉴别，尤其是在免疫抑制治疗中，当其他症状及体征逐渐缓解时出现的发热更需警惕感染。

2. 皮肤黏膜表现　大多数患者在病程中会出现皮肤及黏膜的表现。皮疹形态多样，可表现为蝶形红斑、光敏感、脱发、手足掌面和甲周红斑、盘状红斑、结节性红斑、脂膜炎、网状青斑和雷诺现象等。皮肤表现可分为狼疮特异性和非特异性皮疹，其中狼疮的特异性皮疹又分为急性皮肤红斑狼疮（acute cutaneous lupus erythematosus，ACLE），亚急性皮肤红斑狼疮（subacute cutaneous lupus erythematosus，SCLE）及慢性皮肤红斑狼疮（chronic cutaneous lupus erythematosus，CCLE）。

ACLE 病变可以为局限性或泛发性的。分布于面颊部（鼻梁和双颧部）的"蝶形红斑"局限性皮疹，是 SLE 的特异性皮疹，可先于 SLE 其他症状出现，高于皮肤表面，伴有瘙痒和疼痛，可常常复发。严重的可有类似于中毒性表皮松解（toxic epidermal necrolysis，TEN）的表现。

SCLE 多表现为两种形式：类似于银屑病的鳞屑样丘疹和环形斑块。常分布于光晒区域，如背部、颈肩部，而面部不受累，病变可持续数周或数月，不留瘢痕。SCLE 与抗 SSA/Ro 抗体强烈相关。药物可诱发 SCLE，如降脂药、降压药、抗真菌药物等。

CCLE 包括：盘状红斑狼疮（discoid lupus erythematosus，DLE）、肥厚性 DLE/疣状 DLE、深部红斑狼疮（狼疮性脂膜炎）、黏膜 DLE、肿胀性红斑狼疮、冻疮样红斑狼疮、红斑狼疮 - 扁平苔藓重叠综合征。其中 DLE 是 CCLE 最常见类型。

SLE 的非特异性皮肤黏膜表现包括：白细胞破碎性血管炎、结节多动脉炎样血管病、甲周红斑、网状青斑、雷诺现象、非瘢痕性脱发、肢端硬化、类风湿结节、皮肤钙化、狼疮非特异性大疱疹、荨麻疹、多形红斑、腿部溃疡、黑棘皮病、丘疹性黏蛋白病等。

SLE 的其他皮肤黏膜表现：光过敏、黏膜溃疡。多数患者会发生口腔和 / 或鼻部溃疡，通常为无痛性，鼻部溃疡可能导致鼻中隔穿孔。

3. 关节肌肉病变　常出现对称性多关节疼痛、肿胀，通常不引起骨质破坏。典型的 SLE 关节病变表现为非侵蚀性、无畸形的关节痛和关节炎，主要累及手指小关节、腕和膝关节，分布与类风湿关节炎类似。关节受累可以是 SLE 的唯一症状，也可在病情活动时伴随其他症状出现。部分 SLE 患者会出现手的畸形，畸形可能与关节囊、肌腱和韧带松弛所致的关节不稳有关。关节超声和 MRI 类似，也能够发现侵蚀性改变和软组织异常，包括关节囊肿胀、腱鞘炎和滑膜增生。典型的非侵蚀性关节畸形称为 Jaccoud 关节炎。SLE 患者也可出现肌腱受累。少部分 SLE 患者在疾病诊断时以及治疗过程中可以出现髋关节区域隐痛不适，需注意无菌性股骨头坏死。

多数 SLE 患者可出现肌痛和肌无力，少数可有肌酶谱的增高。对于长期服用激素的患者，要排除激素所致的肌病。

4. 肾脏损伤　又称狼疮性肾炎（lupus nephritis，LN），表现为蛋白尿、血尿、管型尿，乃至肾功能衰竭，肾脏受累是并发症和死亡的重要原因。50%～70% 的 SLE 患者会出现肾脏损伤，肾活检显示几乎所有 SLE 患者均有肾脏病理学改变。不同患者的 LN 临床表现差异巨大。损伤包括肾小球肾炎、肾间质 - 小管病变、肾血管病变及梗阻性肾病，最终可导致终末期肾病。LN 对 SLE 的预后影响甚大，肾功能衰竭是 SLE 的主要死亡原因之一。肾脏的病理学分型详见表 6-2 和表 6-3。

5. 神经系统损害　SLE 可以累及中枢和周围神经系统，又称神经精神性系统性红斑狼疮（neuro-psychiatric systemic lupus erythematosus，NPSLE），是 SLE 发病和死亡的主要原因，总体发生率约为 14%～75%。SLE 的神经系统表现多种多样，轻重不同，诊断也较为复杂。ACR 将 NPSLE 分为 19 个不同的症状（包括中枢神经系统症状和外周神经系统症状）。中枢神经系统症状包括：无菌性脑膜炎、脑血管疾病、脱髓鞘综合征、头痛、运动障碍、脊髓病、癫痫、急性精神错乱、焦虑症、认知障碍、情绪失调、精神障碍；周围神经系统表现包括吉兰 - 巴雷综合征、自主神经系统功能紊乱、单神经病变、重症肌无力、脑神经病变、神经丛病变、多发性神经病变等。

以弥漫性的高级皮质功能障碍为表现的神经精神狼疮，多与抗神经元抗体、抗核糖体 P 蛋白抗体相关；有局灶性神经定位体征的神经精神狼疮，又可进一步分为两种情况，一种伴有抗磷脂抗体阳性，另一种常有全身血管炎表现和明显病情活动，在治疗上应有所侧重。

横贯性脊髓炎在 SLE 不多见，一旦发生，应尽早积极治疗，否则将造成不可逆的损伤。横贯性脊髓炎表现为下肢瘫痪或无力伴有病理征阳性，脊髓的磁共振检查可明确诊断。NPSLE 发病机制复杂，表现多样且不特异，其诊断必须排除感染、药物和代谢等继发因素，并结合病史、影像学、脑脊液和脑电图等检查进行综合判断。

6. 血液系统表现　SLE 常出现贫血和 / 或白细胞减少和 / 或血小板减少。贫血可能为慢性病贫血或肾性贫血。短期内出现重度贫血常是自身免疫性溶血所致，多有网织红细胞升高，Coombs 试验阳性。SLE 本身可出现白细胞减少，治疗 SLE 的细胞毒药物也常引起白细胞减少，需要鉴别。SLE 的白细胞减少，一般发生在治疗前或疾病复发时，多数对激素治疗敏感；细胞毒药物所致的白细胞减少，其发生与用药相关，恢复也有一定规律。血小板减少与血小板抗体、抗磷脂抗体以及骨髓巨核细胞成熟障碍有关。部分患者在起病初期或疾病活动期伴有淋巴结肿大和 / 或脾肿大。淋巴结肿大通常累及颈部、腋窝及腹股沟。

7. 肺部表现　SLE 的肺部表现包括：胸膜炎、胸腔积液、急性肺炎、慢性间质肺病、弥漫性肺泡内出血、肺动脉高压、肺萎缩综合征。胸膜炎常伴有血清 CRP 升高。如合并胸腔积液，可没有症状、通常量较少，双侧受累，其性质为渗出液，药物诱导的狼疮常出现胸腔积液，鉴别时必须排除感染、肿瘤及心力衰竭所致的胸腔积液。慢性间质肺病，可发生在急性肺感染后，也可能更为隐匿地出现，常出现活动后呼吸困难、胸部疼痛，肺高分辨率 CT（HRCT）检查更为敏感。肺泡出血，可表现为呼吸困难、肺泡出血、低氧血症、一氧化碳弥散功能升高，支气管镜和支气管肺泡灌洗可协助诊断及鉴别感染，死亡率高。肺动脉高压，表现为劳累性呼吸困难、疲乏、干咳，确诊需要右心导管检查，需要排除肺栓塞所致的继发性肺动脉高压、肺萎缩综合征（shrinking-lung syndrome）。SLE 还可出现肺梗死，肺动脉高压和弥漫性肺泡出血是 SLE 的重症表现。

8. 心脏表现　心脏病在 SLE 中常见，可累及心包、心肌层、瓣膜、传导系统和冠状动脉。心包炎是 SLE 患者常见心脏表现，约发生于 1/4 的 SLE 患者，表现为心包积液，但心脏压塞少见。SLE 可有心肌炎、心律失常，多数情况下 SLE 的心肌损害不太严重，但是在重症的 SLE，可伴有心功能不全，为预后不良指征。SLE 可出现疣状心内膜炎（Libman-Sack 心内膜炎），病理表现为瓣膜赘生物，其与感染性心内膜炎的区别在于疣状心内膜炎瓣膜赘生物最常见于二尖瓣后叶的心室侧，且并不引起心脏杂音性质的改变；通常疣状心内膜炎不引起临床症状，但可以脱落引起栓塞，或并发感染性心内膜炎。SLE 可以有冠状动脉受累，表现为心绞痛和心电图 ST-T 改变，甚至出现急性心肌梗死。

9. 消化系统表现　SLE 相关胃肠道异常可累及胃肠道几乎所有器官，包括食管炎、消化性溃疡、肠假性梗阻、蛋白丢失性肠病、免疫性肝炎、急性胰腺炎、肠系膜血管炎或肠系膜缺血及腹膜炎。可出现吞咽困难、反流、胃灼热、恶心、呕吐、腹痛、腹泻或便秘。活动期 SLE 可出现肠系膜血管炎，其表现类似急腹症,甚至被误诊为胃穿孔、肠梗阻而手术探查。当 SLE 有明显的全身病情活动,有胃肠道症状和腹部阳性体征,排除感染、电解质紊乱、药物、合并其他急腹症等因素,应考虑本病。SLE 肠系膜血管炎尚缺乏有力的辅助检查手段,腹部 CT 可表现为小肠壁增厚伴水肿、肠袢扩张伴肠系膜血管强化等间接征象。SLE 还可并发急性胰腺炎。SLE 常见肝酶增高,仅少数出现严重肝损害和黄疸。

10. 其他表现　SLE 的眼部受累包括结膜炎、葡萄膜炎、眼底改变、视神经病变等。眼底改变包括出血、视神经乳头水肿、视网膜渗出等,视神经病变可以导致突然失明。SLE 患者也可有眼眶周围组织受累,如泪腺、眼外肌和其他眶周组织,引起疼痛、眼球突出、眼睑肿胀和复视。SLE 常伴有继发性干燥综合征,有外分泌腺受累,表现为口干、眼干,常有血清抗 SSB、抗 SSA 抗体阳性。注意继发于药物的眼部受累,如糖皮质激素性青光眼和羟氯喹的视网膜毒性。

二、诊断和鉴别诊断

(一)诊断

有多系统受累表现(具备上述两个以上系统的症状)和有自身免疫的证据,应警惕狼疮。由于 SLE 临床表现复杂多样,早期不典型 SLE 可表现为:原因不明的反复发热,抗炎退热治疗往往无效;多发和反复发作的关节痛和关节炎,往往持续多年而不产生畸形;持续性或反复发作的胸膜炎、心包炎;抗生素或抗结核治疗不能治愈的肺炎;不能用其他原因解释的皮疹、网状青斑、雷诺现象;肾脏疾病或持续不明原因的蛋白尿;血小板减少性紫癜或溶血性贫血;不明原因的肝炎;反复自然流产或深静脉血栓形成或脑卒中发作等。对于以上表现,均需要提高警惕,避免诊断治疗的延误。

1. 诊断标准　目前采用美国风湿病学会(ACR)1997 年推荐的 SLE 分类标准(详见附录 3)以及 2009 年系统性红斑狼疮国际临床协助组(Systemic Lupus International Collaborating Clinics,SLICC)关于 SLE 分类标准的修订作为诊断指导。

SLICC 在美国风湿病学会 1997 年推荐的分类标准的基础上做了新的修订,于 2009 年 ACR 年会上首次提出,新的分类标准运用了更为严格科学的方法学,并融入了近年来对狼疮免疫的新认识,更强调 SLE 诊断的临床相关性。SLICC 的 SLE 分类标准(表 6-1)分为临床标准和免疫学标准两部分,与 1997 年 ACR 推荐的分类标准相比,新标准有着更高的敏感性(97% 对 83%),但特异性上略低(84% 对 96%)。

表 6-1　SLICC 对 SLE 的分类标准(2009)

临床标准	免疫学标准
1. 急性或亚急性皮肤狼疮	1. ANA 高于正常值
2. 慢性皮肤狼疮	2. 抗 dsDNA 抗体高于正常值(ELISA 方法要两次均高于正常值)
3. 口腔或鼻咽部溃疡	3. 抗 Sm 抗体
4. 非瘢痕形成引起的脱发	4. 抗磷脂抗体 (1)狼疮抗凝物阳性 (2)梅毒试验假阳性 (3)抗心磷脂抗体至少两次异常或中高滴度 (4)抗 β_2- 糖蛋白 1 抗体阳性
5. 滑膜炎:医生观察到两个或以上肿胀关节或者伴有晨僵的关节压痛	5. 低补体:低 C3;低 C4;低 CH50
6. 浆膜炎	6. 直接 Coombs 试验阳性(无溶血性贫血)
7. 肾脏:尿蛋白 / 肌酐异常(或 24 小时尿蛋白 >500mg)或红细胞管型	

续表

临床标准	免疫学标准
8. 神经系统：癫痫发作，精神异常，多发性单神经炎，脊髓炎，外周或脑神经病，脑炎（急性精神错乱状态）	
9. 溶血性贫血	
10. 白细胞减少（$<4\times10^9/L$，至少一次）或淋巴细胞减少（$<1\times10^9/L$，至少一次）	
11. 血小板减少（$<100\times10^9/L$，至少一次）	

注：患者如果满足下列条件至少一条，则归于系统性红斑狼疮：①肾活检证实为狼疮肾炎，并且 ANA 阳性或抗 dsDNA 抗体阳性；或②满足 4 条标准（临床和免疫学标准至少各一条）。

2. 诊断流程（图 6-1）

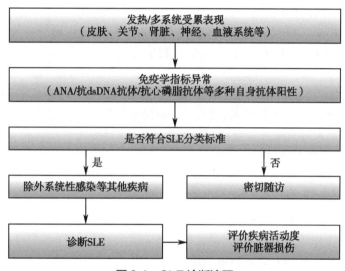

图 6-1　SLE 诊断流程

（二）鉴别诊断

SLE 存在多系统累及，每种临床表现均须与相应的各系统疾病相鉴别。

1. 多关节炎需与类风湿关节炎（RA）或成人斯蒂尔病（AOSD）相鉴别，类风湿关节炎关节畸形更为常见。抗 CCP 抗体阳性更加支持 RA 的诊断，SLE 与 RA 也可重叠出现在同一患者中。成人斯蒂尔病，特征为每日发热、关节炎或关节痛和一过性皮疹，也可以出现其他表现如肌痛、咽炎、淋巴结肿大和脾肿大；血沉、C 反应蛋白和铁蛋白明显升高，而 ANA 和 RF 通常为阴性，或低滴度阳性，且 AOSD 为排他性诊断。

2. 出现多种自身抗体及不典型临床表现，或早期 SLE 尚需与其他结缔组织病和系统性血管炎等其他疾病相鉴别，如未分化结缔组织病、原发性干燥综合征、原发性抗磷脂抗体综合征、抗核抗体阳性的纤维肌痛综合征、特发性血小板减少性紫癜、药物诱导的狼疮及自身免疫性甲状腺病。并且需要注意不同免疫病可以重叠出现在同一患者中。

3. 出现发热或脾大、淋巴结肿大的患者需与感染性疾病和淋巴瘤相鉴别。如果白细胞、中性粒细胞增多，伴有寒战而抗 dsDNA 抗体水平正常，则倾向于感染，SLE 可以出现局部或全身淋巴结肿大，或者脾大，但是淋巴结大小很少超过 2cm，而脾大一般轻至中度。若可疑或确诊的 SLE 患者出现明显的淋巴结肿大、巨脾，或有单克隆的 $CD19^+/CD22^+B$ 细胞亚群大量增殖，应考虑非霍奇金淋巴瘤的可能。

4. NPSLE 需与中枢神经系统感染、脑血管意外或免疫介导的神经系统疾病（如多发性硬化等）相鉴别。

5. 若患者出现肺肾综合征，需与肺出血 - 肾炎综合征（Goodpasture syndrome）和抗中性粒细胞胞浆抗体相关血管炎相鉴别。表现有肾小球肾炎的患者，需与感染后肾小球肾炎（如链球菌、葡萄球菌或丙型肝炎病毒感染）、膜增生性肾小球肾炎等相鉴别。

6. 有些药物如异烟肼等，长期服用可引起类似 SLE 的表现（药物性狼疮），但极少有神经系统表现和肾炎，一般抗 dsDNA 抗体、抗 Sm 抗体阴性，血清补体正常，可帮助鉴别。

三、临床检验与病理特征

（一）临床检验项目

1. 一般检查项目

（1）血常规：活动性 SLE 约 60% 有慢性贫血，仅 10% 属溶血性贫血（Coombs 试验阳性），约 40% 患者白细胞减少或淋巴细胞绝对数减少。约 20% 患者有血小板减少，有的患者因血小板减少明显而发生各系统出血，如鼻出血、牙龈出血、皮肤紫癜、血尿、便血、颅内出血等。

（2）血沉及 C 反应蛋白：血沉和 C 反应蛋白一般增高，血沉还受贫血、低蛋白血症和高脂血症等影响，特异性较差。

（3）尿常规检查：包括尿液物理性状（尿量、颜色、气味等）、尿干化学检查及尿沉渣镜检，后者包括 pH、比密、葡萄糖、酮体、蛋白、胆红素、尿胆原、亚硝酸盐等项目。早期多表现为无症状的尿检异常，随着病程的发展，患者可出现大量蛋白尿、血尿（肉眼或显微镜下）、各种管型尿。不同程度的蛋白尿是狼疮性肾炎的最主要表现。

（4）脑脊液常规：NPSLE 者常有脑脊液压力及蛋白含量的升高，细胞数可轻度增多，氯化物和葡萄糖水平多正常。

（5）补体：C3、C4 和 CH50 降低常提示 SLE 患者有病情活动的可能，可作为评价疗效和监测病情复发的指标之一，其阳性率约为 80%，特异性比较高。

（6）血清蛋白：白蛋白降低，α_2 和 γ 球蛋白增高，纤维蛋白原增高，冷球蛋白和冷凝集素均可增高。

（7）尿 α_1 微球蛋白（α_1 microglobulin，α_1-MG）：α_1-MG 是肝细胞和淋巴细胞产生的一种糖蛋白。SLE 常累及肾脏，电镜和荧光免疫检查几乎都有肾病变。SLE 患者肾损害不但有肾小球损害，而且有肾小管损害。尿 α_1-MG 是反映肾小管功能的特异性指标。当肌酐清除率在正常水平时，尿 α_1-MG 水平已较健康对照组升高，而尿 β_2-MG 仍在正常水平，因此尿 α_1-MG 是早期肾小管损害较敏感和特异的指标。

2. 特殊检查项目

（1）抗核抗体（antinuclear antibody，ANA）：抗核抗体是自身对各种细胞核成分产生相应抗体的总称。该抗体的检测敏感性高，对各类核成分的抗体均可显示阳性，约 80%～95% 的病例 ANA 试验阳性，尤以活动期为高；反复随访测定累积阳性率更高。血清 ANA 滴度 >1∶80 意义较大，滴度变化基本上与临床病情活动度一致。荧光核型见周边型、均质型、斑点型和核仁型等。ANA 特异性较低（65%），还可见于其他结缔组织病、慢性感染、部分淋巴增殖性疾病和部分正常人。

（2）抗 DNA 抗体：抗 DNA 抗体可大体上分为与天然（双链）DNA 反应的抗体和与变性（单链）DNA 反应的抗体。40% 的 SLE 患者出现抗双链 DNA（dsDNA）抗体，70% 出现抗单链 DNA（ssDNA）抗体。由于抗 dsDNA 抗体具有高度的 SLE 特异性且在其他情况下很少能检测到，而抗 ssDNA 抗体则不仅可见于 SLE，也常见于其他疾病，包括一些非自身免疫性疾病，如细菌和病毒感染，因此，鉴别这两类抗体很重要。在 SLE 活动期，抗 DNA 抗体阳性率达 93%～100%。抗 dsDNA 抗体周边型最具有特异性，常提示患者有肾损害，预后差；在 SLE 缓解期其滴度下降以至阴转，终末期患者亦可阴性。抗 ssDNA 抗体特异性差，在普鲁卡因胺、异烟肼等引起的狼疮样综合征以及其他弥漫性结缔组织病中亦可见到。

（3）抗核蛋白（DNP）抗体：抗核蛋白（DNP）抗体可分为不溶性和可溶性两种，前者亦即形成 LE 细胞的一种抗核因子——抗 DNA 和组蛋白复合物的抗体，荧光核型呈匀质型；后者荧光核型为斑点型或线型。抗 DNP 抗体往往在 SLE 活动期出现。抗 DNA 的自身免疫反应与抗组蛋白的自身免疫反应间具有连锁性。在大多数检出抗 DNA 抗体的患者中同时也检出了抗组蛋白抗体。

（4）抗 ENA 抗体：可提取性核抗原（extractable nuclear antigen, ENA）是指用等渗盐溶液从细胞核碎片提取的可溶性核蛋白，抗 ENA 抗体具有高度的 SLE 特异性，该抗体的检测对结缔组织病的诊断具有极高的价值。主要成分为抗核糖核蛋白（nRNP）抗体和抗 Sm 抗体，其荧光核型呈斑点染色。核仁型代表抗核仁的核糖核酸（RNA）抗体。抗 Sm 抗体也具有特异性，阳性率为 20%～25%。而抗 nRNP 抗体则为 40% 左右，常和抗 dsDNA 抗体相伴随出现，与疾病活动性无关，其他多种结缔组织病中亦可阳性，在混合性结缔组织病中具较高的效价。Sm 抗原抗体系统是第一个被发现的非组蛋白核蛋白抗原系统，是 SLE 的生物化学特征，在 30%SLE 患者中可检出抗 Sm 抗原复合物的抗体。但无此抗体并不能排除 SLE。

（5）抗核糖体 RNP 抗体：核糖体 RNP 抗原又称 P 蛋白抗原。10% 的 SLE 患者有 P 蛋白抗原，是 SLE 中确认为胞浆抗原的少数抗原系统之一。如果无其他自身抗体而仅出现该自身抗体时，这些 SLE 患者的 ANA 检测则为阴性。有研究报道伴有这些自身抗体的 SLE 患者中枢神经系统病变发生率高。

（6）抗核 RNP 抗体：核 RNP（URNP）抗原抗体系统是第二个具有系统性自身免疫性疾病特征的抗原抗体系统。抗 URNP 抗体见于 32% 的 SLE 患者，几乎见于所有混合性结缔组织病患者。在 SLE 中，抗 URNP 自身抗体仅是很大的抗原和抗体谱中的一个抗体，而在混合性结缔组织病中则以 URNP 抗原抗体系统为主。

（7）Ku 抗原及抗 Ku 抗体：Ku 抗原是一高分子量的酸性核蛋白抗原，功能尚不明确，抗 Ku 抗体是其特异性的自身抗体。近 15% 的 SLE 患者出现这种特异性的自身抗体。

（8）抗 PCNA 抗体：增殖细胞核抗原（PCNA）是一个分子量为 36kD 的蛋白质抗原，该蛋白是 DNA 聚合酶辅助蛋白。仅有 3% 的 SLE 患者出现抗 PCNA 的自身抗体。

（9）类风湿因子（RF）：RF 是一种针对 IgG 分子 Fc 片段抗原决定簇的自身抗体，详见第五章第一节介绍。部分 SLE 患者血清可出现 RF 阳性。

（10）SSA/Ro 抗体和 SSB/La 抗体：35% 的 SLE 患者有 SSA/Ro 抗体，15% 有 SSB/La 抗体。抗 SSA/Ro 抗原系统的自身抗体在以皮疹和重度光过敏为特点的亚急性皮肤型狼疮患者中出现的频率较高。

（11）抗中性粒细胞胞浆抗体（ANCA）：是针对多形核白细胞胞浆颗粒蛋白酶如 PR3、MPO 等产生的一类自身抗体，是血管炎相关疾病的诊断及疗效评价指标。应用 IIFA 测定 ANCA 表现有胞浆型（c-ANCA）和核周型（p-ANCA）。SLE 主要为 p-ANCA。

（12）抗肾小球基底膜（GBM）抗体：SLE 在出现肾脏损害的临床表现以前，约半数的患者血清中已出现了抗 GBM 抗体，其中 80% 发展成狼疮性肾炎，抗 GBM 抗体可以作为狼疮性肾炎早期诊断的参考指标。

（13）抗磷脂抗体：包括抗心磷脂抗体（Acl 抗体）、抗 β_2-糖蛋白 1（β_2 glycoprotein 1, β_2GP1）抗体等对自身不同磷脂成分的自身抗体。Acl 抗体阳性患者高凝状态及肾脏损害更为常见及明显，血清中抗 β_2GP1 抗体高于 20RU/ml，可见于抗磷脂抗体综合征和 SLE。

（14）抗组织细胞抗体：抗红细胞膜抗体，现以 Coombs 试验测得。抗血小板相关抗体导致血小板减少，抗神经元抗体多见于 NPSLE。

（15）其他免疫相关检查

1）LE 细胞：约 40%～70% 活动性 SLE 患者，LE 细胞检查阳性，其他疾病如硬皮病、类风湿关节炎等约 10% 病例也可查见该细胞。此外，慢性活动性肝炎、普鲁卡因胺及肼屈嗪等引起的药疹也可引起阳性反应。

2）免疫球蛋白（Ig）：指具有抗体活性或化学结构上与抗体相似的球蛋白。可分为 5 大类：IgG、IgA、IgM、IgD、IgE，其中 IgG、IgA、IgM 与肾脏病关系较为密切。SLE 活动期血 IgG、IgA 和 IgM 均增高，尤以 IgG 为著，非活动期病例增高不明显或不增高，合并肾炎者 IgG 明显增高，IgA 及 IgM 也同时增高。有大量蛋白尿且病情长的患者，血 Ig 可降低，尿中可阳性。

（二）临床病理特征

1. 本病典型病理特征

（1）基本病理改变

1）苏木素小体（hematoxylin-stained bodies）形成：也称狼疮（LE）小体，对 SLE 的诊断有一定特异性，苏木素小体可分布于各器官和组织，且常只限于单个器官如心瓣膜、淋巴结、脾、胰腺、肾等。HE 切片中呈圆形或卵圆形，紫红色或紫色，可单独或成群出现，游离于坏死组织周围的细胞之间，小体周围见嗜碱性物质或纤维素样物质。

2）血管壁纤维素样坏死和嗜酸性透明物质沉积：可见于各器官和组织，常见于肾、肺、脑、四肢和脾脏的小动脉及毛细血管。血管壁纤维素样坏死表现为血管壁肿胀，结构模糊，呈嗜酸性，可伴血管炎、血栓形成、器官梗死。如果发生在四肢，则表现为指/趾坏疽，称为雷诺现象（Raynaud's phenomenon）。血管壁嗜酸性透明物质沉积主要见于肾小球毛细血管内皮下，也可见于脾脏、淋巴结，表现为基底膜灶性增厚。严重时，呈铁丝环状或称白金耳样结构（wire-loop），易发现透明血栓。嗜酸性透明物质在 HE 切片中与淀粉样物质类似，呈 PAS 阳性，免疫荧光检测显示免疫球蛋白 IgG、IgA、IgM、C3、C4、C1q 和纤维蛋白均可高强度沉积于系膜区和毛细血管壁，称"满堂亮"（full-house）现象（文末彩图 6-2）。

3）血管外膜纤维组织增生：易见于脾脏中央动脉，HE 切片表现为围绕血管呈同心圆状，似洋葱皮（onion-lesion）。

4）浆膜病变：表现为浆膜腔积液和浆膜纤维素性炎，心包、胸膜、腹膜可同时受累或局限于其中 1 处或 2 处。浆细胞增多：主要见于脾和淋巴结，分布于髓索、髓窦、血管周围，少见于肾和心脏等其他器官。

5）肉芽肿和结节性坏死：少见，见于肺、淋巴结、浆膜等。可能由过敏反应所引起。

（2）各器官组织的病变

1）肾：是最常受累的器官，称狼疮性肾炎。

肉眼观察：轻型病变的肾脏无明显异常。而表现为大量蛋白尿或肾病综合征的患者，则呈大白肾样表现。增生性病变为主或急性肾功能不全的患者，肾脏肿胀，多灶性出血，呈蚤咬肾样表现。慢性肾功能不全患者，可呈颗粒性固缩肾。

镜下检查：肾穿刺活检对诊断狼疮性肾炎和预后预测有价值，至少应包括光镜、免疫荧光检查，必要时行电镜检查。2003 年，国际肾病学会（International Society of Nephrology，ISN）和肾脏病理学会工作组（Renal Pathology Society Working Group，RPS）的专家对狼疮性肾炎做了病理学分型（表 6-2）。

表 6-2　狼疮性肾炎（LN）的病理学分型（ISN/RPS，2003）

分型	临床特征
Ⅰ型	轻微系膜型 LN（Class Ⅰ，minimal mesangial LN） 光镜下肾小球正常，但荧光（和/或电镜）显示免疫复合物存在
Ⅱ型	系膜增生型 LN（Class Ⅱ，mesangial proliferative LN） 单纯系膜细胞轻度增生或伴系膜基质增生 光镜下可见系膜区增宽，系膜区免疫复合物沉积 荧光和电镜下可有少量的上皮下或内皮下免疫复合物沉积

续表

分型	临床特征
Ⅲ型	局灶型 LN（Class Ⅲ, focal LN） 活动性或非活动性病变，呈局灶性、节段性或球性肾小球内增生病变，或新月体形成，但受累肾小球<50%，可见局灶性内皮下免疫复合物沉积，伴有/无系膜增生 Ⅲ（A）活动性病变：局灶增生性 LN* Ⅲ（A/C）活动性和慢性病变：局灶增生和硬化性 LN Ⅲ（C）慢性非活动性病变伴肾小球硬化：局灶硬化性 LN** 应注明活动性和硬化性病变的肾小球比例 应注明肾小管萎缩、肾间质细胞浸润和纤维化、肾血管硬化和其他血管病变的严重程度（轻、中、重度）和比例
Ⅳ型	弥漫型 LN（Class Ⅳ, diffuse LN） 活动性或非活动性病变，呈弥漫性节段性或球性肾小球内增生病变，或新月体性肾小球肾炎，受累肾小球超过全部的 50%，可见弥漫性内皮下免疫复合物沉积，伴有/无系膜增生。又分 2 种亚型：弥漫性节段型（Ⅳ-S）LN：>50% 的肾小球发生节段性改变；弥漫性球型（Ⅳ-G）LN：>50% 的肾小球发生球性改变 轻度或无细胞增生的 LN，出现弥漫性白金耳样病变时，也归入Ⅳ型弥漫性 LN Ⅳ-S（A）活动性病变：弥漫性节段性增生性 LN* Ⅳ-G（A）活动性病变：弥漫性球性增生性 LN* Ⅳ-S（A/C）活动性和慢性病变：弥漫性节段性增生和硬化性 LN Ⅳ-G（A/C）活动性和慢性病变：弥漫性球性增生和硬化性 LN Ⅳ-S（C）慢性非活动性病变伴有硬化：弥漫性节段性硬化性 LN** Ⅳ-G（C）慢性非活动性病变伴有硬化：弥漫性球性硬化性 LN** 应注明活动性和硬化性病变的肾小球的比例 应注明肾小管萎缩、肾间质细胞浸润和纤维化、肾血管硬化和其他血管病变的严重程度（轻、中、重度）和比例
Ⅴ型	膜型 LN（Class Ⅴ, membranous LN） 肾小球基底膜弥漫增厚，可见球性或节段性上皮下免疫复合物沉积，伴有/无系膜增生。Ⅴ型膜性 LN 可合并其他类型病变，则应作出复合型诊断，如Ⅲ+Ⅴ、Ⅳ+Ⅴ等，并可进展为Ⅵ型硬化性 LN
Ⅵ型	进展硬化型 LN（Class Ⅵ, advanced sclerosing LN） >90% 的肾小球呈球性硬化，不再有活动性病变

注：* 活动性病变：肾小球的毛细血管内增生、中重度系膜增生、膜增生、纤维素样坏死、细胞性和细胞纤维性新月体形成、白细胞浸润、核碎裂、内皮下大量免疫复合物沉积和白金耳样结构形成、微血栓形成等，肾间质单个核细胞浸润，肾血管壁纤维素样坏死；** 非活动性和慢性病变：肾小球基底膜弥漫性增厚，肾小球节段性或球性硬化，纤维性新月体形成，肾小管萎缩，肾间质纤维化，肾血管硬化。

2016 年 ISN/RPS 对狼疮性肾炎的病理学分型进行了修订，其共识见表 6-3。

狼疮性肾炎的病理活检，需注意有无活动性病变，根据临床治疗和判断预后的需要，将狼疮性肾炎的活动性病变和慢性病变折合为活动性指数（AI）和慢性指数（CI）（表 6-4）。一般而言，活动性指数超过 8，意味着狼疮性肾炎处于活动期。

2）皮肤：早期病变可以很轻微且不具特征性，患者皮损活检标本可见真皮 - 表皮交界处有 C5b～C9 组成的膜攻击物复合物和免疫复合物形成，称狼疮带，相应区域的基底细胞液化变性，真皮乳头水肿，真皮胶原纤维蛋白样变性，胶原束间可见黏蛋白沉积，伴慢性炎症细胞浸润（文末彩图 6-3）。

3）心脏：约 50% 的 SLE 患者出现心脏损害，主要损害心肌间质、心内膜和心外膜，心肌本身受累较少。镜下心包膜上可见急性纤维蛋白样变性和苏木素小体，常见纤维化粘连导致心包闭锁。

4）胸膜和肺：胸膜受累常表现为胸腔积液和胸膜炎，胸膜炎为纤维素性炎或浆液性纤维素性炎，可出现纤维素样变伴少量淋巴细胞和浆细胞浸润。肺脏病变主要表现为间质性肺炎、肺泡纤维化和肺梗死，直接免疫荧光可见免疫球蛋白和补体沉积。

表6-3　狼疮性肾炎（LN）病变定义和分型的修订（ISN/RPS，2016）

分类	修订	对原 ISN/RPS-LN 病理学分型的述评
Ⅱ型	系膜区细胞增多定义调整：系膜区细胞数≥4个，系膜细胞被基质包绕，不包括球门部	系膜区细胞增多的 cut-off 值定义不明确
Ⅲ型和Ⅳ型	毛细血管内增殖的命名调整为：毛细血管内细胞增多	毛细血管内增殖的定义不明，尤其是"增殖"定义不明
	新月体定义：毛细血管外细胞增多，由不同类型的细胞组成（足细胞、壁层上皮细胞、单核/巨噬细胞），可混有纤维蛋白或纤维性基质；至少占10%的包囊壁周长	原定义新月体至少占25%的包囊壁周长
	细胞性：>75%细胞成分和纤维素，<25%纤维基质 纤维性：>75%纤维基质，<25%细胞成分和纤维蛋白 纤维细胞性：25%～75%细胞成分和纤维蛋白，其余为纤维基质	无纤维细胞性和纤维性新月体的定义
	粘连定义：孤立的细胞外基质将血管袢与囊壁相连，无明显硬化	无粘连定义
	纤维素样坏死定义：血管袢 GBM 断裂和/或系膜基质溶解，伴纤维蛋白，不需要同时出现核碎裂	无纤维素样坏死定义
	取消Ⅳ型的球性/节段性病变亚型	节段性和球性病变的定义不明确，不同观察者间可重复性差，临床意义不明确
	修订 NIH 关于 LN 的活动性/慢性化评分系统（AI、CI）评分，替代现有的"活动性（A），慢性（C），A/C"	"A, C, A/C"太宽泛且不特异，建议采用半定量方法描述活动性和慢性化病变
肾小管间质病变	间质炎细胞浸润区分间质纤维化区域和非纤维化区域	缺乏评价肾小管间质病变严重程度的 cut-off 值

表6-4　狼疮性肾炎病理变化的活动性和慢性指数

部位	活动性指数（AI）		慢性指数（CI）	
	病理改变	积分	病理改变	积分
肾小球	严重的细胞增生	0～3	硬化	0～3
	毛细血管坏死	（0～3）×2	纤维性新月体	0～3
	中性粒细胞浸润	0～3		
	核固缩和核碎裂形成	0～3		
	苏木素小体形成	0～3		
	白金耳样病变	0～3		
	微血栓形成	0～3		
	细胞性新月体	（0～3）×2		
肾小管	上皮细胞严重变性乃至坏死	0～3	萎缩	0～3
肾间质	淋巴、单核细胞浸润	0～3	纤维化	0～3
肾血管	纤维素样坏死	（0～3）×2		

　　5）淋巴结：常出现反应性增生，偶尔病理特征改变明显，如坏死性淋巴结炎，苏木素小体易见，残存的淋巴滤泡示高度增生，常见浆细胞和母细胞样淋巴细胞。

　　6）胸腺：可见明显的生发中心形成，胸腺小体的数量增多、体积增大。

　　7）脾：常可见脾小叶周围炎，组织学特征是中央动脉周围洋葱皮样改变。脾窦充血扩张，脾小体缩小甚至消失。

8）关节改变：滑膜内出现纤维蛋白样变性、类风湿样改变和动脉炎。

9）肝：脂肪肝、局灶性肝坏死、间质性肝炎和血管炎。

10）中枢神经系统：多由免疫复合物介导的血管病变导致局部缺血症状。

2. 重要鉴别疾病病理特征

（1）狼疮性肾炎鉴别诊断

1）原发性肾小球肾炎：原发性肾小球肾炎所有肾小球病变基本一致，病变特点明确，而狼疮性肾炎病变具有多样性和不典型性，当肾活检中出现铁丝环或白金耳结构、肾小球内微血栓形成、苏木素小体，与肾小球病变程度不相应，出现较严重的肾间质炎、小血管炎等，结合免疫病理、电镜检查及临床表现可与原发性肾小球肾炎相鉴别。

2）乙型肝炎病毒相关性肾炎：肾组织内查见乙型肝炎病毒抗原是诊断乙型肝炎病毒相关性肾炎的必要条件。且乙型肝炎病毒相关性肾炎的病理类型以膜型最多见，其次是膜增生型和系膜增生型，其他类型少见或罕见。

3）不同病理类型的狼疮性肾炎的鉴别：各种类型狼疮性肾炎的特点详见表 6-2 和表 6-3，其鉴别还应参考临床表现，如Ⅰ型和Ⅱ型的病变均较轻微，但Ⅰ型仅有肾外表现，或者其他原因导致肾脏疾病，而Ⅱ型病变临床表现为轻至中度蛋白尿，可伴有 / 无镜下血尿，不会出现肾功能损伤。

（2）淋巴瘤：可出现发热、淋巴结肿大及巨脾，B 细胞克隆性生长，而 SLE 淋巴结肿大很少超过 2cm，脾大一般为轻至中度，显微镜下表现为血管洋葱皮样改变及炎性改变。

四、临床检验与病理检查的临床应用

（一）临床检验项目的临床应用

包括评价系统性红斑狼疮的临床检验项目及系统性红斑狼疮的标志物的选择原则。特别是有些抗体，如 dsDNA 抗体和 Sm 抗体的检测已纳入对 SLE 的诊断中，一些自身抗体在疾病症状出现之前就升高，可起到疾病预测作用。

1. 监测系统性红斑狼疮常用血液及临床生物化学检验项目　其中血常规及血沉是首先要检查的项目。系统性红斑狼疮患者血常规检查最常见的表现是不同程度的贫血，多为正细胞正色素性贫血，少数为溶血性贫血，有抗红细胞抗体，约 15% 的患者抗人球蛋白试验（Coombs 试验）阳性，也可表现为缺铁性贫血。白细胞可下降，多在（2.0～4.0）×10^9/L，其中中性粒细胞或淋巴细胞降低。1/3 的患者有轻度血小板下降，活动期血沉多增快。其次尿常规中可有不同程度的蛋白尿、血尿和管型尿或脓尿。生化检查包括肝、肾功能等。可有丙氨酸氨基转移酶（ALT）、天冬氨酸氨基转移酶（AST）升高。当有肾功能不全时，血尿素（urea）、肌酐（Cr）可升高。蛋白电泳多有 γ 球蛋白升高。

2. 评价系统性红斑狼疮的常用血清免疫标志物

（1）抗核抗体谱

1）抗核抗体（ANA）：是对各种细胞核成分抗体的总称。SLE 的 ANA 阳性率高达 95%，其滴度较高，一般 1∶100 以上可怀疑临床疾病，大于 1∶80 的 ANA 对 SLE 的诊断意义较大。ANA 阴性对排除 SLE 的阴性预测值较高，所以 ANA 检测是 SLE 的最佳筛查试验。ANA 对 SLE 特异性较低，也可见于其他结缔组织病，如硬皮病、干燥综合征等，但其阳性率和滴度较低。

2）抗 dsDNA 抗体：对 SLE 特异性高，阳性率为 50%～80%，抗体效价随病情缓解而下降。

3）抗 Sm 抗体：特异性高达 99%，但灵敏度低，SLE 患者的阳性率为 20%～30%，本抗体与 SLE 活动性无关。

4）其他自身抗体：SLE 可出现多种自身抗体，如抗 RNP 抗体、抗 SSA 抗体、抗 SSB 抗体、抗组蛋白抗体等，均可出现阳性。

（2）SLE 其他自身抗体：针对红细胞膜抗原的抗体出现抗人球蛋白试验阳性，还有抗粒细胞抗体、抗血小板抗体、抗淋巴细胞抗体、抗核糖体抗体、抗核小体抗体等。约 1/3 的病例类风湿因子阳性。

（3）免疫球蛋白：多数患者 IgG、IgM 升高，这是体内存在多种自身抗体造成的。

（4）补体：半数患者有低补体血症。血清总补体（CH50）、补体 3（C3）、补体 4（C4）含量降低，可间接反映循环免疫复合物含量增加，与病情活动有关。

以上是系统性红斑狼疮基本的检查项目，临床上需要根据病情合理进行实验室检查，以便了解病情，做出正确的诊断。

（二）病理检查的临床应用

SLE 患者的诊断主要是临床诊断，肾活检对于狼疮诊断帮助不大，但可以反映肾脏病理变化，对狼疮性肾炎的病理学分型，评估预后。

五、临床案例

【病史摘要】　患者，女性，21 岁。

主诉：周身多关节疼痛 6 个月，眼睑水肿 2 个月，发热 1 周。

现病史：患者入院前 6 个月受凉后出现周身多关节疼痛，腕关节、肘关节和膝关节为著，非对称性、轻度肿胀，曾就诊考虑"滑膜炎"，给予抗炎止痛药后症状好转。入院前 2 个月，患者无明显诱因出现双侧眼睑水肿，晨起为重，逐渐加重，偶有腰酸，自觉尿中泡沫增多，未就诊。入院前 1 周，无明显诱因发热，体温最高达 38℃，可自行退热，无咳嗽、咳痰，无腹痛、腹泻，无尿频、尿急、尿痛。

既往史及个人史（家族史）：体健，无结缔组织病家族史。

体格检查：轻度贫血貌，双侧眼睑水肿，心肺查体无异常。双下肢水肿。

辅助检查：血常规：白细胞 2.3×10^9/L，血红蛋白 89g/L，血小板 67×10^9/L。尿常规：尿蛋白（+++），红细胞（++）。肝功能：血浆白蛋白 26g/L；肾功能、电解质正常。免疫学检查：抗核抗体阳性，1:400，斑点型，抗 dsDNA 抗体（+），抗 Sm 抗体（+），U1RNP 抗体（+），抗组蛋白抗体（+），补体 C3、C4 降低。24 小时尿蛋白定量 4.2g/24h。超声心动图显示心包中等量积液。

【问题 1】　该患者初步诊断是什么？诊断依据是什么？

思考：初步诊断为系统性红斑狼疮。

解析：诊断依据：青年女性，出现①多关节炎症：多关节疼痛，腕关节、肘关节和膝关节为著，非对称性，轻度肿胀，曾就诊考虑"滑膜炎"；②血常规：三系下降，白细胞 2.3×10^9/L，血红蛋白 89g/L，血小板 67×10^9/L；③肾脏受损：蛋白尿，血尿，尿蛋白定量 4.2g/24h，大于 0.5g/24h；④抗核抗体阳性，1:400，斑点型；⑤抗 dsDNA 抗体（+），抗 Sm 抗体（+）；⑥浆膜腔积液：超声心动图显示心包中等量积液。符合 1997 年 SLE 分类标准及 2009 年的分类标准。

【问题 2】　本病例需要注意与哪些疾病鉴别？

思考：需要与关节炎、病毒感染及血液系统疾病等相鉴别。

解析：患者有关节痛症状，需查体时注意关节体征，并查 RA 相关抗体排除重叠类风湿关节炎等可能。本例患者发热伴血常规三系下降等表现，需与病毒感染或血液系统疾病相鉴别，发热还需与感染或肿瘤相鉴别。

【问题 3】　需要进行的下一步检查是什么？

思考：应全面评价患者一般情况，进行生化检测、免疫学检测等，以及必要的影像学检查。

解析：SLE 是系统性疾病，在确诊后应注意评价病情活动度，以及重要脏器损害情况，以便及时发现重症狼疮和难治狼疮病例，为及时准确地制定个体化的治疗方案提供指导。因此，应全面评价患者一般情况，包括血细胞计数，详细的生化检测，包括肌酶、尿蛋白定量等。免疫学检测包括免疫球蛋白、补体水平、磷脂抗体等相关检测，同时进行必要的影像学检查、结核菌素试验（PPD 试验）、乙型肝炎和丙型肝炎病毒标志物的检测，排除结合潜在的慢性感染疾病。

（李　昕　罗文英　何琼琼）

第二节　干燥综合征

一、临床概论

（一）疾病概述

干燥综合征（Sjögren syndrome，SS）是一种较常见的自身免疫病，以累及外分泌腺体的上皮细胞为突出表现。根据是否继发于其他的自身免疫性疾病分为原发性干燥综合征和继发性干燥综合征两类。临床除有唾液腺和泪腺受损、功能下降而出现口干、眼干外，尚可有其他外分泌腺及其他如肾、肝、肺等腺体外器官受累而出现多系统损害的症状，其血清中则有多种自身抗体和高免疫球蛋白血症。

（二）发病机制

干燥综合征目前发病机制尚未完全明了，但是，一般认为是与遗传相关的免疫系统功能紊乱导致的以淋巴细胞浸润为特征的免疫炎症反应。其中，遗传因素中与 HLA-D8、HLA-DQ 以及 HLA-DRB1/DQA1/DQB1 单倍体的多态性相关的研究均有报道。该病患病率约为 0.5%～5%。不同的人群或人种患病率不同，在我国人群的患病率为 0.3%～0.7%，在老年人群中患病率为 3%～4%。本病好发于女性，男女比为 1:（9～20）。

（三）临床表现

本病起病多隐匿，临床表现多样，病情轻重差异也较大。

1. 局部症状

（1）眼部症状：干眼症是 SS 最主要的症状之一，患者可出现眼睛异物感、沙砾感、眼干涩、畏光、眼疲劳、红肿、泪少等不同症状，还可以出现结膜炎、角膜炎等，角膜出现磨损时可出现明显疼痛和畏光。部分角膜曾做过手术、佩戴隐形眼镜的患者容易引起感染，若出现流脓则提示可能存在感染。少数患者因泪腺肿大，眼眶出现肿块。

（2）口腔症状：①患者常出现口舌干、烧灼感、咽部不适等。常伴发双侧口角炎，严重时口腔黏膜出现溃疡或继发感染。②龋齿明显增多。不明原因的"猖獗性龋齿"是本病的特征之一，也可以是本病的首发症状。③腮腺肿大，严重时双侧腮腺明显肿大形成"松鼠面容"。有的患者可感觉腮腺肿痛，累及单侧或双侧。有的伴有发热。

（3）其他部位：浅表部位如鼻、气道、消化道、阴道、皮肤等的外分泌腺体均可受累，因分泌较少而出现干燥、瘙痒、表皮细胞脱落、继发感染等相应症状。

2. 系统表现　患者还可出现乏力、低热等，约有 2/3 患者出现系统损害。

（1）骨骼肌肉系统：54%～84% 的患者可出现关节痛，但很少出现关节侵蚀破坏或畸形。11% 的患者可出现肌炎的症状。

（2）肺：40%～50% 患者可出现咳嗽，可能与气道干燥、黏液纤毛清除能力受损、支气管高反应性有关。严重者可出现胸痛、呼吸困难等症状。超过 65% 患者高分辨肺 CT 检查显示异常：肺间质病变、支气管扩张、微小结节等。肺功能检测最常出现的异常是最大呼气量下降和一氧化碳弥散量下降。出现肺纤维化及重度肺动脉高压则提示预后不佳。

（3）肾：SS 的肾损害主要累及远端肾小管，常表现为 I 型肾小管性酸中毒，可出现低钾血症。20% 患者可以出现蛋白尿，主要为 β_2 微球蛋白和 α_1 微球蛋白，提示近端肾小管功能受损。肾小球病变比较少见，有报道发病率约 1%～2%。

（4）消化系统：由于口干、唾液量减少可引起消化不良、吞咽困难，1/3 的患者可出现食管功能障碍，约一半有胃部不同程度的不适、饱胀感或疼痛等症状。内镜检查可发现 80% 患者有浅表性胃炎，10%～25% 有萎缩性胃炎。

（5）肝脏受累：研究提示原发性 SS 与原发性硬化性胆管炎（原发性胆汁性肝硬化）有密切关系。7%～13% 可出现抗线粒体抗体（AMA）阳性。

（6）皮肤：皮肤病变的病理基础为局部血管炎，有下列表现：①过敏性紫癜样皮疹：多见于下肢，为米粒大小、边界清楚的红丘疹，压之不褪色，分批出现。每批持续时间约为 10 天，可自行消退而遗有褐色色素沉着。②结节红斑：较为少见。③雷诺现象：多不严重，一般不引起指端溃疡或相应组织萎缩。

（7）神经系统：SS 累及神经系统的发生率约为 5%。以周围神经损害为多见，不论是中枢或周围神经损害均与血管炎有关。

（8）血液系统：SS 可出现白细胞减少和 / 或血小板减少，血小板低下严重者可出现出血现象。本病淋巴肿瘤的发生率约为正常人群的 44 倍。

二、诊断和鉴别诊断

（一）诊断

1. 诊断标准　目前临床常使用的干燥综合征分类 / 诊断标准主要有三个，详见如下：

（1）2002 年修订的干燥综合征国际分类（诊断）标准如表 6-5 所示：

表6-5　2002 年修订的干燥综合征国际分类（诊断）标准

条目	临床特征
Ⅰ. 口腔症状 （3 项中有 1 项或 1 项以上）	1. 每日感口干持续 3 个月以上 2. 成年后腮腺反复或持续肿大 3. 吞咽干性食物时需用水帮助
Ⅱ. 眼部症状 （3 项中有 1 项或 1 项以上）	1. 每日感到不能忍受的眼干持续 3 个月以上 2. 有反复的砂子进眼或砂磨感觉 3. 每日需用人工泪液 3 次或 3 次以上
Ⅲ. 眼部体征 （任 1 项或 1 项以上阳性）	1. Schirmer 试验≤5mm/5min 2. 角膜染色≥4 分（van Bijsterveld 评分法）
Ⅳ. 组织学检查	下唇腺病理示淋巴细胞灶≥1（每 4mm² 组织内至少有 50 个淋巴细胞聚集于唇腺间质者为 1 个灶）
Ⅴ. 唾液腺受损 （任 1 项或 1 项以上阳性）	1. 非刺激下唾液流率≤1.5ml/15min 2. 腮腺造影异常 3. 唾液腺同位素检查异常
Ⅵ. 自身抗体 （双扩散法抗 SSA 或抗 SSB 抗体阳性）	1. 原发性干燥综合征：无任何潜在疾病的情况下，有下述任 1 条则可诊断： A. 符合上述 4 条或 4 条以上，但必须含有条目Ⅳ（组织学检查）和 / 或条目Ⅵ（自身抗体） B. 条目Ⅲ、Ⅳ、Ⅴ、Ⅵ4 条中任 3 条阳性 2. 继发性干燥综合征：患者有潜在的疾病（如任一结缔组织病），而符合本表Ⅰ和Ⅱ中任 1 条，同时符合条目Ⅲ、Ⅳ、Ⅴ中任 2 条 3. 必须除外：颈头面部放疗史，HCV 感染，AIDS，淋巴瘤，结节病，移植物抗宿主病（GVH 病），抗乙酰胆碱药的应用（如阿托品、莨菪碱、溴丙胺太林、颠茄等）

（2）根据 2012 年修订的美国风湿病学会（American College Rheumatology，ACR）分类标准，以下 3 项中至少有 2 项符合则可诊断：

1）眼染色评分（使用丽丝胺绿染色和荧光素染色）>3 级（或等同级别）。

2）唇腺活检病理提示灶性淋巴细胞性唾液腺炎，且淋巴细胞灶≥1 个（每 4mm² 组织内至少有 50 个淋巴细胞聚集于唇腺间质者为 1 个灶）。

3）抗 SSA 或抗 SSB 抗体（+），或 RF 阳性，或 ANA≥1∶320。

必须除外颈头面部放疗史、HCV 感染、AIDS、淀粉样变、结节病、GVH 病及 IgG4 相关性疾病。

（3）2016 年 ACR 与 EULAR 联合推出了原发性干燥综合征分类新标准，入选标准为至少有眼干或口干症状其一的患者，即下列至少一项阳性：

1）每日感到不能忍受的眼干，持续 3 个月以上。

2）眼中反复沙砾感。

3）每日需用人工泪液 3 次或 3 次以上。

4）每日感到口干，持续 3 个月以上。

5）吞咽干性食物时需频繁饮水帮助。

或在 EULAR SS 患者疾病活动度指标（ESSDAI）问卷中至少一个系统阳性的可疑 SS 者。

分类标准：根据以下条目进行打分，当患者得分≥4，则可将之归类为原发性干燥综合征（pSS）（表 6-6）。

表 6-6　分类标准

条目	得分
唇腺病理示淋巴细胞灶≥1 个 /4mm²	3
抗 SSA/Ro 抗体阳性	3
角膜染色：Ocular Staining Score 评分≥5 或 van Bijsterveld 评分≥4	1
Schirmer 试验≤5mm/5min	1
自然唾液流率≤0.1ml/min	1

（4）2016 年 ACR 与 EULAR 联合标准与 2012 年 ACR 标准的区别主要有以下几方面：

1）增加了 Schirmer 试验和自然唾液流率作为分类条目。

2）在角膜染色实验中，将 van Bijsterveld 评分作为 Ocular Staining Score 评分的备选方案。

3）删除原分类标准中的高滴度 ANA 和 RF 阳性的条目。

（5）与 2002 年美国 - 欧洲共识小组（AECG）制定标准的差别主要体现在以下几方面：

1）将眼部和口腔症状作为纳入标准而非分类标准条目。

2）在角膜染色实验中，Ocular Staining Score 评分作为 van Bijsterveld 评分的备选方案。

3）删除原分类标准中腮腺造影和唾液腺同位素检查。

2. 诊断流程（图 6-4）

（二）鉴别诊断

本病需与以下疾病鉴别。

1. 系统性红斑狼疮（SLE）　干燥综合征多出现在中老年妇女，较少有蝶形红斑等皮疹，口眼干明显，肾小管酸中毒为其常见而主要的肾损害，高球蛋白血症明显，低补体血症少见，抗 dsDNA 抗体及抗 Sm 抗体较少阳性。预后一般较良好。

2. 类风湿关节炎（RA）　RA 以对称性多关节肿痛为突出临床特征，常伴关节破坏、畸形和功能受限。干燥综合征的关节炎症状远不如类风湿关节炎明显和严重，极少有关节骨破坏、畸形和功能受限。类风湿关节炎者很少出现抗 SSA 和抗 SSB 抗体。

3. 非自身免疫病的口干　如老年性腺体功能下降、糖尿病性或药物性口干，则有赖于病史及各个病的自身特点以鉴别。

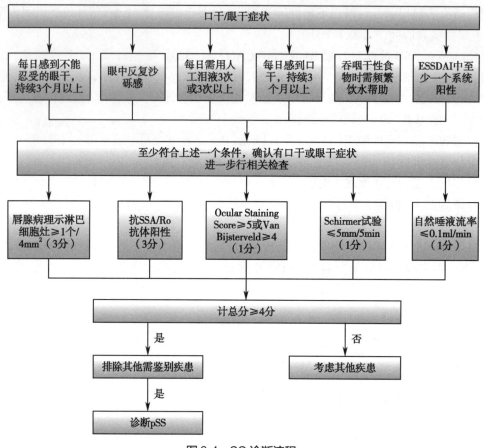

图 6-4　SS 诊断流程

三、临床检验与病理特征

（一）临床检验项目

1. 一般检查项目

（1）血常规：血常规变化不特异，部分患者由于血液系统受累，表现为白细胞、血小板减少及贫血，且贫血多为正细胞正色素性。

（2）淋巴细胞亚群分析：大多数的 pSS 患者淋巴细胞总数及 T 淋巴细胞亚群的数目、比值是正常的，但它们的功能可能有异常。有抑制功能的 T 淋巴细胞数量减少，造成 B 淋巴细胞大量增殖。这种增殖的 B 淋巴细胞便会分泌与该病相关的一些自身抗体。

2. 特殊检查项目

（1）高球蛋白血症：70% 以上的 SS 患者有高免疫球蛋白血症，其特点是多克隆性，以 IgG 为主。可引起皮肤紫癜、红细胞沉降率增快等症状。少数患者出现巨球蛋白血症或单克隆性高免疫球蛋白血症，出现这些情况需警惕淋巴瘤的可能。

（2）抗核抗体（ANA）：2/3 以上的 pSS 患者中 ANA 阳性，但特异性差，阳性者多与腺体外表现相关。只有间接免疫荧光法检测 ANA 的滴度≥1∶320 时，才有诊断意义。

（3）抗 SSA（Sjögren syndrome type A）抗体和抗 SSB（Sjögren syndrome type B）抗体：本病患者中抗 SSA、抗 SSB 抗体阳性率分别为 60%～70% 和 30%～70%。抗 SSA 及抗 SSB 抗体对本病的诊断具有重要意义。抗 SSA 抗体又称抗 Ro 抗体，特异性较差，在 SLE、RA、炎性肌病或原发性胆汁性硬化及少部分正常人也可检出抗 SSA 抗体。抗 SSB 抗体又称抗 La 抗体，该抗体诊断 SS 较为特异，几乎只出现在抗 SSA 抗体阳性的血清中。

（4）类风湿因子（RF）：pSS 患者中 RF 阳性率为 41%～68%，多为 IgM 型，该抗体阳性的 pSS 患者较阴性患者更易出现高球蛋白血症、关节症状、皮肤脉管炎及腮腺肿大等临床症状。

（5）其他与该病相关的自身抗体：pSS 患者中也可检出其他多种类型自身抗体，如抗 Sm 抗体、抗 RNP 抗体、抗 dsDNA 抗体和抗中性粒细胞胞浆抗体等，但阳性率均较低。

（6）抗 α- 胞衬蛋白抗体（α-fodrin antibody，α-FA）：α-FA 是 SS 患者血清中一种新的自身抗体，由于其在其他炎症性疾病中也可检出，故不适用于 SS 诊断。但对于有腺体外表现的 SS 可疑患者，有较好的辅助诊断价值。联合检测抗 SSA、抗 SSB 和抗 α- 胞衬蛋白抗体三种自身抗体对诊断 SS 敏感性和特异性分别高达 88% 和 90%。

（7）抗毒蕈碱受体 3（muscarinic acetylcholine receptor 3，M3R）抗体：该抗体在 SS 中有很高的敏感性和特异性，在间质性膀胱炎、膀胱过度活动症、胃肠道受累和泌尿系统受累的 SS 患者中均可检出。

（二）临床病理特征

本病典型病理特征为：上皮周围淋巴细胞浸润，常见受累部位是外分泌腺（主要是唾液腺和泪腺，其次见于口腔黏膜和食管黏膜）和实质器官（肝、肺、肾及其他部位如肌肉骨骼、消化道、胰腺、血管、神经系统等）。

1. 在下唇小唾液腺活检组织内找到淋巴细胞灶是诊断 SS 的金标准。淋巴细胞灶定义为在 4mm^2 面积的唇腺组织内至少有 50 个淋巴细胞和浆细胞聚集（文末彩图 6-5）。除出现弥漫性淋巴细胞浸润外，早期唾液腺腺体小叶结构完整，灶性淋巴细胞浸润可引起导管和腺体上皮细胞增生、变性、萎缩，被大量单个核细胞包围着的残存腺体叫上皮肌上皮岛（epimyoepithelial island），腺体中也可有生发中心形成，晚期腺泡组织被破坏或消失，代之以纤维组织。

2. 其他组织活检

（1）肌肉骨骼：可出现肌肉炎性改变、血管周围淋巴细胞浸润和包涵体形成。

（2）肺：主要表现为炎症性改变，包括细支气管炎、淋巴样间质性肺炎（lymphoid interstitial pneumonia）和纤维化。

（3）肾：主要表现为肾小管间质淋巴细胞浸润，肾小球病变罕见。

（4）其他器官：消化道、肝、胰腺、血管、神经系统也可受到不同程度累及。

四、临床检验与病理检查的临床应用

（一）临床检验的临床应用

1. 怀疑 SS 患者，可先检查 ANA、抗 SSA、抗 SSB 抗体，若抗 SSA、抗 SSB 两种抗体同时阳性，应首先考虑 SS 的可能。

2. 由于抗 SSB 抗体通常与抗 SSA 抗体（抗 Ro-60 抗体）同时出现，只有当抗 SSA 抗体检测阳性时，检测抗 SSB 抗体才有意义；如果抗 SSA 抗体为阴性，而抗 SSB 抗体为阳性，检测结果通常不可靠。

3. 抗 SSA 抗体对 SS 患者并不特异，但与 SS 腺体外表现相关，阳性者易出现雷诺现象、肾脏受累等临床表现的反复。抗 SSA 抗体阳性的孕妇，新生儿发生先天性心脏传导阻滞的概率也大。抗 SSA 与抗 SSB 抗体同时阳性的 SS 患者，其唇唾液腺淋巴细胞浸润程度较单独阳性者更严重。抗 SSB 抗体与器官受累相关，可作为 pSS 预后评估的标志物之一。

4. 抗 α- 胞衬蛋白抗体和抗毒蕈碱受体 3 抗体是 SS 相关的新指标。抗 SSA 抗体和 ANA 阴性的可疑 SS 患者 α- 胞衬蛋白抗体也阴性，因此抗 SSA 抗体和 ANA 阴性的可疑 SS 患者不必检测抗 α- 胞衬蛋白抗体，可检测抗毒蕈碱受体 3 抗体以辅助诊断。

5. 血常规、红细胞沉降率、免疫球蛋白为非特异性指标，对 SS 的诊断有辅助作用。

（二）病理检查的临床应用

SS 可能由某些病毒感染导致，如流行性腮腺炎病毒、EBV、HIV、HTLV-1 等，可根据临床病史及实验室检查进行鉴别。唇腺组织活检见到淋巴细胞聚集灶是诊断 SS 的金标准。

五、临床案例

【病史摘要】 患者，女性，58 岁。

主诉：口干 2 年，眼干 1 年，加重半年。

现病史：患者 2 年前无明显诱因出现口干，进食馒头、饼干等干食需水送，未诊治。1 年前开始出现双眼干涩感，哭时无泪，近半年来症状加重，说话时觉口中发黏，需要喝水；夜间常因口干而致醒，需起床喝水；牙齿逐渐出现片状脱落，严重龋齿。伴气短，活动耐力明显下降（走平地仅几百米），伴咳嗽，无痰，伴胸闷，现为进一步诊治入院。起病以来，偶有口腔溃疡，偶有关节痛，但位置不固定，且关节肿胀不明显。无皮疹，无光过敏，无脱发，大小便正常。

既往史及个人史：否认糖尿病、冠心病，否认肝炎、结核等传染病史，否认手术、输血、外伤史，否认食物、药物过敏史。

体格检查：T 36.6℃，P 100 次 /min，R 20 次 /min，BP 112/86mmHg。神清，舌面红、干裂，咽红，双侧扁桃体无肿大。双侧腮腺稍肿大，质韧，无压痛。双侧颌下及双侧颈前区各可扪及一黄豆大淋巴结，质韧，无压痛。余浅表淋巴结未扪及。双肺呼吸音粗，双肺底可闻及少量湿啰音，双肺可闻及爆裂音，心律齐，无杂音。腹平软，肝脾肋下未及。四肢未见明显水肿，未见关节明显肿胀、畸形。

辅助检查：血常规：白细胞 2.87×10^9/L，中性粒细胞百分比 74.0%，血红蛋白 127g/L，血小板 233×10^9/L。尿常规未见异常。ESR 32mm/h；类风湿因子（RF）532IU/ml，hs-CRP 3.5mg/L。IgG 18.5g/L，IgA、IgM 均正常，补体 C3、C4 均正常。ANA：颗粒型，1:1 000（+）；抗 ENA：抗 SSA 抗体（+++），抗 Ro-52 抗体（+++），抗 SSB 抗体（+++），抗 Sm 抗体（−）；抗 dsDNA 抗体（−）。CCP（−），AKA（−）。肺部高分辨 CT 提示双下肺间质性病变。

【问题 1】 根据以上病例资料及初步检查，该患者的可能诊断是什么？需要与哪些疾病进行鉴别诊断？

思考 1：可能诊断是原发性干燥综合征。

解析：患者为中年女性，明显口干眼干，严重龋齿，双侧腮腺稍肿大；血常规白细胞计数下降；肺部高分辨 CT 提示双下肺间质性病变。多系统损害提示弥漫性结缔组织病可能性大。自身抗体谱显示抗 SSA 抗体（+++），抗 Ro-52 抗体（+++），抗 SSB 抗体（+++），提示原发性干燥综合征可能性大。

思考 2：需要与系统性红斑狼疮、类风湿关节炎、化脓性腮腺炎、腮腺恶性肿瘤以及腮腺的其他慢性肉芽肿病变鉴别。

解析：该患者需要与以下疾病进行鉴别诊断：

（1）系统性红斑狼疮：患者为中年女性，有口腔溃疡、关节痛，血常规白细胞计数下降；肺部高分辨 CT 提示双下肺间质性病变；查 ANA 1:1 000（+）。应与系统性红斑狼疮鉴别。但患者无皮疹，无补体、抗 dsDNA 抗体及抗 Sm 抗体异常，尿常规正常，诊断 SLE 证据不充足，应完善相关检查以明确。应注意 60% 左右的患者两病重叠。

（2）类风湿关节炎：患者关节痛且 RF 明显升高，需与 RA 鉴别。但该患者关节痛位置不固定，且关节肿胀不明显，查体未见关节明显肿胀、畸形。RA 的关节病变是一种侵蚀性关节炎，关节滑膜炎明显。关节肿胀，好发于双手小关节，位置相对固定，X 线、MRI、彩超常能提示滑膜炎或骨质破坏，与 SS 鉴别较易，但应注意有 60%～70% 类风湿关节炎患者与 SS 重叠。

（3）化脓性腮腺炎：多见于成人及糖尿病患者，在机体抵抗力下降时发病，大部分为单侧性，有发热、白细胞增加及局部压痛等明显的炎症表现。

（4）腮腺恶性肿瘤：单侧性缓慢增大，需要影像学和病理检查加以鉴别。

（5）慢性肉芽肿：由结核、结节病、霉菌引起的腮腺慢性肉芽肿，有时需依靠病原学及病理检查加以鉴别。

【问题2】 为明确诊断,还需要进行哪些辅助检查?

思考: 还需要做眼部和口腔检查、唇腺组织活检等。

解析: 为进一步确诊,还需要做眼部检查和口腔检查、腮腺造影和/或核素检查,以及唇腺活检组织学检查,以明确泪腺和唾液腺的损害情况。

(王庆文　杜　鸿　何琼琼)

第三节　多发性肌炎和皮肌炎

一、临床概论

(一)疾病概述

多发性肌炎(polymyositis, PM)和皮肌炎(dermatomyositis, DM)是骨骼肌非化脓性炎性肌病,为一组异质性疾病。二者均归属于特发性炎性肌病(idiopathic inflammatory myopathy, IIM)。其临床特点是四肢近端肌、颈肌及咽肌等肌组织出现炎症、变性改变,主要累及横纹肌,以肢体近端肌群无力为其临床特点,常呈对称性损害,早期可有肌肉肿胀、压痛,晚期出现肌萎缩。多数患者无远端肌受累。本病属于结缔组织病,在欧美国家常被列为少见病或罕见病。本病在我国并不少见,但其发病率尚不完全清楚。炎性肌病的发病率随种族、年龄及性别不同而有所不同。全球发病率约为(2.1~10)/100 万,发病年龄呈双峰型,5~15 岁和 45~65 岁多发,女性多见,男女发病比为 1:2。PM 指无皮肤损害的肌炎,伴皮疹的肌炎称 DM。

1975 年 Bohan 和 Peter 将 PM/DM 分为五类:

1. 原发性多肌炎。

2. 原发性皮肌炎。

3. PM/DM 合并肿瘤。

4. 儿童 PM 或 DM。

5. PM 或 DM 伴发其他结缔组织病(重叠综合征)。

1982 年 Witaker 在此分类基础上增加了两类即包涵体肌炎和其他(结节性、局灶性及眶周性肌炎;嗜酸性肌炎;肉芽肿性肌炎;增殖性肌炎)。随着炎性肌病多种特异性和相关性自身抗体逐渐被发现,炎性肌病的分类愈来愈细化。

与其他结缔组织病相似,炎性肌病的易感因素也包括遗传和环境两方面。目前已知,肌炎是一种复杂的多基因疾病。部分肌炎患者起病与所处的环境有关,在一定遗传背景下,特定的环境因素可能是肌炎发生的始动因素。这些环境因素包括某些细菌、病毒感染和非感染因素如食物药物因素。寄生虫也可引起肌炎发病。紫外线辐射也是肌炎发病的危险因素之一,靠近赤道的地区皮肌炎发病率更高,此种现象在抗 Mi-2 抗体阳性的皮肌炎患者中更加明显,提示紫外线可以诱发或加重疾病病情,尤其是皮疹。恶性肿瘤有可能是另一个影响肌炎发生的危险因素,特别是皮肌炎与恶性肿瘤之间有很强的相关性。有部分肌炎患者发病与服用某些药物有关。他汀类降脂药物、青霉胺均可以引发类似肌炎的临床和病理表现,但其确切机制尚不清楚。

(二)发病机制

目前研究表明,IIM 发病起源于自身免疫,但各亚组在免疫发病机制上存在明显不同。半数以上的炎性肌病会出现特殊的自身抗体,分为肌炎特异性自身抗体(myositis-specific autoantibody, MSA)和肌炎相关性自身抗体(myositis-associated autoantibody, MAA),前者与炎性肌病某些亚型发病相关。表明体液免疫在炎性肌病发病中有重要作用。

多发性肌炎肌细胞的损伤主要是通过自身抗原驱动的 T 细胞介导的细胞毒作用实现的,CD8$^+$T 细胞分布在未坏死肌细胞的肌内膜处,这种肌细胞表达 MHC-I 类分子,这一过程直接损伤肌细胞造成发病。

皮肌炎则是由体液免疫机制所介导的,浸润的淋巴细胞以 B 细胞和 CD4$^+$T 细胞为主,毛细血管壁上有膜攻击复合物沉积,炎性浸润以血管周围或束周为主,束周萎缩是皮肌炎的特征性病变,表明皮肌炎是以血管损伤为主要病变。包涵体肌炎的发病可能与某种特异的抗原促发免疫反应导致蛋白错误折叠并在肌细胞内聚集有关,炎症反应可能是一种继发表现,其特征性病理改变为胞质空泡变性和淀粉样物沉积。

(三)临床表现

本病在成人呈亚急性和隐匿起病,数周至数月内逐渐起病,而儿童发病则较急。PM 和 DM 患者最突出的症状是肌无力和肌肉耐力下降。肌无力呈对称性分布,最常累及近端肌群,特别是颈部、骨盆、大腿和肩部肌肉。本病早期症状通常为近端肌无力或皮疹,全身不适、发热、乏力、体重下降等。

1. 肌肉表现

(1)肌无力:几乎所有患者均出现不同程度的肌无力。肌无力可突然发生,并持续进展数周到数月以上。临床表现与受累肌肉的部位有关。肩带肌及上肢近端肌无力,上肢不能平举、上举,不能梳头。骨盆带肌及大腿肌无力,抬腿不能或困难,不能上车、上楼、坐下或下蹲后起立困难。颈屈肌可严重受累,平卧抬头困难,头常后仰。喉部肌肉无力造成发音困难、声嘶等。咽、食管上段横纹肌受累引起吞咽困难,饮水发生呛咳。食管下段和小肠蠕动减弱与扩张引起反酸、食管炎、咽下困难、上腹胀痛和吸收障碍等。胸腔肌和膈肌受累出现呼吸表浅、呼吸困难,并引起急性呼吸功能衰竭。

(2)肌痛:在疾病早期可有肌肉肿胀,约 25% 的患者出现疼痛或压痛。

2. 皮肤表现　DM 除有肌肉症状外还有皮肤损害。多为微暗的红斑,皮损稍高出皮面,表面光滑或有鳞屑。皮损常可完全消退,但亦可残留带褐色的色素沉着、萎缩、瘢痕或白斑。皮肤钙化也可发生,特别在儿童中出现。普遍性钙质沉着多见于未经治疗或治疗不充分的患者。重要的皮肤损害包括:

(1)眶周水肿伴暗紫红色皮疹,又称"向阳疹",见于 60%~80% DM 患者。

(2)Gottron 征:皮疹位于关节伸面,多见于肘、掌指、近端指间关节处,也可出现在膝与内踝皮肤,表现为伴有鳞屑的红斑,皮肤萎缩、色素减退。

(3)颈、上胸部"V"区弥漫性红疹,在前额、颊部、耳前、颈三角区、肩部和背部亦可见皮疹。

(4)指甲两侧呈暗紫色充血皮疹、手指溃疡,甲缘可见梗死灶、雷诺现象、网状青斑、多形性红斑等血管炎表现。

(5)部分患者双手外侧掌面皮肤出现角化、裂纹,皮肤粗糙脱屑,如同技术工人的手,称"技工手"。尤其在抗 Jo-1 抗体阳性的 PM/DM 中多见。

(6)钙质沉着主要见于青少年 DM,也偶见于成年患者。多发生于摩擦或创伤部位,如肘部或膝部。短期内出现大面积钙质沉着,可以导致局部溃疡。钙质沉着主要见于皮下组织,亦可见于皮肤、筋膜或肌肉,炎症活动期可以引起症状进展。

3. 关节表现　关节痛和关节炎见于约 20% 的患者,为非对称性,常波及手指关节,也可由于手的肌肉萎缩引起手指屈曲畸形,但 X 线相无骨关节破坏。

4. 肺部表现　肺部受累是本病发病和死亡的主要因素。约 70% 患者有肺间质病变,大多数患者在疾病诊断时已经存在肺间质病变。急性间质性肺炎、急性肺间质纤维化临床表现有发热、干咳、呼吸困难、发绀。在晚期肺纤维化影像学检查可见蜂窝状或轮状阴影。部分患者为慢性过程,临床表现隐匿,缓慢出现进行性呼吸困难伴干咳。肺部病变快速进展是本病死亡的重要原因之一。

5. 消化道表现　吞咽困难在炎性肌病,尤其是包涵体肌炎(IBM)中常见。患者出现吞咽困难、食物反流,为食管上部及咽部肌肉受累所致。肌无力加重会导致营养障碍和吸入性肺炎。胃肠动力障碍还可引起便秘、腹泻和胃痛。

6. 心脏受累合并心血管病变　为 PM 和 DM 患者死亡危险因素之一。约 1/3 患者病程中有心肌受累,心肌内有炎性细胞浸润,间质水肿和变性,局灶性坏死,心室肥厚,出现心律失常和充血性心力衰竭,亦可出现心包炎。

7. 包涵体肌炎(inclusion body myositis,IBM)　本病多见于 50 岁以上的男性,起病隐匿,病变累及四肢近端肌群外,尚可累及远端肌群。与 PM 不同的是肌无力和肌萎缩对称性差,指屈肌和足下垂常见,肌痛和肌肉压痛罕见。肌酶正常,对激素治疗反应差。病理特点为肌细胞的胞浆和胞核内查到嗜酸性包涵体,电子显微镜显示胞浆和胞核内有管状和丝状包涵体。

8. 无肌病性皮肌炎(amyopathic dermatomyositis,ADM)　ADM 是 DM 的一种亚型。患者有典型的 DM 皮疹表现而缺少肌肉受累的表现。无肌病性皮肌炎的定义是六个月或更长时间无肌炎的临床和实验室表现,而皮肤活检表现与 DM 相同。部分患者在进行 MRI 或肌肉活检时可见亚临床的肌炎表现,也有患者以后发展为典型肌炎。无明显肌炎表现的患者可出现肌肉外组织或器官的受累,比如肺间质病变,且病情可能较重,发展迅速。无肌病性皮肌炎与恶性肿瘤也呈相关性。本类型皮肌炎发病率并不清楚,但有逐渐增多趋势。

9. 抗合成酶综合征　基于肌炎特异性抗体分类系统中的一个临床亚型,其特点是抗合成酶抗体阳性。最常见的抗合成酶抗体是针对组氨酰 tRNA 的抗 Jo-1 抗体,少见于 IBM。本类型特点是包含抗合成酶抗体阳性、肌炎、间质性肺病、技工手、雷诺现象以及小关节非侵蚀性对称性多关节炎的一系列临床表现,起病时常常伴有发热。

二、诊断和鉴别诊断

(一)诊断

1. 诊断标准　目前,炎性肌病诊断虽然尚无确切诊断标准,但根据临床表现、实验室检查以及活组织检查,典型病例的诊断不难。1975 年 Bohan 和 Peter 将炎性肌病分为五类,并建立了诊断标准(详见附录 4),广泛沿用至今,但其诊断不足之处是可能过度诊断 PM。

2017 年 ACR/EULAR 在临床研究和基础研究的基础上,提出有关 IIM 新分类标准,具体如下(表 6-7):

表 6-7　IIM 新分类标准

项目	分值	
	无肌肉活检	有肌肉活检
发病年龄		
与疾病有关的首发症状出现时间≥18 岁,<40 岁	1.3	1.5
与疾病有关的首发症状出现时间≥40 岁	2.1	2.2
肌无力		
对称性肌无力,逐渐加重,上肢近端	0.7	0.7
对称性肌无力,逐渐加重,下肢近端	0.8	0.5
颈屈肌力弱于颈伸肌力	1.9	1.6
腿部,近端肌力弱于远端肌力	0.9	1.2
皮肤表现		
向阳疹	3.1	3.2
Gottron 丘疹	2.1	2.7
其他临床表现		
吞咽困难或食管运动功能障碍	0.7	0.6
实验室检查		
抗 Jo-1 抗体阳性	3.9	3.8
血清 CK/LDH/AST/ALT 水平升高	1.3	1.4

续表

项目	分值	
	无肌肉活检	有肌肉活检
肌肉活检特点		
肌内膜单核细胞浸润，不侵犯肌纤维		1.7
束周及血管周围单核细胞浸润		1.2
束周萎缩		1.9
边缘空泡		3.1

注：出现症状和体征没有更好的疾病解释，进入分类标准评估。可疑 IIM：评分≥5.5（无肌肉活检）或≥6.7（有肌肉活检）；确定 IIM：评分≥7.5（无肌肉活检）或≥8.7（有肌肉活检）；排除 IIM：评分＜5.3（无肌肉活检）或＜6.5（有肌肉活检）。

2. 诊断流程（图6-6）

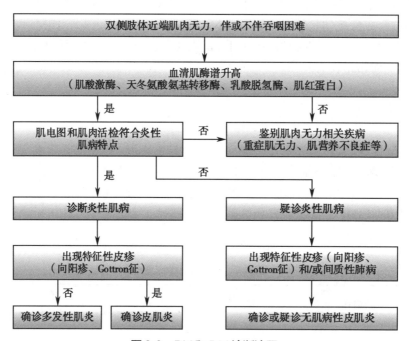

图6-6　PM和DM诊断流程

（二）鉴别诊断

诊断炎性肌病需与以下疾病鉴别。

1. 运动神经元病　肌无力从肢体远端开始，进行性肌萎缩，无肌痛，肌电图为神经源性损害。

2. 重症肌无力　为全身弥漫性肌无力，在进行性持久或反复运动后肌力明显下降，血清肌酶、肌活检正常，血清抗乙酰胆碱受体（AchR）抗体阳性，新斯的明试验有助诊断。

3. 肌营养不良症　肌无力从肢体远端开始，无肌压痛，有遗传家族史。

4. 风湿性多肌痛　发病年龄常大于50岁，表现为颈、肩胛带及骨盆带等近端肌群疼痛、乏力及僵硬，血沉可增快，肌酶、肌电图及肌肉活检正常，糖皮质激素治疗有明显疗效。

5. 感染性肌病　肌病与病毒、细菌、寄生虫感染相关，表现为感染后出现肌痛、肌无力。

6. 内分泌和代谢异常所致肌病　包括甲状腺功能亢进引起的周期性瘫痪及甲状腺功能减退所致肌病。PM还应与线粒体病、嘌呤代谢紊乱、脂代谢紊乱和碳水化合物代谢紊乱等肌病相鉴别。

7. 其他　还应与药物所致肌病鉴别，如大剂量激素长期使用所致肌病，肌痛从下肢开始，肌酶正常；青霉胺长期使用引起的重症肌无力等；乙醇、氯喹（羟氯喹）、可卡因、秋水仙碱等均可引起中毒性肌病。

三、临床检验与病理特征

（一）临床检验项目

1. 一般检查项目

（1）血常规及其他常规检查：血常规变化不特异，部分患者出现白细胞升高和轻度贫血，约 1/3 患者出现嗜酸性粒细胞增高。急性期患者红细胞沉降率增快，C 反应蛋白增高。部分患者出现 α_2 和 γ 球蛋白增高。

（2）血清肌酶（creatase）测定：包括肌酸激酶（CK）及其同工酶、乳酸脱氢酶（LDH）及其同工酶、丙氨酸氨基转移酶（ALT）及天冬氨酸氨基转移酶（AST）、醛缩酶（ALD）等。血清肌酶在疾病活动期，均有不同程度的升高。

（3）肌红蛋白（myoglobin，Mb）：在多发性肌炎患者血清中，肌红蛋白明显升高。

2. 特殊检查项目

（1）抗核抗体（ANA）：20%～50% 的本病患者抗核抗体阳性，常见的荧光染色模型是斑点型。

（2）类风湿因子（RF）：20% 的本病患者 RF 可阳性，但滴度较低。

（3）抗肌红蛋白（anti-myoglobin）、抗肌球蛋白（anti-myosin）抗体：均为一类直接抗肌肉及其成分的抗体，该类抗体在本病患者血清中的检出率高达 71%～90%，其他结缔组织病患者该类抗体阳性率低于 15%，正常人中则未发现该类抗体阳性。

（4）抗 PM-Scl 抗体：多见于多发性肌炎与硬皮病的重叠综合征患者，阳性率可达 24%；该抗体阳性的多发性肌炎与硬皮病的重叠综合征患者，皮肤钙沉着和关节炎的发生率较该抗体阴性者大，预后较好。

（5）尿肌酸（creatine）：多发性肌炎或皮肌炎患者由于肌肉病变的存在，使肌肉摄取的肌酸减少，形成肌酐的量也随之减少，血中肌酸量增高，并随尿液排出，因此 24 小时尿肌酸排泄量增高而肌酐排泄量却降低。

（二）临床病理特征

1. 本病典型病理特征

（1）肌肉：肌肉的组织病理改变对诊断有重要意义，病变主要累及骨骼肌和平滑肌，心肌也可受累。肌肉弥漫或部分受累，初期肌纤维肿胀、横纹消失，肌浆透明化，可呈不同程度玻璃样、颗粒状、空泡状变性。严重时肌纤维断裂、坏死，被巨噬细胞吞噬，伴炎症细胞浸润。炎症细胞主要是淋巴细胞，其次是浆细胞、组织细胞和成纤维细胞。晚期肌纤维结构消失，被纤维结缔组织取代，可伴钙质沉着。间质血管扩张、内膜增厚，管腔狭窄甚至栓塞，血管周围有淋巴细胞、浆细胞和组织细胞浸润。多发性肌炎的特征包括肌纤维内巨噬细胞和 CD8$^+$T 细胞浸润和 MHC-I 类分子的表达。皮肌炎的特殊表现包括毛细血管减少、形态改变、毛细血管坏死伴补体产物（如膜攻击复合物）在血管壁沉积，少数肌梗死。皮肌炎晚期表现为束周萎缩，炎症细胞在血管周围浸润，主要为大量 CD4$^+$T 细胞和巨噬细胞，偶见 B 细胞（文末彩图 6-7）。

（2）皮肤：皮肤的组织病理学特征无特异性。初期为水肿性红斑阶段，可见表皮角化，棘层萎缩，钉突消失，基底细胞液化变性。真皮全层黏液性水肿，血管扩张，主要为淋巴细胞、也可有少量组织细胞浸润，有色素失禁。进行性病变中胶原纤维肿胀、均质化或硬化，血管壁增厚，皮下脂肪黏液样变性，钙质沉着，表皮进一步萎缩，附属器萎缩（文末彩图 6-8、文末彩图 6-9）。

2. 重要鉴别疾病病理特征　营养障碍性肌病如 Dysferlin 肌病，活检通常表现为营养不良，伴明显单个核细胞浸润和小肌膜缺陷及基底膜增厚。面肩肱型肌营养不良在血管周围、肌内膜和肌束膜的炎症较常见。肌营养不良症表现为非坏死性肌纤维细胞膜缺陷和肌内膜的巨噬细胞、T 细胞、肥大细胞及嗜酸性粒细胞浸润。

（1）神经肌肉病如脊髓性肌萎缩典型改变是肌纤维萎缩。

（2）代谢性肌病如酸性麦芽糖酶缺乏症表现为空泡性肌病，空泡内含有大量糖原，酸性磷酸酶染色强阳性，肌纤维坏死和再生不常见。

（3）感染性肌病如 HIV 肌病，其特征包括肌纤维坏死、炎症、肌纤维空泡变性等。人类 T 淋巴细胞病毒 -1（HTLV-1）肌病组织学表现为间质炎症、肌纤维坏死和肌内膜炎症、空泡变性、淀粉样蛋白沉积和管丝状物形成。

（4）寄生虫性肌病：多种寄生虫如原虫（弓形虫、锥虫病和疟疾）、绦虫（猪囊尾蚴、棘球蚴、多头蚴、裂头蚴）和线虫（旋毛虫）感染，在肌活检标本上呈独特表现，如出现速殖子和弓形虫囊，同时伴肌束膜和肌内膜炎症细胞浸润。

四、临床检验与病理检查的临床应用

（一）临床检验的临床应用

1. 本病相关的自身抗体虽然敏感性差，检出率低，但特异性很高，对该疾病的诊断具有较高的应用价值。PM/DM 的抗体可分为肌炎特异性自身抗体和肌炎相关性自身抗体两大类。目前发现的抗氨基酰 tRNA 合成酶（ARS）抗体有针对组氨酸（Jo-1）、苏氨酸、丙氨酸、氨基乙酰等 10 余种，其中抗 Jo-1 抗体最常见也最具临床意义。①抗 Jo-1 抗体是诊断 PM/DM 的标记性抗体，阳性率为 25%，在合并肺间质病变的患者中其阳性率可达 60%。该抗体阳性的 PM/DM 患者，临床上常表现为抗合成酶抗体综合征。②抗信号识别颗粒（SRP）抗体对多发性肌炎特异性非常高，但检出率低。该抗体阳性者多起病急、肌炎重，对治疗反应差，预后也较差。③抗 Mi-2 抗体主要见于皮肌炎患者，阳性者对治疗反应好，预后好。

2. 在绝大多数多发性肌炎或皮肌炎的患者中，肌酸激酶是一个很好的检测病情及预后判断的指标，常与本病肌肉病变的严重程度相关，且在疾病活动早期时即升高，经临床治疗后，肌酸激酶值的下降早于患者临床症状缓解。但部分晚期肌萎缩的患者肌酸激酶值并不增高。

3. 乳酸脱氢酶、丙氨酸氨基转移酶及天冬氨酸氨基转移酶的增高程度与病变的严重程度相关。但乳酸脱氢酶、丙氨酸氨基转移酶及天冬氨酸氨基转移酶存在于多种组织中，因此特异性较差，只作为本病诊断的参考。

4. 肌红蛋白水平与本病严重程度相关，其改变有时比肌酸激酶升高还早，对该病早期诊断和预后判断有很好的辅助作用。

5. 当 24 小时尿肌酸排泄量超过 200mg 时，对活动性肌炎患者才有诊断价值。皮肌炎患者 24 小时尿肌酸排泄量甚至可达到 2g。

（二）病理检查的临床应用

肌活检是诊断炎性肌病的金标准，也是明确诊断 IIM 的重要组成部分，选择中度无力的肌肉进行活检可取得最佳的结果。

五、临床案例

【病史摘要】　患者，女性，62 岁。

主诉：双侧肢体无力 3 个月，皮疹 2 个月，加重伴吞咽困难 2 周。

现病史：患者于入院前 3 个月无明显诱因自觉双上肢和下肢肌肉无力，双上肢抬举困难、梳头困难，双下肢蹲起困难，自认为是活动多、劳累所致，未就医，无力症状逐渐加重，无眼睑下垂。入院 2 个月前，患者日晒后出现面部、颈部红斑，高出皮面，伴瘙痒，无疼痛，无发热，无关节疼痛。就诊于皮肤科门诊，不除外日光性皮炎，给予外用药物治疗，症状无明显好转，皮疹逐渐加重。入院前 2 周，患者上述症状加重，翻身受限，不能自主活动，出现吞咽困难及呛咳。就诊于急诊，查血常规未见异常。肌酶谱结果显示肌酸激酶 9 800U/L，乳酸脱氢酶 836U/L，肌红蛋白 560ng/ml，血浆白蛋白 26g/L。遂收入院诊治。患者自发病以来食欲差，二便如常，体重下降约 10kg。

既往史及个人史(家族史): 既往体健。其母亲患有乳腺癌。父亲体健。

体格检查: 一般情况可。皮肤、巩膜无黄染,皮肤黏膜未见出血点。面部、颈前、双侧肘关节伸侧可见红色斑疹,伴轻度瘙痒和脱屑,局部皮肤破溃。双手甲床边缘可见紫红色斑。心肺查体无异常。腹软,无压痛,肝脾未及。双上肢肌力Ⅱ级,双下肢肌力Ⅰ级。生理反射正常,病理征阴性。

辅助检查: 血常规:白细胞 $9.1 \times 10^9/L$,血红蛋白 119g/L,血小板 $323 \times 10^9/L$。肝功能、肾功能、电解质正常。肌酶谱示肌酸激酶 9 800U/L,乳酸脱氢酶 836U/L,肌红蛋白 560ng/ml。血浆白蛋白 26g/L。ANA(+),C 反应蛋白 1.2mg/dl,血沉 36mm/h。肌炎抗体检测显示抗 TIF-1γ 抗体。肿瘤标志物正常,甲状腺功能正常。尿常规正常。肌电图显示双侧三角肌及股四头肌肌源性损害。股四头肌肌肉活检显示横纹肌消失,肌纤维断裂,肌细胞变性、坏死伴空泡形成,可见束周萎缩和边缘空泡,符合皮肌炎改变。

【问题1】 该患者初步诊断是什么?诊断依据是什么?

思考: 该患者初步诊断是炎性肌病、皮肌炎,诊断依据是患者临床表现、实验室检查,按照炎性肌病的分类标准进行诊断。

解析: 患者为老年女性,有肿瘤家族史。临床特点包括:双侧肢体近端肌肉无力,双侧对称,面部、颈部及关节伸面皮疹;实验室检查显示激酶升高,肌炎抗体阳性,肌电图和肌肉活检检查符合肌炎表现。

按照炎性肌病诊断分类标准,分别符合 1975 年和 2017 年标准,故而做出临床诊断。

【问题2】 患者还需要进行的下一步检查是什么?

思考: 炎性肌病与肿瘤具有高度相关性,尤其以皮肌炎为著。该患者有肿瘤家族史,肌炎特异性抗体是抗 TIF-1γ 抗体,该抗体与肿瘤亦有高度相关。因此,需要深入排查肿瘤性疾病。

解析: 需要进一步检查肺部、腹部、乳腺等重要部位,影像学检查包括胸部和腹部 CT、妇科 B 超和乳腺 B 超。必要时行盆腔 MRI 和全身 PET-CT。

(李 昕 杜 鸿 何琼琼)

第四节 系统性硬化症(硬皮病)

一、临床概论

(一)疾病概述

硬皮病或系统性硬化症(systemic sclerosis,SSc)是一种累及皮肤和内脏的多系统结缔组织病,为一种病因不明的、发病机制复杂的少见异质性疾病。其特征是:①自身免疫反应;②炎症;③小血管功能和结构异常;④皮肤和内脏的间质和血管纤维化。疾病早期可能以炎症和血管损伤为主,而晚期则以纤维化和血管供血不足为突出表现。随着时间的推移,血管功能不全和重要器官的广泛纤维化造成机体损伤,导致 SSc 患者的发病和死亡。

SSc 是一种少见病,该病的发病率约为每年(18~20)/100 万,患病率为(100~300)/100 万。各种族以及各个地区均有发病,但疾病的患病率和严重程度在不同种族和人群中有一定差异。北欧和日本患病率和发病率均较低,而南欧、北美以及澳大利亚较高。SSc 的平均发病年龄在 35~50 岁,25 岁之前发病少见,发病率随着年龄增长而增加;女性更多见,女:男为(3~7):1。多系统损害风险增加与发病年龄晚相关。

SSc 的病死率高,预后不良因素包括:弥漫性皮肤病变,肺部病变(尤其是肺动脉高压),肾受累,多系统损害,心脏受累,老年发病,以及贫血。有弥漫性皮肤病变的患者从雷诺现象发生到死亡的中位病程为 7.1 年,而局限性皮肤病变的患者的中位病程为 15 年。

（二）发病机制

SSc 的病因尚不明确。目前认为系统性硬化症是在具有遗传易感性的患者中由环境因素导致发病的。有证据表明病原体、环境毒素和药物以及微嵌合是该病潜在的触发因素。病原体主要指病毒，人巨细胞病毒和细小病毒 B19 是本病的潜在诱发因素。有研究认为一些化学物质（二氧化硅、重金属、苯等）、药物（博来霉素、紫杉醇、秋水仙碱等）和食品添加剂（L- 色氨酸、二乙胺等）也有可能与 SSc 相关。健康女性怀孕多年后体内仍存在起源于胎儿的免疫干细胞被称为微嵌合状态。一些研究发现 SSc 女性患者循环血中胎儿细胞数较健康女性高，这些细胞触发的免疫应答可能参与了 SSc 的发展。

SSc 发病机制复杂，整体来说包括如下三个主要特征：血管损伤和破坏，免疫系统中自身免疫的固有或适应性免疫激活，以及广泛的血管和间质纤维化。

血管损伤很可能是 SSc 的起始和短期表现。血管损伤导致内皮细胞活化和功能异常，激活的内皮细胞促进白细胞黏附和血管平滑肌细胞增殖，并诱导成纤维细胞活化，最终纤溶和凝血级联反应被激活，导致血管内纤维蛋白沉积和血栓形成。在中等或较大血管中，血管内层和中层肥厚与外膜纤维化的同时存在导致管腔进行性变窄，加上内皮细胞的凋亡，最终导致闭塞性血管病变和血管稀少，SSc 晚期患者的血管造影片上可见特征性的血管显著减少。

早期 SSc 中免疫系统的固有和适应性免疫被激活，以高度特异性和互斥的自身免疫贯穿整个疾病过程。病变组织中有明显的单核细胞在血管周围聚集。在损伤组织和外周血中有明显的 T 细胞活化，这可能在组织损伤中起直接作用。几乎在所有 SSc 患者外周血中均可检测到多种抗原特异性自身抗体。SSc 的自身抗体具有高度的特异性且相互独立，并与个体的疾病表型和免疫基因背景高度相关。

SSc 患者损伤组织中的成纤维细胞表现为异常活化表型，表现为细胞外基质合成增加，促纤维化的细胞因子和趋化因子分泌及它们的细胞表面受体表达增加，对其他抑制性信号有抵抗。成纤维细胞终止活化的失败可能是 SSc 的最根本缺陷。

（三）临床表现

SSc 的临床过程复杂，临床表现具有异质性。目前多数将 SSc 分为弥漫皮肤型和局限皮肤型两种亚型。弥漫皮肤型有广泛的皮肤受累，皮肤增厚向近端延伸到肘或膝部，或累及躯干，不包括面部，这些患者往往多系统损害，预后较差。局限皮肤型受累局限于肘和 / 或膝部远端，不累及躯干，可以有面部皮肤增厚。CREST 综合征（钙质沉积、雷诺现象、食管运动功能障碍、指端硬化、毛细血管扩张）为局限皮肤型中的一种。SSc 患者常具有其他风湿性或自身免疫性疾病的临床特征，通常被认为有重叠综合征。最常见的重叠综合征包括多关节炎、肌炎、口眼干燥和甲状腺功能减低。下面我们按照组织器官逐个介绍其相应的临床表现。

1. 雷诺现象　在 SSc 患者中，雷诺现象和肢端缺血是结构性血管病变和局部血管舒缩功能调节障碍共同导致的临床表现。在严重雷诺现象的晚期阶段，会出现肢端缺血引起的痛性指端溃疡。

2. 皮肤受累　SSc 最明显的临床表现是皮肤病变。不同患者皮肤受累程度有所不同，同一患者在不同时期皮肤病变的严重程度和分布也可发生改变。SSc 皮肤受累的初始表现为炎症，称为水肿期，其临床特征是受累部位非可凹陷性水肿。皮肤红斑、瘙痒和"针刺样"神经性疼痛是弥漫皮肤型病情活动和进展的特征。最终均发展为纤维化期，急性炎症表现不明显，纤维化延伸至更深的组织，导致皮下脂肪组织消失（脂肪萎缩）。在晚期，皮肤变薄萎缩，呈现非炎症性束缚的外观，深层组织纤维化造成关节周围永久性挛缩，并可累及相关肌肉，引起肌病。面部皮肤和软组织纤维化导致面具脸，小口和张口受限，口周皮肤放射状条纹。

毛细血管扩张表现为血管源性皮肤红色斑片状损害，它们由扩张的毛细血管后微静脉组成，局部施压可以变白。毛细血管扩张主要累及手指、手、脸和黏膜，也可累及四肢和躯干；且随着时间的推移逐渐增多。

3．胃肠道受累 SSc 患者普遍存在肠道动力障碍，可影响胃肠道的任何部分，上消化道受累更常见，下消化道功能障碍和衰竭与预后不良相关。

（1）口咽部：口周皮肤收紧导致口裂变小和张口困难，唾液分泌减少，牙龈萎缩引起牙齿松动，上咽部可出现部分肌肉无力，导致进食、咀嚼及吞咽困难。

（2）食管：90% 的患者出现食管受累导致吞咽困难，其特征为正常平滑肌功能丧失，特别是在食管下三分之二，以及食管下括约肌张力减退。常见症状包括胃灼热、反流、吞咽药丸和固体食物困难。

（3）胃：SSc 患者胃排空延迟，引起早饱、厌食、腹痛、腹胀或恶心。有些患者可出现胃黏膜的微血管扩张，称为胃窦血管扩张，类似于皮肤的毛细血管扩张，可引起出血。

（4）下消化道：微血管病变、神经功能障碍、平滑肌萎缩和组织纤维化是引起肠道病变的主要原因，导致大小肠运动功能障碍，引起腹胀、腹泻和便秘。反复发作假性肠梗阻是 SSc 最严重的肠道并发症。

4．肺部受累 见于大多数 SSc 患者，间质性肺病和肺动脉高压是最常见的肺部并发症，其占 SSc 相关死因的 60%。

（1）间质性肺病：是 SSc 最常见的肺部表现，约 80% 的弥漫皮肤型硬皮病患者和 20% 的局限皮肤型硬皮病患者可发生一定程度的间质性肺病。间质性肺病的典型表现为肺容量下降和肺实质纤维化与网状间质增厚，以肺底最为明显。呼吸困难和疲劳是 SSc 相关肺疾病的最常见症状，不典型胸痛和干咳是晚期常见并发症，尤其与牵拉性支气管扩张密切相关。

（2）肺动脉高压：这是 SSc 晚期并发症，一般在发病 10 年后出现，尤其是局限性 SSc。肺动脉高压的典型症状包括呼吸困难、疲劳和相对少见的胸痛或晕厥。在肺动脉高压早期阶段，体格检查可以正常，但随着疾病的进展，可以出现三尖瓣反流引起的收缩期杂音、第二心音亢进、第三心音奔马律和右心衰竭的体征。在疾病晚期，患者轻微活动即可出现呼吸困难，有静息性心动过速，并可出现发绀。

5．心脏受累 SSc 患者心脏受累的临床表现多样，可从无症状到心力衰竭。心脏病变可为心内膜炎，心肌和心包单独受累或并存。心包积液、房性或室性心律失常、心脏传导异常、瓣膜反流、心肌缺血、心肌肥厚、心力衰竭均有报道。局灶性心肌纤维化是 SSc 原发心脏受累的特征，通常不继发于动脉粥样硬化性冠状动脉疾病。

6．肾受累 SSc 肾损害的典型特征包括：突发高血压（恶性高血压）、血浆肾素水平升高和血肌酐进行性上升，伴有头痛、乏力、高血压性视网膜病变、脑病和肺水肿等一系列症状，称为硬皮病肾危象。其发生率在 5%～10%，主要发生于弥漫性硬皮病患者，通常发生在发病初期的 2～4 年。

7．骨骼肌肉受累 SSc 患者几乎均存在肌肉骨骼受累，常为疾病的最初症状。最常见的症状是非特异性疼痛、僵硬和弥漫性肌肉不适，类似流感样表现。肌肉骨骼病变的程度和类型多种多样，且受病程、整体疾病活动度和皮肤受累亚型的影响。手功能受损的特征表现为手活动性和灵活性下降，夹持力减弱，特别是难以完成日常活动。肌腱摩擦音是在关节周围或在前臂或小腿与相邻的关节运动时感觉到的粗糙摩擦音，主要见于弥漫性硬皮病患者。SSc 患者可以发生侵蚀性多关节炎。手部、上臂和下肢的肌肉无力感常见（80%），可以突发或表现严重。SSc 的肌肉无力可直接由肌肉病变引起，也可因 SSc 肠道疾病导致营养不良而致。在弥漫性硬皮病患者，纤维化病变可以累及横纹肌，造成肌肉萎缩和肌无力，称为纤维化肌病。

8．内分泌受累 SSc 患者最常见的内分泌问题是甲状腺疾病，其甲状腺功能减低的发生率增加了 10～14 倍。具有 CREST 综合征的患者更易出现甲状腺功能减低。

9．其他方面 SSc 患者由于周围血管疾病和血流减少可出现腕骨无菌性坏死、肢端骨溶解等。SSc 很少累及中枢神经系统，但部分患者可以出现单侧或双侧三叉神经痛。约 25% 的患者可出现眼干。多种因素可导致下肢损伤，包括皮肤纤维化、瘀滞性皮炎、脂性硬皮病、脂膜炎、皮下钙质沉积和下肢溃疡。

二、诊断和鉴别诊断

(一)诊断

1. 诊断标准　经典的诊断标准为 1980 年美国风湿病学会(ACR)制定的 SSc 分类标准(详见附录 5)。为了弥补这一分类标准在诊断早期 SSc 和局限皮肤型 SSc 方面敏感性不足的问题,ACR 和 EULAR 联合委员会于 2013 年公布了一个新的分类标准。新的分类标准在验证样本中的敏感性和特异性分别是 91% 和 92%,而 1980 年 ACR 分类标准的敏感性和特异性分别是 75% 和 72%(表 6-8)。

表6-8　2013年EULAR/ACR系统性硬化症分类标准

条目	子条目	得分
双手手指皮肤增厚或硬化并延伸至掌指关节(足以诊断的条目)	—	9
手指皮肤硬化(仅计最高分)	手指肿胀	2
	指硬皮病(未至掌指关节)	4
指端损伤(仅计最高分)	指尖溃疡	2
	指尖凹陷性瘢痕	3
毛细血管扩张	—	2
甲襞微血管异常	—	2
肺部受累(最多计2分)	肺动脉高压(右心导管确诊)	2
	间质性肺病	2
雷诺现象	—	3
SSc 相关自身抗体[抗着丝粒抗体、抗拓扑异构酶抗体(抗 Scl-70 抗体)、抗 RNA 聚合酶Ⅲ抗体]	—	3

注:1. 得分≥9 分可诊断为 SSc。

2. 此标准不适用于有皮肤硬化但无手指硬化的患者,也不适用于其临床表现有类硬皮病样疾病诊断能更好解释的患者。

2. 诊断流程(图 6-10)

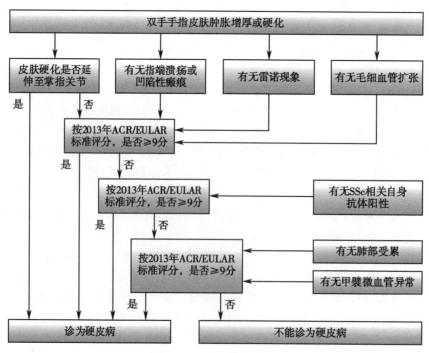

图6-10　SSc诊断流程

（二）鉴别诊断

1. 硬肿病　该病以胶原和黏蛋白沉积导致皮肤变厚变硬为特征,病变从躯干开始,尤其是后背和肩部,进而发展至上肢、下肢和面部。

2. 嗜酸性筋膜炎　也称为伴有嗜酸性粒细胞增多的弥漫性筋膜炎或 Shulman 综合征或筋膜炎 - 脂膜炎综合征,多见于男性,表现为上肢、下肢和躯干快速变硬。由于炎症位于深层皮下组织,表层皮肤可以很容易捏起,不同于硬皮病的皮肤增厚。

3. 硬化性黏液水肿　皮肤表现为肉色丘疹样突起,触摸时有鹅卵石样改变,主要累及眉间、耳后和颈部,躯干和四肢也可以受累。

4. 肾源性系统性纤维化　是发生于慢性透析或近期将进行肾移植的终末期肾衰竭患者的一种纤维化疾病。特征表现为皮肤增厚、变硬,伴有色素沉着和隆起性斑块,由于皮肤、筋膜和肌肉出现亚急性或慢性纤维化,导致挛缩而使肢体丧失功能。

5. 其他　类癌综合征、慢性移植物抗宿主病、迟发性皮肤卟啉病、POEMS 综合征、博来霉素诱发的皮肤硬化、Werner 综合征和苯丙酮尿症。

三、临床检验与病理特征

（一）临床检验项目

1. 一般检查项目

（1）血常规：常见红细胞减少,血小板减少,呈现轻度贫血。其贫血多表现为与慢性炎症有关的低增生性贫血,也可由消化道溃疡、吸收不良、肾脏受累所致。

（2）尿常规：可有蛋白尿,镜下可见红细胞和管型。

（3）血沉：血沉可正常或轻度增快。

（4）血清蛋白和血清酶：患者呈现血清白蛋白降低,球蛋白增高,血中纤维蛋白原含量增高。部分患者血中肌酸磷酸激酶、乳酸脱氢酶和谷草转氨酶升高。

（5）其他生化指标：血清钾、氯、尿素氮与肌酐可有不同程度的异常。

2. 特殊检查项目

（1）抗 Scl-70 或 DNA 拓扑异构酶 -1 抗体：在 25%～70% 的硬皮病患者中可检出该自身抗体,如果是重型弥漫性硬皮病患者,则 75% 为阳性。

（2）抗着丝粒 / 动粒抗原抗体：至少 80% 的 CREST 综合征患者有抗着丝粒蛋白抗体,除少数例外情况,该抗体对 CREST 综合征来说是高度特异的。在近 25% 的原发雷诺现象患者（无其他 CREST 的症状或体征）中也可出现该抗体。这些患者可能是 CREST 的早期变异或顿挫型,因为一些有抗着丝粒抗原自身抗体的原发雷诺现象患者在数年后发展成完全的 CREST 综合征。抗 Scl-70 和抗着丝粒抗体是相互排斥的,同时具有抗 Scl-70 抗体和抗着丝粒抗体的患者少见。

（3）抗核抗体（ANA）：在硬皮病中出现率最高,如果将间接荧光染色中仅有核仁染色及同时有核仁和其他细胞成分的核质和核浆型荧光表现都统计在内,则至少在 20% 的硬皮病患者中可检测到抗核仁抗体。

（4）抗线粒体抗体：现已知自身抗体识别的线粒体抗原是 M2 复合物。25% 的硬皮病患者有抗线粒体抗原的抗体。患者中 15% 为阳性。

（5）Ku 抗原及抗 Ku 抗体：抗 Ku 抗体对系统性硬化症并多发性肌炎的特异性为 99.4%,是系统性硬化症并多发性肌炎重叠结缔组织病的相对特异性抗体。

3. 免疫检查项目

（1）CD4$^+$、CD8$^+$T 细胞：硬皮病患者外周血 CD4$^+$ 增多,CD8$^+$ 减少。

（2）补体：C3、C4 值降低见于硬皮病。

（3）循环免疫复合物（CIC）：约 50% 硬皮病患者阳性。免疫复合物的检测对于判定疾病的活动性、治疗效果、预后以及探讨发病原因有重要意义。

（4）内皮素（ET）：SSc 患者血 ET 水平较正常人明显增加。

（5）血、尿微球蛋白：SSc 患者合成 β_2-MG 的功能亢进，这是他们产生高免疫球蛋白血症和自身免疫反应的重要原因。SSc 患者血、尿 β_2-MG 过度增高者应考虑伴有肾脏病变，但血、尿 β_2-MG 的水平难以预示 SSc 患者肾脏的早期病变，SSc 患者的肾脏早期病变仍以测定内生肌酐清除率为佳。

（二）临床病理特征

1. 本病典型病理特征　中小动脉血管病变以及皮肤、肺和其他多种脏器的间质和血管纤维化。

（1）血管损伤：中小动脉内膜轻度增生，血管基底膜增厚。病变晚期，纤维蛋白广泛沉积和血管周围纤维化导致进行性管腔闭塞，且损伤组织中的小血管明显减少，许多血管床中广泛出现中小动脉的增生性/闭塞性血管病。

（2）皮肤：病变分早期（炎症期）和晚期（硬化期）。早期真皮内间质水肿，胶原纤维分离，真皮上层小血管壁水肿，周围轻度淋巴细胞浸润。随后真皮及皮下胶原纤维增生、增厚、纤维化、肿胀、透明变性和均质化。血管周围及胶原纤维间有 $CD4^+T$ 淋巴细胞及单核细胞浸润，以后逐渐减少。弹力纤维破坏，基质增加，血管壁增厚、硬化、管腔狭窄。真皮 - 表皮交界处平整，乳头变平，乳头毛细血管减少，晚期表皮及附属器萎缩（如皮脂腺萎缩）。脂肪层变薄，皮下组织内大血管壁均显著增厚，呈透明变和管腔狭窄。系统性硬化症中，附属器萎缩，黑色素增加，上皮脚消失，真皮深层和皮下组织可见广泛钙质沉着。电子显微镜下，硬皮病患者皮肤显示有高度活性的成纤维细胞，呈池状扩张，其内充满无定形物质。

（3）肺：早期肺泡壁上有淋巴细胞、浆细胞、巨噬细胞和嗜酸性粒细胞的斑片状浸润。病变进展则表现为肺间质纤维化和血管损害，肺活检组织学表现为轻至中度肺间质性炎，Ⅱ型肺泡上皮增生和均匀分布的纤维化。肺动脉内膜增厚。广泛的肺纤维化可能导致原发性肺癌。

（4）心脏：心肌收缩带坏死，心肌、心包斑点或弥漫的间质及血管周围纤维化。

（5）肌肉：肌纤维萎缩和坏死，被致密的胶原组织取代，血管周围淋巴细胞及浆细胞浸润，肌束包膜及肌束表面纤维化。

（6）滑膜：充血、浆细胞及淋巴细胞浸润，可有纤维素渗出，小动脉纤维化。

（7）消化道：常累及食管下 2/3，平滑肌萎缩，黏膜下纤维增生，淋巴细胞及浆细胞浸润，可有血管炎，黏膜溃疡形成。

（8）肾：肾小叶间动脉内膜增生，入球小动脉和血管丛类纤维蛋白坏死，肾小球基底膜增厚，肾小管变性，肾皮质梗死及肾小球硬化。

2. 重要鉴别疾病病理特征

（1）硬肿病：表现为受累皮肤富含黏蛋白的细胞外基质增多。

（2）嗜酸性筋膜炎：早期表现为浅筋膜增厚和炎症，典型者筋膜内有嗜酸性粒细胞浸润。病情进展则表现为筋膜增厚和纤维化，可延伸到肌肉周围组织和真皮。

（3）肾源性纤维化：表现为皮肤和皮下组织纤维化，含许多 $CD34^+$ 的纺锤状细胞聚集。

四、临床检验与病理检查的临床应用

（一）临床检验项目的临床应用

系统性硬化症临床检验项目的临床应用有助于对系统性硬化症的诊断，并对判断疾病的活动程度、观察治疗效果、指导临床用药具有重要的临床意义。

1. 常用的血液及临床生化检验项目　血、尿常规和生化检查均为硬皮病非特异性的检查指标，但对判断病情变化、疗效和预后仍有一定的参考意义。

2. 评价 SSc 的常用血清免疫标志物　血浆免疫球蛋白可升高；30% 的 SSc 患者类风湿因子阳性；抗核抗体（以斑点型和核仁型多见）阳性率达 50%～90%；还可出现抗 RNP 抗体、抗 SSA 抗体及抗心磷脂抗体阳性。SSc 患者有一些标志性抗体,如抗 Scl-70 抗体(70kD),阳性率为 60%,该抗体阳性的患者多合并有指端凹陷性瘢痕、肺间质纤维化和周围血管病变,皮肤硬化程度更重、范围更广,但与心、肾受累无关。抗着丝粒抗体主要与局限型 SSc 相关,是 CREST 综合征的标志性抗体。

3. 对 SSc 有预测作用的指标　系统性硬化症作为自身免疫性结缔组织病,患者血清中可出现多种特异性自身抗体。如早期能进行自身抗体的检测及相关辅助检查可以提高系统性硬化症的诊断率,以便尽早治疗,改善预后。25% 的硬皮病患者有抗线粒体抗原的抗体。抗 Ku 抗体对系统性硬化症并多发性肌炎的特异性为 99.4%。抗 Ku 抗体是系统性硬化症并多发性肌炎重叠结缔组织病的相对特异性抗体。至少 80% 的 CREST 综合征患者有抗着丝粒蛋白抗体,除少数例外情况,该抗体对 CREST 综合征来说是高度特异的。在近 25% 的原发雷诺现象患者(无其他 CREST 的症状或体征)中也可出现该抗体。

(二)病理检查的临床应用

硬皮病常根据临床做出诊断,病理检查主要用于疾病评估及排除性诊断。

五、临床案例

【病史摘要】　患者,女性,50 岁。

主诉:双手手指皮肤变硬 10 年,活动后气促 5 年,加重 2 个月。

现病史:患者于 10 年前出现双手手指皮肤肿胀、变硬,皮温低,同时有双手遇冷变白变紫情况,未予重视。于 5 年前开始出现活动后喘息症状,休息可缓解,未予重视。于 2 个月前上述症状加重,伴有双手关节疼痛,僵硬感较前加重。无发热、咳嗽、咳痰症状,无心前区疼痛不适,无双下肢水肿,夜间可平卧。

既往史及个人史:否认"高血压病、糖尿病、冠心病"等慢性病史。

体格检查:T 36.7℃,P 86 次 /min,R 24 次 /min,BP 120/70mmHg。发育正常,营养一般,神清合作,面部及四肢远端皮肤普遍色深,巩膜无黄染,全身浅表淋巴结未触及,双肺底可闻及爆裂音,心音可,律齐,心率稍快。腹平软,无压痛、反跳痛,未触及包块,肝脾肋下未及。双手手指皮温低,近端指间关节及其远端皮肤增厚变硬,皮肤光滑,双下肢无水肿。

实验室检查:暂无。

【问题 1】　该患者的临床诊断考虑什么?

思考:其临床诊断考虑为硬皮病。

解析:患者有双手指皮肤硬化表现及雷诺现象,查体发现双肺底可闻及爆裂音,提示有肺间质纤维化表现。患者多系统受累,需考虑自身免疫性疾病,其表现符合系统性硬化症的临床表现。根据 2013 年 ACR/EULAR 硬皮病分类评分标准,患者有手指皮肤增厚硬化表现,指硬皮病(未至掌指关节)4 分,雷诺现象 3 分,间质性肺病 2 分,总分已至 9 分,故临床诊断考虑硬皮病,肺间质病变,肺间质纤维化。

【问题 2】　还需要做哪些检查?

思考:系统性硬化症是一个多系统受累疾病,需要对可能出现的系统损害进行全面检查以评估目前疾病状态,同时患者现有肺间质病变表现,需要进一步明确肺间质病变情况,有无肺动脉高压等高危因素情况存在。

解析:主要要完善肺相关检查,肺高分辨 CT 及心脏超声检查明确肺间质病变情况及肺动脉高压可能;建议完善相关自身抗体检查进一步确定硬皮病诊断,同时注意有无合并其他结缔组织病可能,还需要完善胃肠道功能相关检查,评估胃肠道受累情况。

(李　昕　罗文英　何琼琼)

第七章

血 管 炎

血管炎（vasculitis）是一组以血管的炎症与破坏为主要病理改变的异质性疾病，血管壁及血管周围炎症细胞浸润并伴有系统损害，是一种自身免疫炎症性疾病。血管炎病变不仅累及血管本身，还累及血管所支配的组织和脏器，临床症状轻重不一，自应用类固醇皮质激素治疗以来，预后已大为改观。血管种类、大小和功能不同，血管炎的临床症状和体征也不同。

第一节 抗中性粒细胞胞浆抗体（ANCA）相关性血管炎

抗中性粒细胞胞浆抗体（anti-neutrophil cytoplasm antibody，ANCA）相关性血管炎，即 ANCA 相关性血管炎（ANCA-associated vasculitis，AAV），是累及靶器官中的小血管以及中等血管的系统性血管炎，多 ANCA 阳性，组织病理特征是少/无免疫复合物沉积。本病主要以小血管壁的炎症和纤维素样坏死为病理特征，从而导致各个脏器、组织因血管受损后出现缺血症状。主要包括以下几种疾病：肉芽肿性多血管炎（granulomatosis with polyangitis，GPA），即韦格纳肉芽肿；显微镜下多血管炎（microscopic polyangitis，MPA）；嗜酸性肉芽肿性多血管炎（eosinophilic granulomatosis with polyangitis，EGPA），即 Churg-Strauss 综合征。

AAV 可以累及任何器官或组织，GPA 和 MPA 及 EGPA 之间相鉴别时，又有其各自特点，应按照各自的诊断标准做出诊断。2017 年 EULAR/ACR 协同工作的原发性血管炎诊断及分类标准（DCVAS）项目组首次发布了整套包括 EGPA、GPA 和 MPA 在内的 AAV 分类标准草案，结束了长期没有 MPA 分类标准的历史，并在 2018 年再次进行了修订。新标准兼顾了诊断及鉴别诊断的特点，对这三种 AAV 进行了更好的鉴别。例如 GPA 易累及上下呼吸道和肾，尤其是鼻部及鼻旁窦的病变和耳鼻喉系统的软骨病变，最常见 c-ANCA 和 PR3（蛋白酶 3）抗体阳性。MPA 无肉芽肿形成，极少累及上呼吸道，常出现 p-ANCA 和抗髓过氧化物酶阳性。EGPA 与其他血管炎的鉴别点是 c-ANCA 阳性为诊断的减分项，成人起病的哮喘或过敏性鼻炎史及鼻息肉为加分项，外周血嗜酸性粒细胞增高，血管外的嗜酸性粒细胞浸润为主的炎症及血管外肉芽肿形成。

许多自身免疫性疾病也会引发 AAV 类似的临床表现，包括类风湿关节炎、系统性红斑狼疮、特发性炎性肌病等；某些药物（肼屈嗪、丙硫氧嘧啶、D- 青霉胺和米诺环素等）也可以导致 ANCA 阳性的小血管炎；感染性疾病（心内膜炎、HIV 等）、炎性肠病、硬化性胆管炎和自身免疫性肝炎等也可以检测到 ANCA，在诊断时应注意鉴别。

一、肉芽肿性多血管炎

（一）临床概论

1. 疾病概述 肉芽肿性多血管炎（GPA）既往称为韦格纳肉芽肿（Wegener's granulomatosis，WG），是以毛细血管、微小动静脉受累为主的全身坏死性肉芽肿性血管炎，偶尔可累及大动脉，病因至今未明。GPA 病理以血管壁的炎症为特征，主要侵犯上、下呼吸道和肾脏，无肾脏受累者被称为局限型 GPA。典型 GPA 病理改变为纤维素样坏死性肉芽肿形成的小血管炎。

本病男性略多于女性，可发生在任何年龄阶段，40～50岁是本病的高发年龄。国外资料显示该病发病率(3～6)/10万，我国发病情况尚无统计资料。

2. 发病机制　本病病因及发病机制具体不明，可能与遗传、感染和免疫相关。感染因素如EB病毒、巨细胞病毒及金黄色葡萄球菌感染等。GPA患者可检测到PR3(蛋白酶3)抗体阳性，中性粒细胞与TNF-α等炎性细胞因子接触后，PR3表达于细胞表面，与ANCA作用后中性粒细胞脱粒破裂。中性粒细胞吸附于内皮细胞时，导致内皮细胞受损诱发血管炎。提示GPA的发生与体液免疫有关。有研究证实抗内皮细胞抗体(AECA)及T细胞也参与了GPA的发病。

3. 临床表现　本病临床表现多样，可累及多个器官系统。典型的GPA有三联征：上呼吸道、肺和肾病变。

(1) 一般症状：可以起病缓慢，也可快速进展。病初症状包括发热、疲劳、食欲减退、体重下降、关节痛、盗汗等。

(2) 上呼吸道症状：大部分患者以上呼吸道病变为首发症状。包括持续性流涕、鼻黏膜溃疡、鼻出血、鼻窦炎，严重者鼻中隔穿孔，鼻骨破坏，出现"鞍鼻"。可出现中耳炎，导致听力丧失，可出现口腔溃疡、牙龈炎、耳软骨炎。部分患者可因声门下病变，导致狭窄或阻塞，出现声音嘶哑及呼吸喘鸣。

(3) 眼部：眼受累比例可达到34%～61%，可为首发症状。表现为眼球突出、视力下降或丧失。可累及眼的任何结构，结膜炎常见，还可出现角膜炎、巩膜外层炎、虹膜炎、视网膜血管炎、视神经炎及眼肌损伤等。部分患者还可出现泪腺、泪囊或导管炎。亦可累及眼眶，引起眼眶假瘤。

(4) 下呼吸道症状：肺部受累是GPA基本特征之一，可出现肺结节和肺泡出血。胸闷、气短、咳嗽、咯血以及胸膜炎是最常见的症状。大量肺泡出血较少见。少数患者肺部影像学检查有肺内阴影，可以缺乏临床症状。部分患者肺功能检测时可出现阻塞性通气功能障碍，另有部分患者可出现限制性通气功能障碍及弥散功能障碍。

(5) 肾脏：约66%～77%患者有肾脏损害，可出现蛋白尿，红、白细胞及管型，病情严重者伴有高血压和肾病综合征，最终可致终末期肾衰竭。无肾脏受累者称为局限型GPA。病程变异性大，肾功能可在一周内明显恶化，或是数月甚至数年内缓慢进展。

(6) 皮肤黏膜：多数患者可以出现皮肤黏膜改变，表现为下肢可触及的紫癜，多形红斑、斑(丘)疹、瘀点(斑)、皮下结节、小水疱、溃疡及糜烂等。其中皮肤紫癜最常见，特征性表现是表浅的、非红斑的皮下结节；病理特征为坏死性、栅栏样的肉芽肿，属非特异性表现，EGPA和其他疾病也可引起此种病变。

(7) 神经系统：以外周神经病变最常见，多发性单神经炎是主要的病变类型。少数患者还可出现脑神经受累，如卒中等。

(8) 关节肌肉：骨骼肌肉病变在GPA中较常见，多数表现为关节疼痛及肌肉疼痛。关节痛多于关节炎，其中相对于其他疾病较为常见的表现为可出现关节剧烈的疼痛或是大关节炎，几天后完全缓解，很快其他关节会出现类似症状。一般无关节破坏和畸形。

(9) 其他：心脏受累时，心包炎常见，可引起胸痛，亦可出现心肌炎。胃肠道受累时可出现腹痛、腹泻及出血。泌尿生殖系统(不包括肾脏)，如膀胱、睾丸、附睾等受累较少见。

(二) 诊断和鉴别诊断

1. 诊断

(1) 诊断标准：早期诊断至关重要。有症状患者可通过ANCA检测以及鼻窦和肺脏的CT扫描辅助诊断。上呼吸道、气管内膜和肾脏活检是诊断的重要依据。当诊断困难时，有必要进行胸腔镜或开胸活检以提供依据。目前采用1990年美国风湿病学会GPA分类标准(详见附录6)及EULAR/ACR 2018年GPA分类标准(表7-1)。

表 7-1 2018 年 EULAR/ACR GPA 分类标准

	特征	得分
临床标准	鼻腔血性分泌物、溃疡、鼻痂或鼻窦 - 鼻腔充血 / 不通畅、鼻中隔缺陷或穿孔	3 分
	软骨受累(耳鼻软骨炎症或者声音嘶哑或喘鸣)	2 分
	传导性或感音神经性听力下降或丧失	1 分
实验室检查	c-ANCA 或 PR3-ANCA 阳性	5 分
	胸部影像学检查提示结节、包块或空洞形成	2 分
	病理见肉芽肿性病变	2 分
	局灶性或弥漫性鼻和鼻旁窦炎及影像上乳突炎	1 分
	极少或没有免疫复合物沉积的肾小球肾炎	1 分
	p-ANCA 或 MPO-ANCA 阳性	−1 分
	嗜酸性粒细胞计数≥1×10⁹/L	−4 分

注:以上 10 项评分总和≥5 分的患者可以分类诊断为 GPA。

(2)诊断流程(图 7-1)

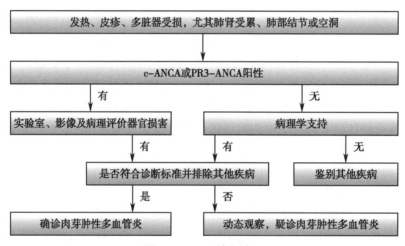

图 7-1 GPA 诊断流程

2. 鉴别诊断

(1)显微镜下多血管炎(MPA):常累及肺、肾脏和皮肤,肾功能常常在短期内恶化,活动期常伴有 p-ANCA 阳性,肾穿刺病理表现为坏死性肾小球肾炎,伴寡 / 无免疫复合物沉积,常见新月体形成,无肉芽肿病变。

(2)嗜酸性肉芽肿性多血管炎(EGPA):患者有哮喘表现,肺和肺外脏器有中小动脉、静脉炎及坏死性肉芽肿,周围血嗜酸性粒细胞增高。GPA 与 EGPA 均累及上呼吸道,前者常有上呼吸道溃疡,胸部 X 线片示肺内有破坏性病变如结节、空洞形成,而在 EGPA 则不多见。GPA 的肾脏病变较重,对环磷酰胺的治疗反应好于糖皮质激素,病灶中很少有嗜酸性粒细胞浸润,周围血嗜酸性粒细胞增高不明显,也无哮喘发作。

(3)淋巴瘤样肉芽肿病:是多形细胞浸润性血管炎和血管中心性坏死性肉芽肿病,浸润细胞为小淋巴细胞、浆细胞、组织细胞及非典型淋巴细胞,病变主要累及肺、皮肤、神经系统及肾间质,但不侵犯上呼吸道。

(4)肺出血 - 肾炎综合征(Goodpasture syndrome):是以肺出血和急进性肾小球肾炎为特征的综合征,抗肾小球基底膜抗体阳性。由此引发的弥漫性肺泡出血及肾小球肾炎综合征,以发热、咳嗽、咯血及肾炎为突出表现,但一般无其他血管炎征象。本病多缺乏上呼吸道病变。

（5）复发性多软骨炎：以软骨受累为主要表现，临床表现也可有鼻塌陷、听力障碍、气管狭窄，但该病一般均有耳郭受累，而无鼻窦受累，实验室检查 ANCA 阴性，在活动期抗Ⅱ型胶原抗体阳性。

（三）临床检验与病理特征

1. 临床检验项目 ANCA 相关性血管炎的临床检验涉及常规检查项目、炎症状态相关指标、生化和免疫检查项目以及特异性自身抗体的检测。

（1）一般检查项目

1）血常规：AAV 患者血液常规检查常见正细胞正色素贫血；白细胞计数通常升高；血小板计数增多。

2）外周血嗜酸性粒细胞计数：GPA 和 MPA 患者外周血嗜酸性粒细胞计数通常无明显异常，EGPA 患者外周血嗜酸性粒细胞计数常高于 $1.5 \times 10^6/L$。ACR 对于 EGPA 的入选标准其中一条就是：血嗜酸性粒细胞分类计数超过 10%。

3）尿常规检查：AAV 患者尿液常规检查通常异常，包括可见血尿、红细胞管型、蛋白尿。GPA 患者常见坏死性肾小球肾炎，ACR 对于 GPA 的入选标准其中一条是尿沉渣异常：出现红细胞管型或者红细胞超过 5 个 / 高倍视野。MPA 患者也常见坏死性肾小球肾炎，尿常规检查可见显微镜下血尿、伴红细胞管型的尿沉渣异常、蛋白尿。EGPA 患者肾病变发生率低于 GPA 和 MPA 患者。

4）红细胞沉降率：对判断疾病处于静止期与活动期、病情的稳定与复发具有鉴别意义。AAV 患者处于疾病活动期时 ESR 加快，病情稳定时恢复正常。

5）C 反应蛋白：当机体发生炎性疾病时，CRP 迅速上升；当疾病治愈或稳定时，含量急速下降。故 CRP 的检测可判断 AAV 疾病是否处于急性炎症状态。

6）肾功能生化检查：主要指血清非蛋白含氮化合物尿素（urea）和肌酐（creatinine，Cr）的检测。GPA 患者约 80% 存在肾功能异常；几乎所有 MPA 患者都存在肾脏病变，出现不同程度的肾功能丧失；EGPA 患者血肌酐大于 140μmol/L，表示预后不良。

（2）特殊检查项目

1）特异性自身抗体：抗中性粒细胞胞浆抗体（ANCA）是存在于患者血清中的自身抗体，是诊断血管炎的一种特异性指标（文末彩图 7-2、文末彩图 7-3）。许多抗体参与血管炎的发病机制及病程过程，其中皮肤血管炎和 ANCA 的关联性较高。如果疑为结缔组织病相关的血管炎，可筛查抗核抗体（ANA）、dsDNA 抗体、Sm 抗体等。

2）免疫球蛋白 IgE：EGPA 病因与过敏性和变应性疾病强烈相关，大约 70% 的患者有 IgE 水平升高，但是血管炎性期几乎所有的患者有 IgE 水平升高。

3）免疫复合物和补体：有证据提示，在大多数皮肤血管炎类型中，免疫复合物沉积是最重要的发病因素。以Ⅲ型变态反应机制参与发病的血管炎常出现循环免疫复合物增加和补体水平消耗性降低，特别是 C3 和 C4。

4）其他：如基因检测。AAV 存在遗传风险，与 HLA-DP、HLA-DR 基因及细胞毒性 T 淋巴细胞相关的抗原 4（cytotoxic T lymphocyte associated antigen 4，CTLA4）基因多态性相关。

2. 临床病理特征

（1）本病典型病理特征：肉芽肿性多血管炎（GPA）是坏死性肉芽肿性血管炎，主要累及小血管和中等血管，常累及上呼吸道及下呼吸道，坏死性肾小球肾炎、眼部血管炎及伴出血的肺毛细血管炎常见。血管外肉芽肿性炎及非肉芽肿性炎常见，活检标本上出现肉芽肿性炎特征几乎仅见于 GPA，肺、鼻咽及肾、皮肤等部位的病变均可行病理活检。活检中可见坏死性肉芽肿性炎症及坏死性血管炎。肉芽肿中心为纤维素样坏死，周围有中性粒细胞、单个核细胞浸润，并有类上皮样细胞、多核巨细胞及成纤维细胞增生。血管炎可见于小动脉及小静脉，导致纤维素样坏死以及中性粒细胞、淋巴细胞、浆细胞和组织细胞浸润，偶有巨细胞浸润（文末彩图 7-4）。静止期炎症被肉芽组织取代或出现纤维化。肾脏病变表现为局灶性肾小球肾炎，有时为弥漫增生性肾小球肾炎，有时有新月体形成。电镜下，肾小球毛细血管壁可见电子致密物质沉积。

（2）重要鉴别疾病病理特征

1）显微镜下多血管炎：常累及肺、肾脏和皮肤，为小血管的中性粒细胞性血管炎，肾表现为坏死性肾小球肾炎，伴寡/无免疫复合物沉积，常见新月体形成，无肉芽肿病变。

2）嗜酸性肉芽肿性多血管炎：呼吸道及鼻腔受累常见，为伴有大量嗜酸性粒细胞浸润的坏死性肉芽肿性血管炎，表现为组织内有较多嗜酸性粒细胞浸润、血管外肉芽肿及坏死性血管炎三种基本病变。

3）淋巴瘤样肉芽肿病：是多形淋巴细胞浸润性血管炎和血管中心性坏死性淋巴增生性疾病，浸润细胞为小淋巴细胞、混杂浆细胞、组织细胞及非典型淋巴细胞，病变主要累及肺、皮肤、神经系统及肾间质，EBER 阳性。

4）肺出血-肾炎综合征：是以肺出血和急进性肾小球肾炎为特征的综合征，表现为肺泡出血，见吞噬含铁血黄素的吞噬细胞及毛细血管炎，经典的肾脏表现为新月体肾小球肾炎，系膜增生、细胞增多，节段性坏死，新月体形成，免疫荧光检查：IgG 沿基底膜呈线状沉积，电镜下肾小球毛细血管内皮下有高电子致密物质沉积。

（四）临床检验与病理检查的临床应用

1. 临床检验项目的临床应用　抗中性粒细胞胞浆抗体相关性血管炎即 ANCA 相关性血管炎，检测到 ANCA 对于实验室诊断尤为重要，故 ANCA 的检测是本病的首选指标，其余指标作为非特异指标辅助诊断。

ANCA 检测和报告的国际共识如下：IIFA 检测 ANCA 荧光核型为阳性（c-ANCA 或 p-ANCA 阳性），应进一步用 ELISA 检测特异性 PR3-ANCA 和 MPO-ANCA 后报告结果；IIFA 检测阴性标本，大约 5%ELISA 检测阳性，故临床疑诊为 ANCA 相关性血管炎时，应进一步用 ELISA 检测。因此 ANCA 检测的最佳方法为 IIFA 和 ELISA 联合应用。联合应用 IIFA 与 ELISA 两种方法，即当 c-ANCA/抗 PR3 抗体同时阳性、p-ANCA/抗 MPO 抗体同时阳性时，诊断的特异性可达 99%，敏感性为 52%，阳性预测值 88%，阴性预测值 96%。定量测定 PR3-ANCA 和 MPO-ANCA，可作为疾病活动性的监测指标之一。

GPA 患者，IIFA 检测常见 c-ANCA，p-ANCA 少见；抗 PR3 抗体阳性率 85%，抗 MPO 抗体阳性率 10%。c-ANCA/抗 PR3 抗体同时阳性，诊断 GPA 的敏感性达 73%。

MPA 患者，IIFA 检测 c-ANCA 和 p-ANCA 均可见；抗 PR3 抗体阳性率 30%，抗 MPO 抗体阳性率 70%。p-ANCA/抗 MPO 抗体同时阳性，诊断 MPA 的敏感性达 67%。

EGPA 患者，IIFA 检测 c-ANCA 少见，常见 p-ANCA；抗 PR3 抗体阳性率 10%，抗 MPO 抗体阳性率 60%。

2. 病理检查的临床应用

（1）肉芽肿性多血管炎依靠临床诊断及鉴别诊断较为困难时，常需要进行肺、鼻咽及肾、皮肤等部位的病变组织活检并依据病理学出现肉芽肿性炎及坏死性血管炎等特征诊断。

（2）显微镜下多血管炎无诊断特异性的组织学特征，需结合临床进行诊断。

（3）嗜酸性肉芽肿性多血管炎依靠临床进行诊断较为困难时，常需要进行组织活检诊断，组织学上表现为较多嗜酸性粒细胞浸润、血管外肉芽肿、坏死性血管炎三种基本病变。

（五）临床案例

【病史摘要】　患者，男性，60 岁。

主诉：间断咳嗽 6 个月，发热 2 个月，双眼视物不清 20 余天。

现病史：入院前 6 个月无明显诱因出现刺激性干咳，未就诊。2 个月前患者咳嗽症状加重，咳少量白痰，伴发热，体温波动在 37.3～38℃，当地医院予抗生素治疗，无明显好转。20 天前，患者突感双眼视物不清，视力下降，2 天后仅存光感，就诊于当地医院眼科，示右眼葡萄膜炎，左眼玻璃体积血。患者病程中有鼻窦部疼痛，鼻无异常分泌物；有双耳听力下降，无耳痛；有口干，进干食需用水送服；有双踝、双腕关节疼痛，自发病以来，体重下降 5kg。

既往史及个人史：既往高血压3年。吸烟30年，无饮酒史。否认高血压、肿瘤等家族史。

体格检查：T 37.4℃，P 75次/min，R 20次/min，BP 180/90mmHg。贫血貌，双目对光反射消失。双耳粗测听力下降，双肺呼吸音清，未闻及干湿啰音，心音可，心律齐，腹软，无压痛。双下肢无水肿。

辅助检查：血常规示白细胞13.49×10⁹/L，中性粒细胞百分比88.28%，血红蛋白89.5g/L。尿常规示红细胞（++）、蛋白阴性。肾功能：尿素氮16.56mmol/L，肌酐164μmol/L。自身抗体检查示抗PR3抗体72.01RU/ml，c-ANCA（+），抗肾小球基底膜（GBM）抗体阴性；血沉34mm/h，C反应蛋白8.62mg/L。尿微量白蛋白/尿肌酐301.18mg/g。胸部CT示双肺散在多发斑片状高密度影。支气管镜检查示左侧支气管炎性病变，病理示肉芽肿性血管炎表现。腹部B超示胆囊小息肉。眼科检查示双眼视神经萎缩，双眼葡萄膜炎。

【问题1】 该患者的临床诊断是什么？诊断的依据是什么？

思考：该患者的临床诊断考虑ANCA相关性血管炎。

解析：该患者的临床诊断：发热原因待查，考虑ANCA相关性血管炎，肉芽肿性多血管炎。诊断依据：①老年，男性；②全身症状：发热，体重下降；③一般检查：贫血，肺、肾、眼及关节受累，多系统损害；④胸部CT示双肺散在多发斑片状高密度影，予以抗生素治疗无效，支气管镜检查示左侧支气管炎性病变，病理示肉芽肿性血管炎表现；⑤肾脏受累：肾功能不全，血尿；⑥c-ANCA（+），抗PR3抗体72.01RU/ml，升高；⑦双眼视神经萎缩，双眼葡萄膜炎。

【问题2】 需与哪些疾病相鉴别？

思考：需与结核病、结缔组织病等鉴别。

解析：需鉴别的疾病有结核病、其他类型的ANCA相关性血管炎、结节性多动脉炎、结缔组织病及肺出血-肾炎综合征等。

二、显微镜下多血管炎

（一）临床概论

1. 疾病概述　显微镜下多血管炎（MPA）是一种主要累及小血管的系统性坏死性血管炎，可侵犯肾脏、皮肤和肺等脏器的小动脉、微动脉、毛细血管和微小静脉。在临床上以坏死性肾小球肾炎为突出表现，但肺毛细血管炎也很常见。既往MPA大多归于结节性多动脉炎（PAN），1993年Chapel Hill会议将MPA单独列出。PAN和MPA的区别在于，PAN缺乏小血管（包括小动脉、毛细血管和小静脉）的炎性表现，ANCA阴性，常无坏死性肾小球肾炎和肺毛细血管炎。

任何年龄均可患病，但以40～50岁最常见。发病率为（1～3）/10万，男性发病率略高于女性，男：女约为1.8：1。

2. 发病机制　本病病因不清，可能与遗传、环境、患者体内的免疫异常相关，ANCA、抗内皮细胞抗体、B细胞和T细胞可能在MPA的发病中起一定的作用。

3. 临床表现　MPA可呈急性起病，表现为快速进展性肾小球肾炎和肺出血，有些也可隐匿起病、持续数年，以间断紫癜、轻度肾脏损害、间歇性咯血等为表现。典型病例多具有皮肤、肺部和肾脏的临床表现。

（1）全身症状：发热、乏力、厌食、关节痛和体重减轻。

（2）皮肤：可出现各种皮疹，以紫癜及可触及的充血性斑丘疹多见。还可有网状青斑、皮肤溃疡、皮肤坏死、坏疽以及肢端缺血、坏死性结节、荨麻疹等。

（3）肾脏：是本病最常见的累及器官，多数患者出现蛋白尿、血尿、各种管型、水肿和肾性高血压等，部分患者出现肾功能不全，可进行性恶化致肾功能衰竭。极少数患者可无肾脏病变。

（4）肺：有半数患者出现肺部损害，出现咳嗽、咳痰、咯血等表现。影像学提示片状或弥漫性浸润。可发生肺泡壁毛细血管炎，可有弥漫性肺泡出血，为MPA的严重并发症。部分患者可出现肺间质纤维化。

（5）神经系统：可出现多发性单神经病或多神经病，中枢神经系统受累，时常表现为癫痫发作。

（6）消化系统：表现为消化道出血、胰腺炎以及由肠道缺血引起的腹痛，严重者可出现穿孔等，这是由于胃肠道的小血管炎和血栓形成所造成的缺血所致。

（7）心血管系统：可有胸痛和心力衰竭症状，临床可见高血压、心肌梗死以及心包炎。

（8）其他：部分患者可有鼻窦炎、关节炎、关节痛、睾丸炎、视网膜出血、巩膜炎以及葡萄膜炎。

（二）诊断和鉴别诊断

1. 诊断

（1）诊断标准：既往没有本病诊断的统一标准，如出现系统性损害，并有肺、肾脏受累及可触及的紫癜应考虑 MPA 的诊断，尤其是 MPO-ANCA 阳性者。肾活检及皮肤或其他内脏活检有利于 MPA 的诊断。部分患者需除外感染性心内膜炎。确定诊断之前，需与 PAN 和 GPA 相鉴别。目前采用 EULAR/ACR 2018 年 MPA 分类标准。详见表 7-2。

表 7-2　2018 年 EULAR/ACR MPA 分类标准

	特征	得分
临床标准	鼻腔血性分泌物、溃疡、鼻痂或鼻窦 - 鼻腔充血 / 不通畅、鼻中隔缺陷或穿孔	−3 分
实验室检查	p-ANCA 或 MPO-ANCA 阳性	6 分
	胸部影像学检查提示肺纤维化或肺间质病变	3 分
	极少或没有免疫复合物沉积的肾小球肾炎	3 分
	c-ANCA 或 PR3-ANCA 阳性	−1 分
	嗜酸性粒细胞计数≥1×10⁹/L	−4 分

注：以上 6 项评分总和≥6 分的患者可以分类诊断为 MPA。

（2）诊断流程（图 7-5）

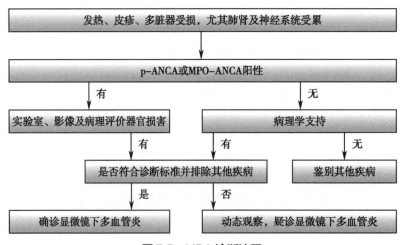

图 7-5　MPA 诊断流程

2. 鉴别诊断

（1）结节性多动脉炎：本病主要累及中型和 / 或小型动脉，无毛细血管、小静脉及微动脉累及，是一种坏死性血管炎，极少有肉芽肿。肾损害为肾血管炎、肾梗死和微动脉瘤，无急进性肾炎，无肺出血。周围神经疾患多见，有皮肤损害，表现为痛性红斑性皮下结节，沿动脉成群出现。ANCA 较少阳性（<20%），血管造影见微血管瘤、血管狭窄，中小动脉壁活检有炎性细胞浸润。

（2）嗜酸性肉芽肿性多血管炎：本病是累及中小血管的系统性血管炎，有血管外肉芽肿形成及高嗜酸性粒细胞血症，患者常表现为变应性鼻炎、鼻息肉及哮喘，可侵犯肺及肾脏，出现相应症状，可有

ANCA 阳性，但以 p-ANCA 阳性为多。

（3）肉芽肿性多血管炎：本病为坏死性肉芽肿性血管炎，病变累及小动脉、静脉及毛细血管，偶可累及大动脉，临床表现为上、下呼吸道的坏死性肉芽肿、全身坏死性血管炎和肾小球肾炎，严重者发生肺出血 - 肾炎综合征，c-ANCA 阳性。

（4）肺出血 - 肾炎综合征：以肺出血和急进性肾炎为特征，抗肾小球基底膜抗体阳性，肾病理可见基底膜有明显免疫复合物沉积。

（5）狼疮肾炎：具有典型系统性红斑狼疮表现，加上蛋白尿即可诊断，肾活检见大量各种免疫复合物沉着，可与 MPA 鉴别。

（三）临床检验与病理特征

1．临床检验项目　详见肉芽肿性多血管炎部分。

2．临床病理特征

（1）典型病理特征：显微镜下多血管炎（MPA）组织学表现为小血管的中性粒细胞性血管炎或肾小球肾炎伴极少量或无免疫复合物沉积，无肉芽肿性炎症表现，可以出现坏死性中动脉炎。坏死性肾小球肾炎及肺毛细血管炎常见，本病无诊断特异性的组织学特征。

（2）重要鉴别疾病病理特征

1）结节性多动脉炎：主要累及中型和 / 或小型动脉，无毛细血管、小静脉及微动脉累及，是一种坏死性血管炎，极少有肉芽肿。有皮肤损害，表现为痛性红斑性皮下结节，ANCA 较少阳性（<20%），中小血管活检有炎性细胞浸润。

2）嗜酸性肉芽肿性多血管炎：本病是累及中小血管的系统性血管炎，有血管外肉芽肿形成及高嗜酸性粒细胞血症，为伴有大量嗜酸性粒细胞浸润的坏死性肉芽肿性血管炎。

3）肉芽肿性多血管炎：为坏死性肉芽肿性血管炎，以上、下呼吸道的坏死性肉芽肿、其他器官的血管炎和肾小球肾炎为主要病理改变。

4）肺出血 - 肾炎综合征：以肺出血和急进性肾炎为特征，抗肾小球基底膜抗体阳性，肾病理可见基底膜有明显免疫复合物沉积。

5）狼疮肾炎：具有典型系统性红斑狼疮表现，肾活检见大量各种免疫复合物沉着，可与 MPA 鉴别。

（四）临床检验与病理检查的临床应用

详见肉芽肿性多血管炎部分。

（五）临床案例

【病史摘要】　患者，男性，60 岁。

主诉：主因间断发热 50 余天入院。

现病史：入院前无明显诱因出现发热，最高 37.8℃，夜间为主，伴乏力，无咳嗽、咳痰。于院外使用莫西沙星治疗 10 余天，体温控制不佳，查胸部 CT：支气管扩张，双肺磨玻璃密度影，考虑双肺炎症，右肺为主，换用舒普深等治疗仍效果不佳。自发病以来，体重下降 5kg。

既往史及个人史：既往高血压 10 年，冠心病 10 年，使用氨氯地平及瑞舒伐他汀治疗，支气管扩张 1 年。无吸烟及饮酒史。否认高血压，肿瘤等家族史。

体格检查：T 36.4℃，P 75 次 /min，R 20 次 /min，BP 130/90mmHg。全身皮肤黏膜无黄染，无皮疹及出血点，双肺呼吸音粗，右下肺可闻及少量湿啰音，心音可，心律齐，腹软，无压痛。双下肢无水肿。

实验室检查：T-SPOT 阴性；肾功能：肌酐 115μmol/L；免疫：p-ANCA（+），抗 MPO 抗体 114RU/ml；尿常规：红细胞（+++），尿蛋白（++）；血常规：血红蛋白 105g/L，红细胞 3.5×10^{12}/L。

【问题1】　该患者的临床诊断是什么？诊断的依据是什么？

思考：该患者的临床诊断考虑 ANCA 相关性血管炎，显微镜下多血管炎。

解析：诊断依据如下：①老年，男性；②全身症状：发热、乏力，体重下降；③一般检查：轻度贫血，血红蛋白 105g/L，红细胞 3.5×10^{12}/L；④胸部 CT：双肺磨玻璃密度影，予以抗生素治疗无效；⑤肾脏受累：肾功能不全，肌酐 115μmol/L，血尿，蛋白尿；⑥ p-ANCA（+），抗 MPO 抗体 114RU/ml（升高）。

【问题2】 需与哪些疾病相鉴别？

思考：需与结核病、肺炎及结缔组织病等鉴别。

解析：需鉴别的疾病有结核病、其他类型肺炎、其他类型的 ANCA 相关性血管炎、结缔组织病及肺出血 - 肾炎综合征等。

【问题3】 为明确临床诊断，下一步需要进行哪些检查？

思考：需一些检查进一步除外结核病，病原学检查鉴别其他类型肺炎，特殊检查除外结缔组织病。

解析：需要查 PPD、血沉、结核抗体等进一步除外结核病。进行病毒、真菌等病原学检查，鉴别其他类型肺炎，治疗后复查胸部 CT。查免疫风湿抗体、抗肾小球基底膜抗体等。查腹部 B 超或 CT，24 小时尿蛋白定量，尿相差镜检，必要时建议行肾脏穿刺活检。鉴别有无其他风湿病或血管炎可能。

三、嗜酸性肉芽肿性多血管炎

（一）临床概论

1. **疾病概述**　嗜酸性肉芽肿性多血管炎（EGPA）又称 Churg-Strauss 综合征或变应性肉芽肿性血管炎。EGPA 是一种主要累及中、小动脉和静脉的系统性坏死性血管炎，病理特征是受累组织有大量嗜酸性粒细胞浸润和血管外肉芽肿形成及坏死性血管炎。该病的年发病率大约为（1～3）/100 万。平均发病年龄是 48 岁。

2. **发病机制**　目前本病病因尚不明确，可能与患者对环境和药物过敏相关。细胞免疫参与了发病。

3. **临床表现**　EGPA 的三大特征是哮喘、嗜酸性粒细胞增多和血管炎表现。可分为三个阶段：第一阶段表现为过敏性鼻炎和哮喘；第二阶段为嗜酸性粒细胞浸润性疾病，如嗜酸性粒细胞性肺炎和嗜酸性粒细胞性胃肠炎；第三阶段为累及小到中等血管的系统性血管炎，伴有肉芽肿性炎，此时哮喘往往缓解，从哮喘到系统性血管炎一般需要 3～7 年，但并非所有患者都经历上述三个阶段。EGPA 最突出的症状和体征是肺、心、皮肤、肾受累，外周神经系统中单神经或多发性单神经炎常见。

（1）呼吸系统：上呼吸道受累常见，但与 GPA 相比，病变特点多为"过敏性"的，很少有破坏性。变应性鼻炎是 EGPA 的初始症状，伴有反复发作的鼻窦炎和鼻息肉，可有鼻塞、流脓涕和鼻出血。哮喘是主要表现之一，进行性加剧，无诱因频繁发作，支气管扩张剂控制不佳。嗜酸性粒细胞性肺炎可出现在初始或血管炎期。还可出现胸腔积液或胸膜摩擦音，严重者肺泡出血和咯血。

（2）神经系统：外周神经受累常见，比 GPA 及 MPA 多见。多为多发性单神经病变、对称性或不对称性多神经病、缺血性视神经炎。少数可累及脑神经，中枢神经系统受累较少见。

（3）皮肤：50% 的 EGPA 患者有明显紫癜，常出现三种类型皮疹，为红斑丘疹性皮疹、出血性皮疹、皮肤或皮下结节。

（4）心脏：心脏受累是 EGPA 的常见表现，由嗜酸性粒细胞浸润心肌及冠状动脉血管炎引起。约 15% 的患者可发生嗜酸性粒细胞性心肌炎。主要表现为缩窄性心包炎、心力衰竭和心肌梗死，如不及时治疗，可致死亡。

（5）消化系统：胃肠道受累比 GPA 及 MPA 常见。表现为嗜酸性粒细胞性胃肠炎，以腹痛、腹泻及消化道出血常见，也可出现穿孔和胃肠道梗阻。嗜酸性粒细胞侵犯浆膜可引起腹膜炎、阑尾炎和胰腺炎。

（6）肾脏：EGPA 肾脏受累没有 GPA 和 MPA 常见，主要表现为镜下血尿、蛋白尿，可自行缓解。可出现肾性高血压，极少进展为肾衰竭。较常影响下尿路及前列腺，可出现下尿路梗阻。

（7）眼：可出现结膜炎、巩膜外层炎、葡萄膜炎，角膜边缘溃疡形成。

（8）关节和肌肉：表现为游走性关节痛，可有关节肿胀，早期出现小腿肌肉痉挛，尤其是腓肠肌痉挛性疼痛最具有特征性。

（二）诊断和鉴别诊断

1. 诊断

（1）诊断标准：对于成人出现变应性鼻炎和哮喘并有嗜酸性粒细胞增多及多脏器受累者应考虑EGPA 的可能。目前可采用 1990 年 ACR 制定的 EGPA 分类标准（详见附录 7）及 EULAR/ACR 2018年 EGPA 分类标准（表 7-3）。

表 7-3　2018 年 EULAR/ACR EGPA 分类标准

	特征	得分
临床标准	阻塞性气道疾病	3 分
	鼻息肉	3 分
	多发性单神经炎或运动神经病	1 分
实验室检查	嗜酸性粒细胞计数 $\geq 1 \times 10^9/L$	5 分
	血管外嗜酸性粒细胞浸润或骨髓内嗜酸性粒细胞升高	2 分
	镜下血尿	−1 分
	c-ANCA 或 PR3-ANCA 阳性	−3 分

注：以上 7 项评分总和 ≥5 分的患者可以分类诊断为 EGPA。

（2）诊断流程（图 7-6）

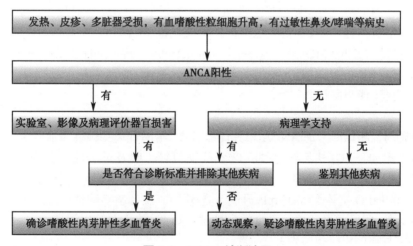

图 7-6　EGPA 诊断流程

2. 鉴别诊断　主要应与其他系统性、坏死性血管炎及伴有外周血嗜酸性粒细胞增多的某些疾病相鉴别，如高嗜酸性粒细胞综合征及支气管哮喘或喘息性支气管炎等。

（三）临床检验与病理特征

1. 临床检验项目　详见肉芽肿性多血管炎部分。

2. 临床病理特征

（1）本病典型病理特征：嗜酸性肉芽肿性多血管炎（EGPA）是一种伴有大量嗜酸性粒细胞浸润的坏死性肉芽肿性血管炎，呼吸道及鼻腔受累常见。本病特点是组织内有较多嗜酸性粒细胞浸润、血管外肉芽肿及坏死性血管炎三种基本病变，但并不总是并发。血管炎发生在中、小动脉或静脉，管壁常出现节段性纤维素样坏死，内膜下及外膜有大量嗜酸性粒细胞浸润和类上皮样细胞及单核细胞环绕，可继发动脉瘤或血栓形成，也可出现管壁纤维化以致管腔闭塞，出现肾小球肾炎时 ANCA 常阳性。

（2）重要鉴别疾病病理特征

1）高嗜酸性粒细胞综合征：常有弥漫性中枢神经系统损伤，肝、脾、淋巴结肿大，以及血栓栓塞、血小板减少等症状，病理极少出现肉芽肿性炎及血管炎。

2）慢性嗜酸性粒细胞性肺炎：表现为外周血嗜酸性粒细胞增高伴肺内持续性浸润，病变分布于肺周边，病变反复发作时可出现广泛的嗜酸性粒细胞浸润及小血管炎，与 EGPA 相似。

（四）临床检验与病理检查的临床应用

详见肉芽肿性多血管炎部分。

（五）临床案例

【病史摘要】 患者，女性，50 岁。

主诉： 主因咳嗽、喘息 2 个月，间断腹泻伴发热 20 余天入院。

现病史： 入院前 2 个月无明显诱因出现咳嗽、憋喘，无咳痰。入院前 20 余天出现腹泻，为黏液稀水便，无脓血，每日 10 余次，不伴腹痛。发热，最高体温 39.8℃，夜间为主，伴乏力。左下肢无力和突发性右耳失聪。于院外使用多种抗生素，体温控制不佳。自发病以来，体重下降 10kg。

既往史及个人史： 既往支气管哮喘 28 年，过敏性鼻炎、鼻窦炎 10 年，无鼻息肉史。无吸烟及饮酒史。否认高血压、肿瘤等家族史。

体格检查： T 39.4℃，P 75 次 /min，R 20 次 /min，BP 110/60mmHg。贫血貌，全身皮肤黏膜无黄染，无皮疹及出血点，桶状胸，心肺查体未见异常。全腹压痛、反跳痛，无肌紧张，双肾区叩痛阳性，肠鸣音活跃。颜面及双下肢水肿。

辅助检查： 血常规示 WBC $20×10^9$/L，嗜酸性粒细胞百分比 19%（绝对计数 $4×10^9$/L），血红蛋白 69g/L，血小板 $260×10^9$/L；骨髓涂片示嗜酸性粒细胞增多（占 14%）。尿常规示红细胞（+++），尿蛋白（+++）；尿沉渣见 RBC 满视野，异常形态占 90%，WBC 满视野；24 小时尿蛋白 2.17g。便常规可见红细胞及白细胞，潜血阳性，未找到寄生虫（卵）。肝肾功能、血糖和电解质基本正常。ESR 80mm/h，C 反应蛋白 843mg/L；IgE 303.2IU/ml。抗核抗体、抗 dsDNA 及抗可溶性核抗原抗体均阴性；p-ANCA（+），MPO-ANCA 236RU/ml。B 超示：双肾弥漫性病变。鼻窦 CT 示右侧上颌窦炎。腓肠神经活检示重度轴索性神经病变，伴小血管周围炎。

【问题 1】 该患者的临床诊断是什么？

思考： 该患者的临床诊断考虑 ANCA 相关性血管炎，嗜酸性肉芽肿性多血管炎。

解析： 诊断依据如下：①中老年，女性；②既往支气管哮喘及过敏性鼻炎病史；③一般检查：贫血，血尿，蛋白尿，肾脏、胃肠道等多脏器受累；④予以抗生素治疗无效；⑤鼻窦 CT 示右侧上颌窦炎；⑥ p-ANCA（+），抗 MPO 抗体 236RU/ml（升高）；⑦外周血及骨髓嗜酸性粒细胞增多，血 IgE 明显增高；⑧外周神经病变：腓肠神经活检示重度轴索性神经病变，伴小血管周围炎。

【问题 2】 需与哪些疾病相鉴别？

思考： 需要与其他 ANCA 相关性血管炎等鉴别。

解析： 需鉴别的疾病有其他 ANCA 相关性血管炎、嗜酸性粒细胞增多症及支气管哮喘等。

（李　昕　徐红星　李　青）

第二节　大动脉炎

一、临床概论

（一）疾病概述

大动脉炎（Takayasu arteritis，TAK）指主动脉及其主要分支的慢性、非特异性炎性疾病。病变多见于主动脉弓及其分支，以及降主动脉、腹主动脉及肾动脉。肺动脉和冠状动脉等主动脉的二级分支也可以受累。其病理特征为动脉的全层血管炎，导致血管狭窄或闭塞，或导致动脉扩张、假性动脉瘤、夹层动脉瘤等。除少数可呈自限性过程以外，多数患者呈现复发 - 缓解或进行性进展的过程，需要接受长期皮质激素和 / 或免疫抑制剂的治疗。大动脉炎命名源于日本眼科医生 Mikito Takayasu（高安右人）在 1908 年对 1 例年轻女性病例的详细描述。该病也曾被称为"高安氏病""无脉症"等。目前，国际上通用"Takayasu Arteritis"，而我国则统一使用"大动脉炎"名称来描述本病。

（二）病因及发病机制

大动脉炎的病因和发病机制至今仍不清楚。已有的证据显示多种免疫细胞，包括 T 细胞和 B 细胞，以及多种炎症因子参与了大动脉炎的炎症过程。近年来，采用肿瘤坏死因子抑制剂（TNFi）和白介素 -6（IL-6）受体单克隆抗体等治疗 TAK 取得了良好效果等临床证据也证实了这些研究结果。

TAK 多见于亚洲，提示遗传因素和环境因素也可能影响了 TAK 发病。有来自日本的报道认为 HLA-Bw52、HLA-DR2 等可能与 TAK 相关，但目前并没有发现普遍性的与 TAK 相关的遗传因素。与 SLE 类似，TAK 主要为年轻女性发病这一特点，提示了雌激素在促进自身免疫性疾病发病当中的作用。感染也可能是 TAK 的发病因素，某些病毒、链球菌和结核感染都可能与 TAK 的发病相关，但是这些假说还需要得到进一步的研究证实。

（三）临床表现

1. 全身症状　大动脉炎的全身症状具有很强的非特异性，早期极易误诊或漏诊。可能的症状有：全身不适，易疲劳，发热，食欲不振，恶心，出汗，体重下降，肌痛，关节炎和结节红斑等。可急性发作，也可隐匿起病。

2. 局部症状　TAK 的局部症状主要是由于血管狭窄或闭塞或血管扩张所导致的相应症状，最常见的症状是肢体跛行。其他症状、体征包括：查体发现锁骨下、颈动脉或主动脉的血管杂音，四肢脉搏减弱或消失，双侧血压差值增大，直立性低血压或晕厥，腹主动脉和 / 或肾动脉狭窄导致高血压等。肢体跛行更多见于上肢。TAK 患者常有严重的颈部 / 胸部疼痛，可能与炎症对局部组织或神经纤维的刺激有关。

心脏受累的表现包括：主动脉根部扩张导致的主动脉瓣反流，并可能最终导致左心室扩张、二尖瓣扩张和充血性心力衰竭。心肌受累和心包炎相对少见。冠状动脉受累可能出现心绞痛。肺动脉受累时可以出现咳嗽、气短、咯血以及胸壁疼痛，甚至导致肺动脉高压。

TAK 的神经系统表现除晕厥外，可能出现卒中、视野缺损等，与巨细胞性动脉炎（giant cell arteritis, GCA）相比，更少导致周围神经病。皮肤表现最常见结节红斑，其他还有网状青斑或皮肤溃疡等。

二、诊断和鉴别诊断

（一）诊断

1. 诊断标准　1990 年 ACR 关于 TAK 的分类标准：①发病年龄 <40 岁：出现症状或体征时年龄 <40 岁；②肢体跛行：活动时一个或更多肢体出现乏力、不适或症状加重，尤以上肢明显；③肱动脉搏动减弱：一侧或双侧肱动脉搏动减弱；④双侧肢体血压差 >10mmHg：双侧上肢收缩压差 >10mmHg；⑤锁骨下动脉或主动脉杂音：一侧或双侧锁骨下动脉或腹主动脉闻及杂音；⑥动脉造影异常：主动脉一级分支或上下肢近端的大动脉狭窄或闭塞，病变常为局灶或节段性，且除外由动脉硬化、纤维肌发育不良或类似原因引起。符合上述 6 项中的 3 项者可诊断本病，此标准诊断的敏感性和特异性分别是 90.5% 和 97.8%。

影像学检查是诊断和评价 TAK 的重要手段，也可能作为确定临床治疗方案的重要依据。血管造影是诊断 TAK 的金标准，其他影像检查方法包括：血管超声，CT 血管造影（CTA），磁共振（MRI），磁共振血管造影（MRA）和 PET-CT 等。每种检查手段均有各自的优缺点。例如，血管超声对操作者的依赖程度较高，但方便、易行且经济，传统的血管造影的缺点是有创检查，但同时可以获取中心动脉血压等数据。MRI 可以观察血管壁的水肿，但是并不能据此评价疾病的活动度。近年来，PET-CT 被认为可能早期发现血管壁的炎症反应,但是有研究显示其在评价病情以及预后的判断等方面并不优于 MRI。因此,在 TAK 的诊断和对病情进行评价时,大多需采用多种检查方式并结合临床进行综合判断。

2. 诊断流程(图 7-7)

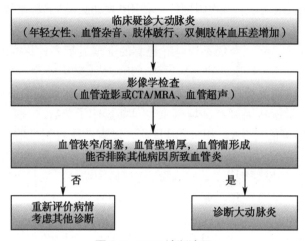

图 7-7　TAK 诊断流程

(二)鉴别诊断

鉴别需注意以下几个方面。

1. **其他有血管表现的风湿病**　巨细胞性动脉炎(GCA)、血栓闭塞性脉管炎(Buerger's 病)、白塞病(BD)、Cogan's 综合征、复发性多软骨炎、结节性多动脉炎、强直性脊柱炎、类风湿关节炎、系统性红斑狼疮、IgG4 相关疾病等。此处需强调的是,GCA 和 BD 等疾病同为可引起大血管病变的疾病,在诊断 TAK 时需做重点鉴别。由于篇幅所限,相关疾病将在附录中进一步介绍(详见附录 8)。

2. **某些感染性疾病**　梅毒、结核病、风湿热等。

3. **其他疾病**　动脉粥样硬化、麦角中毒、炎性肠病、结节病、放射性损害、Marfan 综合征、先天性主动脉缩窄、Ehlers-Danlos 综合征等。

三、临床检验与病理特征

(一)临床检验项目

1. 一般检查项目

(1)血常规:大动脉炎患者血液常规检查常见轻度贫血;白细胞计数通常正常或者轻度升高;血小板计数有 1/3 患者升高,活动期患者可超过 500×10^9/L。

(2)尿常规:尿液常规检查通常情况下正常。只有当由于血管功能不良而致高血压,继发性影响肾脏功能时,会导致尿液常规检查异常。

(3)急性时相反应指标:大动脉炎处于疾病活动期时红细胞沉降率(erythrocyte sedimentation rate,ESR)升高,病情稳定时恢复正常。患者就诊时,高达 80% 的患者 ESR 升高。相似地,当机体发生炎性疾病时,CRP 迅速上升;当疾病治愈或稳定时,含量急速下降。故 CRP 的检测可为大动脉炎疾病的诊断、治疗提供价值。约有 50% 的大动脉炎患者就诊时 CRP 升高。

(4)生化检查:包括①血清蛋白电泳(serum protein electrophoresis,SPE):即用电泳方法测定血清中各类蛋白占总蛋白的百分比。慢性炎症患者常见 α_1 球蛋白、α_2 球蛋白、γ 球蛋白的升高。大动脉炎患者常见 γ 球蛋白升高,即 TAK 患者可存在高丙种球蛋白血症。②肾功能检查:大动脉炎患者肾功能检查通常情况下正常,只有当由于血管功能不良而致高血压,继发性影响肾脏功能时,导致肾功能检查异常。

2. 特殊检查项目 大动脉炎实验室检查缺乏特异性项目,相关研究提示下述指标与之有一定相关性。

(1)抗内皮细胞抗体:多数大动脉炎患者(89.4%~94.7%)存在抗内皮细胞抗体(anti-endothelial cell antibody,AECA)。

(2)其他相关检查:①结核分枝杆菌检查:有研究发现大动脉炎患者与结核分枝杆菌既往感染相关,提示大动脉炎患者存在感染性病因。② HLA 基因相关性检查:在中国大动脉炎患者中的遗传学研究发现,HLA-DPB1*09、HLA-DRB1*07、HLA-DQB1*06:01 是中国人群大动脉炎的遗传易感基因。③穿孔素检查:大动脉炎是一种针对大弹力动脉的自身免疫性疾病,尽管目前并未发现特异性自身抗体,但免疫系统发生紊乱,主要的淋巴细胞是分泌穿孔素的杀伤淋巴细胞,包括细胞毒性 T 淋巴细胞和自然杀伤细胞。

(二)临床病理特征

1. 本病典型病理特征 大动脉炎患者早期动脉内膜可见平滑肌细胞和基质增多,局部有黏多糖物质积累,继而出现纤维素样坏死。中膜内见大量炎细胞浸润,以淋巴细胞、浆细胞为主,局部见肉芽组织形成,晚期出现纤维化和继发溃疡形成以及钙化或血栓附着等。外膜亦发生较广泛的炎细胞浸润及纤维化,并累及滋养血管,引起闭塞性小动脉炎。晚期,增厚的外膜可达中膜厚度的 1~3 倍,管壁高度硬化、缩窄。

2. 重要鉴别疾病病理特征

(1)梅毒性主动脉炎:与大动脉炎相似,二者中膜均有大量瘢痕,梅毒性主动脉炎为小血管周围炎性坏死后的星状瘢痕,血管周围淋巴细胞和浆细胞显著浸润。

(2)巨细胞性动脉炎:病变可累及整个主动脉及颞动脉等,伴有多发性肌痛。病理特征为动脉中层平滑肌细胞变性、坏死、内弹力膜破裂,常伴大量淋巴细胞、嗜酸性粒细胞及中性粒细胞浸润,并有多量多核巨细胞形成。

(3)血栓闭塞性脉管炎(Buerger's 病):侵及外周中等大小血管的慢性阻塞性炎症性疾病,主要发生于四肢血管。富有细胞成分的机化血栓和伴有静脉受累的全脉管炎是本病主要特点。

(4)动脉粥样硬化:单纯动脉粥样硬化时中膜改变不显著,而大动脉炎中膜大量瘢痕形成,弹力纤维染色有助于二者鉴别。

四、临床检验与病理检查的临床应用

(一)检验项目的临床应用

大动脉炎临床检验缺少特异性检查项目。红细胞沉降率是反映本病病变活动的一项重要指标。疾病活动时血沉增快,病情稳定后血沉恢复正常。C 反应蛋白的临床意义与血沉相同,为本病病变活动的指标之一。少数患者在疾病活动期白细胞增高或血小板增高,也为炎症活动的一种反应,也可出现慢性轻度贫血。多数大动脉炎患者可检测出抗内皮细胞抗体,疑为大动脉炎患者可进行该指标检测,但抗内皮细胞抗体为非特异性指标。我国的资料提示,根据结核菌素试验,约 40% 的大动脉炎患者有活动性结核。

(二)病理检查的临床应用

病理检查是本病的临床诊断依据之一,组织活检诊断发挥辅助诊断作用,表现为大动脉壁纤维化及慢性炎症改变。

五、临床案例

【病史摘要】 患者,女性,33 岁。

主诉:双上肢乏力 4 年,间断头痛、头晕 3 年余。

现病史:患者 4 年前无明显诱因出现双上肢乏力,劳累后加重,伴肩背部疼痛,未予诊治。3 年余前开始出现间断头痛、头晕,半年前于洗澡后出现晕厥一次,十余秒后清醒,于医院就诊,血管超声检查提示:双侧锁骨下动脉及腋动脉管壁弥漫性、不均匀性增厚,管腔不同程度狭窄,其中左侧锁骨下动脉远端管腔几乎闭塞,检查中可见双侧颈总动脉及头臂干受累。由急诊入院。

既往史及个人史:否认"高血压、糖尿病、冠心病"等慢性病史,无吸烟饮酒史,无药物过敏史,否认家族遗传病病史。

体格检查:T 36.4℃,P 81 次 /min,R 16 次 /min,BP:双侧均未测出。发育正常,营养中等,神清合作,全身皮肤黏膜无皮疹、黄染,浅表淋巴结未及,右侧颈动脉闻及收缩期吹风样血管杂音,左侧未及杂音,双肺呼吸音清,未及干湿性啰音,心音可,律齐,腹软,无压痛和反跳痛。双下肢无水肿,病理征未引出。

实验室检查:血常规检查示:WBC 6.25×10^9/L,Hb 96g/L,PLT 223×10^9/L;抗核抗体阴性;抗中性粒细胞胞浆抗体阴性。

【问题 1】 根据以上病例资料及初步检查,该患者的可能诊断是什么?需要与哪些疾病进行鉴别?

思考 1:该患者的可能诊断考虑大动脉炎。

解析:患者青年女性,33 岁,主要症状为长期双上肢乏力、跛行,伴肩背部疼痛、头痛、头晕,并有晕厥史。查体可闻及颈部血管杂音,上肢血压测不到。血常规提示轻度贫血。血管超声检查提示:双侧锁骨下动脉及腋动脉管壁弥漫性、不均匀性增厚,管腔不同程度狭窄,其中左侧锁骨下动脉远端管腔几乎闭塞。以上提示应首先考虑大动脉炎。

思考 2:需要与多种存在血管病变的疾病相鉴别。

解析:诊断大动脉炎需要与多种存在血管病变的疾病相鉴别。对于病情活动的患者,多存在明显的全身炎症反应表现,包括炎症指标的升高。由于部分患者可呈现自限性疾病过程,也可能仅发现血管闭塞或血管瘤等表现。临床上对于不明原因发热、血栓性疾病、肢体脉搏减弱以及不明原因晕厥的患者,特别是年轻女性患者,均应注意大动脉炎的可能。

【问题 2】 为明确诊断,还需要进行哪些辅助检查?

思考:还需要进行炎性指标及影像学检查。

解析:检查炎性指标:血沉、C 反应蛋白。血沉和 C 反应蛋白是目前临床可以应用的反映炎症活动的指标,提示病情活动。其他项目,如免疫球蛋白等,大动脉炎活动时可有升高。血管造影是目前诊断大动脉炎的金标准,如因某些原因不能耐受有创检查,可由动脉 CTA、MRA 检查或氟代脱氧葡萄糖(FDG)/PET-CT 等替代。近年来 FDG/PET-CT 被认为可能早期发现血管壁的炎症反应。本例患者血沉、C 反应蛋白和 IgG 均升高。提示全身炎症反应活跃,应考虑积极给予抗炎及免疫抑制剂治疗。

(吕 星 徐红星 李 青)

第三节 白 塞 病

一、临床概论

(一)疾病概述

白塞病(Behçet disease,BD),又称白塞综合征或贝赫切特综合征,是一种以口腔和生殖器溃疡、眼炎及皮肤损害为特征,并累及多个系统的全身性、慢性、血管炎症性疾病。根据内脏受累情况不同,分为血管型、神经型及胃肠型。本病基本病理改变为血管炎。临床以复发性口腔溃疡、生殖器溃疡、皮肤和眼部病变最为常见,但全身各脏器均可受累。

(二)发病机制

本病病因和发病机制暂不明确。目前认为可能与遗传(如 HLA-B51 基因)、感染(部分患者可能与结核感染相关）、生活环境有关。白塞病有较强的地区性分布，多见于东亚、中东和地中海地区。男性发病略高于女性。我国女性略占多数，但男性患者中眼葡萄膜炎和内脏受累率较女性高。

（三）临床表现

1. 口腔溃疡及生殖器溃疡　反复口腔溃疡及生殖器溃疡是 BD 的主要症状。BD 起病时常发生口腔阿弗他溃疡，多见于颊黏膜、牙龈、口唇和舌。溃疡疼痛而浅表。生殖器溃疡在男性常位于阴囊和阴茎，在女性常位于外阴和阴道，表现与口腔溃疡相似。

2. 皮肤表现　有结节性红斑、假性毛囊炎、痤疮样毛囊炎、浅表栓塞性静脉炎等皮肤表现，其中结节性红斑最为常见且具有特异性。

3. 眼部表现　BD 的眼部症状以葡萄膜炎为最常见，还可出现视网膜炎、前房积脓、继发性青光眼、继发白内障和粘连形成。

4. 其他　BD 还可引起多种系统性症状，包括消化道、神经系统、心血管系统受累、关节炎、肺病变、泌尿系统受累，以及附睾炎等多系统受累表现。

BD 的眼部受累是重症 BD 表现之一，可表现为前/后葡萄膜炎、视网膜血管炎、前房积脓、继发性青光眼、白内障等，最终导致视力下降甚至失明。

神经系统受累是另一类 BD 重症的表现，也称为"神经白塞病"，应予以高度重视。常见表现包括脑干/皮质脊髓束综合征、静脉窦血栓、无菌性脑膜炎，行为异常或头痛，或出现多种形式的脊髓受累，也可出现周围神经病、视神经炎等。BD 的神经受累预后很差，需予以警惕并及时处理。

此外，BD 还可以发生食管、回肠末端到结肠等部位的溃疡，严重者可导致肠穿孔。肺部血管受累者可见肺血管瘤、肺栓塞等表现。BD 的肾脏受累相对少见，可以有膜增生性肾小球肾炎、快速进行性新月体肾小球肾炎等表现。少数患者可有膀胱炎表现。心血管系统表现包括动脉瘤形成、静脉血栓，罕见情况还可以出现心肌受累，导致室壁瘤形成等。肝静脉血栓形成则有 Budd-Chiari 综合征表现。BD 的关节炎表现为非损毁性关节炎，常累及膝、腕、踝、肘等关节。应注意与 SpA 等其他关节炎鉴别。

二、诊断和鉴别诊断

（一）诊断

1. 诊断标准　BD 常用的诊断标准为 1989 年国际诊断（分类）标准：在反复发作的口腔溃疡基础之上，加上反复生殖器溃疡、皮肤损害、眼部受累及针刺反应阳性中的任意两条。

2014 年由白塞病国际标准修订小组修订的新的 BD 国际分类标准见表 7-4。

表 7-4　新的 BD 国际分类标准

症状 / 体征	分数
眼部损害	2
生殖器溃疡	2
口腔溃疡	2
皮肤损害	1
神经系统表现	1
血管表现	1
针刺试验阳性	1*

注：得分≥4 提示诊断白塞病。

*针刺试验是非必需的，最初的评分系统未包括其在内。但如果进行了针刺试验，且结果为阳性，则加上额外的 1 分。

2. 诊断流程（图 7-8）

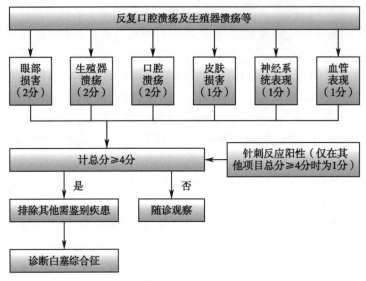

图 7-8 BD 诊断流程

（二）鉴别诊断

鉴于 BD 诊断以临床症状为主要证据，缺乏特异性实验室指标，而口腔溃疡、关节炎、血管炎可出现于多种结缔组织病，需要与 Reiter 综合征、Stevens-Johnson 综合征、系统性红斑狼疮、干燥综合征等许多其他疾病相鉴别。

三、临床检验与病理特征

（一）临床检验项目

1. 一般检查项目

（1）血常规：多数 BD 患者可出现贫血、白细胞正常或偏低，以及血小板减少的情况。

（2）C 反应蛋白（CRP）：CRP 在眼部炎症发作前后均有升高，特别是在发作前不久最明显；CRP增高同时有中性粒细胞增多者，1 周内眼病发作的阳性率达 86.1%，因此认为测定 CRP 对预测眼部炎症发作有一定价值。

（3）血沉：本病发病时，血沉明显加快。

2. 特殊检查项目　BD 无特异性实验室检查项目。

3. 其他检查项目

（1）眼部检查：裂隙灯检查可以发现特征性的前房积脓，出现率为 40%，眼底镜检查可见下方玻璃体内雪球样混浊，此体征相对常见。

（2）荧光素眼底血管造影检查：白塞病性葡萄膜炎典型的表现为视网膜血管炎，该检查对评价视网膜血管改变有重要价值。

（3）免疫和遗传学检测：必要时可做血清纤维蛋白溶解系统和遗传学方面（6 号染色体短臂）检查。

（4）皮肤刺激（针刺）试验：阳性提示中性粒细胞趋化性增强，阳性率约 40%。

（二）临床病理特征

1. 本病典型病理特征　BD 是多系统慢性炎症性病变，以复发性口腔、生殖器、眼等黏膜溃疡及皮肤丘疹为特征，可以累及各型血管。BD 的组织病理学特点为小静脉及微静脉炎、淋巴细胞性血管炎，溃疡周围黏膜炎症较克罗恩病轻。所有受累器官基本病理改变均为血管炎。大多为渗出性，少数为增生性，或两者兼而有之。急性渗出性病变表现为管腔充血、血栓形成，管壁及其周围组织纤维蛋白样变性，并有中性粒细胞浸润和红细胞外溢。中性粒细胞的细胞核常见碎裂。有明显的水肿、纤维素渗出、脓肿形成。

2．重要鉴别疾病病理特征

（1）Reiter 综合征：临床表现为结膜炎、尿道炎、关节炎三联征，多伴皮肤损害。全身皮肤黏膜可累及，典型病变表现为大小不等的大疱性多形性红斑，愈合后有色素沉着。

（2）Stevens-Johnson 综合征：口腔黏膜伴眼病的多形性渗出性红斑。皮肤出现靶样红斑为特点。

（3）系统性红斑狼疮：累及多系统、多器官的慢性炎症性疾病，可以有狼疮性肾炎、间质性肺炎、弥漫性肺泡出血等表现，常有免疫学异常。

四、临床检验与病理检查的临床应用

（一）临床检验项目的临床应用

1．目前白塞病缺少特异性实验室检查，活动期可见红细胞沉降率增快、C 反应蛋白增加，有部分患者冷球蛋白呈阳性，血小板凝集功能增强，而 HLA-B51 阳性率为 57%～88%，与眼、消化道病变相关。

2．针刺试验特异性比较高且与疾病活动性相关，阳性率为 60%～78%。

3．神经白塞病常常有脑脊液压力增高，脑 CT 及磁共振检查对脑、脑干及脊髓病变有一定的帮助。在急性期 MRI 检查敏感性较高。

（二）病理检查的临床应用

本病病理活检作为辅助诊断，组织呈现血管炎的表现。

五、临床案例

【病史摘要】 患者，男性，28 岁。

主诉：反复口腔溃疡 12 年，伴外生殖器溃疡 3 个月。

现病史：患者于 12 年前无明显诱因出现口腔溃疡，疼痛明显，溃疡在熬夜或劳累后加重，持续 2 周左右能自行缓解，双眼无视物模糊，无皮疹，无脱发、光过敏，无关节肿痛，无肌痛及乏力。溃疡每年发作 5～6 次。2 年前起溃疡发作次数较前频繁，每年发作 6～10 次。对症治疗，未予重视。3 个月前出现阴茎体溃疡，伴右手指间关节丘疹样结节红斑。起病以来精神、食欲及睡眠正常，大小便正常，体重无明显下降。

既往史：体健，否认慢性病病史，否认肝炎及结核病史，未发现药物及食物过敏。哥哥、姐姐及儿子均有反复口腔溃疡史。

体格检查：T 36.3℃；P 86 次 /min；R 20 次 /min；BP 129/73mmHg。右手背侧第 1 掌指关节、第 2 指间关节可见少量丘疹样结节红斑，黄豆大小，无压痛，无破溃。双侧颈部、腋窝及腹股沟区淋巴结未触及肿大，咽无充血，口腔黏膜、腭黏膜、上唇处见多发米粒大小溃疡，阴茎体处见溃疡，有黄色分泌物覆盖。双肺呼吸音清，无啰音，心律齐，心率 86 次 /min，无杂音。腹软，无压痛及反跳痛，肝脾未触及。双下肢无水肿。

辅助检查：入院后检查结果示血尿常规正常，大便常规隐血（+），血沉、肾功五项、甲功三项、风湿三项正常。抗 HCV 抗体（HCV-Ab）阴性，抗梅毒螺旋体特异性抗体（TP-Ab）阴性，HIV 抗原 / 抗体阴性，EB/ 巨细胞病毒 DNA、TORCH 五项及乙肝五项均阴性。IgG、IgM、IgA、C3、C4 及血清总补体（CH50）正常。心电图：正常窦性心律。PPD 试验阴性，T-SPOT 阴性。胸部 X 线、心电图、心脏彩超、肾脏超声等检查均未见明显异常。

【问题 1】 应考虑此患者的可能诊断是什么？需要和哪些疾病相鉴别？

思考 1：该患者可能诊断是白塞病。

解析：患者青年男性，反复口腔溃疡 12 年，伴外生殖器溃疡 3 个月，应考虑白塞病可能。患者哥哥、姐姐及儿子均有反复口腔溃疡史，提示医生注意患者白塞病家族史。患者以反复口腔溃疡、生殖器溃疡为主要临床特征，伴有结节红斑，查体口腔黏膜、腭黏膜、上唇处见多发米粒大小溃疡，阴茎体

处见溃疡,有黄色分泌物覆盖,根据白塞病国际诊断标准进行诊断,考虑初步诊断白塞病可能性大。进行针刺试验,阳性则支持诊断。

思考2:需注意排除感染性疾病(结核、梅毒、艾滋病等)。

解析:患者抗 HCV 抗体(HCV-Ab)阴性;抗梅毒螺旋体特异性抗体(TP-Ab)阴性,HIV 抗原/抗体阴性,EB/巨细胞病毒 DNA、TORCH 五项阴性,可基本排除梅毒、艾滋病、弓形虫、巨细胞病毒及单纯疱疹病毒等感染可能。PPD 试验阴性、T-SPOT 阴性,胸片未见异常,基本可以排除结核感染。患者家中哥哥、姐姐及儿子均有反复口腔溃疡史,这对于确定白塞病诊断有帮助。此外,口腔溃疡、关节炎、血管炎可出现于多种结缔组织病,需要与 Reiter 综合征、Stevens-Johnson 综合征、系统性红斑狼疮、干燥综合征等许多其他疾病相鉴别。

【问题2】 下一步需要进行的检查有哪些?

思考:下一步需完善的相关检查项目包括免疫相关检查。

解析:免疫相关检查包括:免疫球蛋白,补体,抗核抗体(ANA、ds-DNA 抗体、ENA 抗体),ANCA,以及抗心磷脂抗体等自身抗体,以进一步排除其他疾病。

除此之外,还需要进一步了解白塞病有无累及其他系统,如进行眼科检查了解眼部情况,进行胸部 X 线、心电图、心脏彩超、肾脏超声、大血管超声或 CT 等检查评估肺、心脏、肾、大血管等重要部位情况。

(王庆文　陈　捷　李　青)

第四节　结节性多动脉炎

一、临床概论

(一)疾病概述

结节性多动脉炎(polyarteritis nodosa, PAN)又称多动脉炎(polyarteritis),或结节性动脉周围炎(periarteritis nodosa),是一种累及中、小动脉的坏死性血管炎性疾病。结节性多动脉炎可累及人体的任何器官,但以皮肤、关节、外周神经、胃肠道和肾脏受累最为常见。病变的严重程度个体间差异很大。PAN 还可以合并于其他疾病如类风湿关节炎、干燥综合征等。根据受累血管大小,分为经典型结节性多动脉炎与微型多发性动脉炎,前者侵犯中等动脉及其分支处,后者累及小动脉及小静脉,特点是中小动脉坏死性、非肉芽肿性血管炎。PAN 的血管损伤并非仅累及动脉壁外层,而是可能同时累及动脉壁各层引起坏死性动脉炎,最后导致多发性动脉瘤、血栓形成或梗死。

(二)发病机制

本病病因及发病机制具体不明,可能与病毒或细菌感染、药物及注射血清等有一定关系,尤其是乙型肝炎病毒感染。其他和 PAN 相关的病毒还包括人类免疫缺陷病毒、巨细胞病毒、细小病毒 B19、人类嗜 T 淋巴细胞病毒 I 型以及丙型肝炎病毒。免疫病理机制在疾病中起重要作用。该病男性多于女性,男性发病率为女性的 2.5~4.0 倍,发病年龄高峰为 40~60 岁。国外资料显示该病发病率为 1.8/10 万,我国尚无详细记载。

(三)临床表现

由于本病侵及血管的部位和性质不同,故临床表现多种多样,可逐渐或骤然起病。

1. **皮肤表现** 皮损发生率为 20%~25%,典型的有皮下结节红斑、溃疡、坏疽、蔓形青紫(livido racemosa)和网状青斑(livedo reticularis)、荨麻疹。皮下结节是本病的典型特征,直径 1~2cm,沿血管壁成串或线状反复出现,急性期有触痛及红斑。结节多见于下肢,是由于小动脉瘤栓塞或过度纤维化所致。新近皮肤损害部位活检可见真皮和皮下组织有特征性的动脉炎改变。

2. **消化系统** 腹痛是常见的消化系统征象,发生率 18%~62%,常可误诊为急腹症,可能由于肠或肠系膜动脉炎栓塞导致局灶性肠坏死、出血、溃疡或穿孔等而致。动脉瘤破裂出血可致便血。肠腔内出血可误诊为腹膜炎。胆囊动脉炎很难与急性胆囊炎鉴别,手术胆囊切除组织病理可作出诊断。急性胰腺炎少见。此外,肝脏病变临床症状隐匿,可有肝梗死、间质性肝炎、肝硬化,多数患者合并HBV 感染,肝活检对本病诊断有帮助。

3. 心脏及血管系统　本病累及心脏的发生率为 65%,主要是冠状动脉炎所致缺血、梗死,冠状动脉瘤或充血性心力衰竭、心脏增大,亦可发生心包炎或心律不齐。尤其心动过速在本病的发生率很高,主要为室上性心动过速,对洋地黄和 β 受体阻滞药不敏感。心肌损害常为安静型,无或少有心绞痛出现。冠状动脉瘤破裂可引起心包出血或填塞。本病一旦出现胸痛即应考虑心绞痛、心肌梗死或心脏压塞。胸片、心电图、超声心动图、冠状动脉造影、血清酶检查可协助确定病因。

4. 神经系统　该系统受累常见。在进展型 PAN,神经系统症状出现较早,尤其周围神经病变,多由营养神经的血管炎所引起,在本病的发生率可达到 50%～70%,且可为本病的最初表现。最典型的是多发性神经炎,特征为沿神经途径有疼痛或感觉异常,发作突然,上下肢均可累及,常呈不对称性,亦可影响运动功能;中枢神经系统病变少见,其表现为严重头痛、癫痫、偏瘫、昏迷、精神错乱或蛛网膜下腔出血等,出现以上症状多提示预后不良。周围神经的特殊症候包括由于桡神经受累所致的腕下垂、正中神经病变所致的不能竖起拇指,以及腓神经受累引起的足下垂等。

5. 呼吸系统　PAN 的肺部表现较其他血管炎为少。呼吸道受累征象主要为胸痛、咳嗽、哮喘、呼吸困难和咯血。肺和 / 或气管的动脉炎可引起阻塞、梗死和肺内出血或出血性胸膜渗液,另可发生肺炎或气胸。肺动脉高压罕见。

6. 眼部表现　本病眼部症状发生率为 10%～20%,包括视神经萎缩、视网膜脱离、视盘水肿、中心视网膜动脉阻塞、葡萄膜炎、弥漫性脉络膜炎、虹膜炎、巩膜炎、巩膜穿孔坏死和结膜下出血等。本病所致的高血压亦可引起视网膜动脉病变,症状包括视力障碍、视觉突然丧失(常为单侧)、复视和盲点。此外还可有高血压性小动脉变化、眼底出血和渗出、视野缺损、结膜炎、结膜水肿和角膜溃疡等表现。

7. 骨骼肌系统　肌肉、关节痛常见。肢体疼痛是由于神经病变、缺血或肌纤维内的血管损害引起。关节痛可呈游走性。腓肠肌严重疼痛多见,肌肉活检可提示本病。

8. 睾丸　男性患者可有睾丸炎或附睾炎,睾丸疼痛是常见的症状,偶可引起睾丸缩小。有研究报告 86% 的男性患者睾丸组织具有结节性多动脉炎的病理特征。

9. 泌尿系统　肾脏是本病最主要的"靶"器官,80%～90% 的患者有不同程度肾损害,多数患者临床表现轻、中度蛋白尿、镜下或肉眼血尿、红细胞管型尿,少数表现为肾病综合征,严重时出现肾功能衰竭,发展迅速者数周或数月进入尿毒症期。半数以上患者可因肾功能衰竭死亡。

10. 限制型 PAN　约占 PAN 的 10%,又称皮肤型结节性多动脉炎(CPN),病因不明。男女发病均等,发病年龄 5～68 岁,该型仅累及皮肤、关节、肌肉,个别有周围神经病变,无内脏受累,临床多呈慢性反复发作性良性过程。实验室检查除血沉增高外多阴性。皮肤组织免疫荧光可见 IgM 和 C3沉淀,个别病例 HBV 抗原阳性,少数病例与大动脉炎同时存在。根据皮肤活检可作出诊断。临床可自发性缓解或激素治疗后缓解。非激素类解热镇痛剂治疗部分患者有效,少数患者对磺胺吡啶治疗起反应。

二、诊断和鉴别诊断

(一)诊断

1. 诊断标准　PAN 具有复杂多变的临床表现,诊断不易,目前诊断主要参考 1990 年美国风湿病学会(ACR)的分类标准。符合 3 条或 3 条以上可诊断为 PAN,敏感性和特异性分别为 82.2% 和86.6%(表 7-5)。

表7-5　美国风湿病学会1990年PAN的分类标准

临床特征	具体表现
1. 体重下降≥4kg	自发病起,体重下降≥4kg,除外饮食及其他因素
2. 网状青斑	四肢或躯干的网状青斑
3. 睾丸疼痛或触痛	睾丸疼痛或压痛,除外感染、创伤或其他原因
4. 肌痛、无力或下肢压痛	弥漫性肌痛(除外肩胛和骨盆带),或肌无力以及下肢肌肉压痛
5. 单神经病或多神经病	出现单神经病、多发性单神经根炎或多神经病
6. 舒张压>90mmHg	出现高血压,舒张压>90mmHg
7. BUN或Cr水平升高	BUN>40mg/dl或Cr>1.5mg/dl,除外脱水和/或尿路梗阻等肾外因素
8. 乙型病毒性肝炎	血清HBsAg或HBsAb阳性
9. 动脉造影异常	动脉造影显示内脏动脉瘤形成或血管阻塞,除外动脉粥样硬化或纤维肌性发育不良或其他非炎性因素
10. 小到中等动脉活检见多形核细胞	血管壁组织学检查见粒细胞或单核细胞

2. 诊断流程(图7-9)

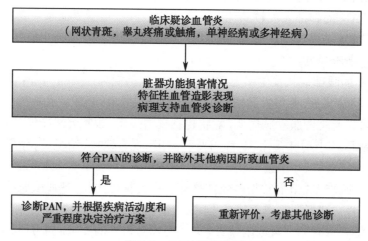

图7-9　PAN诊断流程

（二）鉴别诊断

PAN需与显微镜下多血管炎(MPA)、嗜酸性肉芽肿性多血管炎(EGPA)等相鉴别。另外,许多疾病如胆固醇性栓塞、败血症、感染性心内膜炎、左房黏液瘤及肿瘤等与结节性多动脉炎都有相似的临床表现,需与之相鉴别。

1. 显微镜下多血管炎　常有肺血管受累,可有肺出血;血管炎累及小到中等动脉,主要为小动脉、毛细血管和小静脉;常累及肾脏,表现为肾小球肾炎;无微血管瘤及血管狭窄;ANCA常阳性。

2. 嗜酸性肉芽肿性多血管炎　常有肺血管受累;血管炎累及各种口径的肌性动脉,又可累及小动脉、微小动脉和小静脉;血管内外有肉芽肿形成,嗜酸性粒细胞浸润,外周血嗜酸性粒细胞增多;常有哮喘和呼吸道疾病史;肾受累以坏死性肾小球肾炎为特点;少见微血管瘤;ANCA常阳性。

三、临床检验与病理特征

（一）临床检验项目

1. 一般检查项目

（1）血常规:血常规检查可见有正色素性贫血,白细胞总数和中性粒细胞常增高,血小板数目多无明显变化。

（2）尿常规：尿液检查可见有尿蛋白，镜下血尿或肉眼血尿，也可出现细胞管型、颗粒管型及蜡样管型等。

（3）肾功能：肾功能异常时可表现为血清肌酐升高、肌酐清除率下降等。

（4）炎症及免疫相关指标：PAN 还常表现为血沉增快、C 反应蛋白增加、白蛋白水平下降、球蛋白增多、总补体及补体 C3 水平下降等。低补体血症一般见于继发性多动脉炎患者。类风湿因子可阳性且常常同时伴有冷球蛋白血症。抗核抗体不如类风湿因子常见，且常为低滴度阳性。抗中性粒细胞胞浆抗体一般为阴性。

2．特殊检查项目 PAN 患者有一些 ANCA 阳性病例的报道，但目前尚无研究确定这些抗体的出现是否意味着这组患者不同于其他患者，可能随着时间的推移会进展为显微镜下 PAN。

3．其他检查项目

（1）HBV 抗原及抗体：约有 7%～54% 的结节性多动脉炎患者 HBV 表面抗原阳性。虽然随着 HBV 疫苗应用的增加，与 HBV 感染相关的结节性多动脉炎患者已明显减少，但所有结节性多动脉炎患者都应做 HBV 抗原和抗体检查。典型的结节性多动脉炎一般发生在 HBV 感染的最初 6 个月内。

（2）HCV 抗原及抗体：HCV 感染也与结节性多动脉炎有关，特别是与同时有冷球蛋白血症和低补体血症的患者关系密切。

（3）血管造影：血管造影常发现有肾脏、肝脏、肠系膜及其他内脏器官的中等大小动脉有微小动脉瘤形成和节段性狭窄。在其他检查无异常发现时，血管造影是一有用的诊断工具。结节性多动脉炎的内脏血管造影显示有节段性狭窄和动脉瘤形成。

（二）临床病理特征

1．本病典型病理特征 结节性多动脉炎为一种主要侵犯中等动脉的坏死性动脉炎，无毛细血管、小静脉及微动脉累及，活动期受累的动脉呈节段性坏死。血管全层有炎细胞浸润，以中性粒细胞浸润为主，伴纤维素样坏死、血栓形成，极少形成肉芽肿。

2．重要鉴别疾病病理特征

（1）显微镜下多血管炎：为主要累及小血管的系统性坏死性血管炎，表现为肺出血、肺泡腔内含铁血黄素细胞沉着及中性粒细胞浸润，血管炎累及小到中等动脉，主要为小动脉、毛细血管和小静脉，肾脏病理为肾小球毛细血管丛节段性纤维素样坏死、血栓形成及新月体形成。

（2）嗜酸性肉芽肿性多血管炎：为伴有大量嗜酸性粒细胞浸润的坏死性肉芽肿性血管炎，组织内有较多嗜酸性粒细胞浸润、血管外肉芽肿及坏死性血管炎为其基本病变。

四、临床检验与病理检查的临床应用

（一）临床检验的临床应用

1．常规实验室检测的临床应用 结节性多动脉炎血常规示白细胞及中性粒细胞增多，合并大出血或肾功能不全时可有贫血，血小板数升高。尿常规显示中等蛋白尿及轻度血尿。肾功能检查：血肌酐可升高，肌酐清除率下降。ESR 加快、白蛋白下降、球蛋白升高、RF 及 ANA 阴性，CRP 可升高，15%～30% 的患者乙型肝炎表面抗原阳性。

2．影像学检查的临床应用 X 线胸片、心电图、超声心动图及心肌核素扫描可发现心脏受累的相应改变。腹部 B 超可检查肝、肾、胰的异常改变。内镜检查可明确胃肠道病变。肌电图、头颅 CT 及 MRI 有助于明确神经病变。血管造影内脏器官（如肝、肾、肠系膜等）可能发现中等大小动脉有微小动脉瘤样扩张、界限分明的节段性狭窄及剪枝样中断。

（二）病理检查的临床应用

结节性多动脉炎病理学特征，内脏病变器官病理学改变较皮肤有意义。因病变呈节段性分布，应取多部位活检，同一组织切片也应全面观察。病理活检诊断是诊断标准之一，表现为中等动脉全层有炎细胞浸润，以中性粒细胞浸润为主，极少形成肉芽肿。

五、临床案例

【病史摘要】 患者，男性，58 岁。

主诉：发热、体重下降伴下肢肌肉疼痛 2 个月。

现病史：患者 2 个月前无明显诱因出现发热，体温最高达 38.8℃，无畏寒、寒战。自觉乏力，体重逐渐减轻 5.5kg。同时出现双手指端麻木、疼痛、青紫，伴双下肢肌肉疼痛。逐渐出现间断性腹痛及四肢皮肤网状青斑。下肢肌肉疼痛渐加重，下蹲、行走困难，间断出现跛行。病程中无口腔溃疡，无脱发，无口干、眼干，无胸闷、气促，无恶心、呕吐。起病以来，精神、食欲差，睡眠不佳，大小便正常。

既往史及个人史：否认"高血压病、糖尿病、冠心病"等慢性病史，否认"结核病"病史，无吸烟，偶有饮酒，无药物过敏史。

体格检查：T 37.6℃，P 92 次 /min，R 23 次 /min，BP 143/94mmHg。发育正常，营养一般，神清合作，浅表淋巴结未触及肿大，四肢远端见网状青斑，双肺呼吸音稍粗，未闻及干湿啰音，心律齐，未闻及心脏杂音。全腹有轻压痛，无反跳痛，未触及包块，肝脾肋下未及，肝区无叩痛，墨菲征阴性，无移动性浊音，肠鸣音活跃。双下肢无水肿，双侧腓肠肌压痛，病理征未引出。

辅助检查：血常规：WBC 10.2×10^9/L，RBC 3.74×10^{12}/L，Hb 112g/L，PLT 213×10^9/L；尿常规正常；血沉 44mm/h，超敏 C 反应蛋白 12.9mg/L；类风湿因子 79U/L。血培养 2 次均阴性。乙型肝炎表面抗原阳性，乙型肝炎 e 抗体（+），乙型肝炎核心抗体（+），抗丙型肝炎病毒抗体（HCV-Ab）阴性，抗梅毒螺旋体特异性抗体（TP-Ab）阴性，HIV 抗原 / 抗体阴性。PPD 试验阴性，T-SPOT 阴性。肺部 CT 未见异常，肝胆胰脾及肾脏、输尿管、膀胱彩超未见异常。

【问题 1】 根据以上病例资料及初步检查，该患者的可能诊断是什么？需要与哪些疾病进行鉴别诊断？

思考 1：该患者的可能诊断考虑结节性多动脉炎。

解析：患者老年男性，急性起病，病程 2 个月，病程中有发热、体重下降，同时出现感觉异常、皮肤网状青斑、间断腹痛及下肢肌肉疼痛。体格检查有双侧腓肠肌压痛，高度怀疑为系统性疾病，提醒医生应考虑结节性多动脉炎。

思考 2：需要与感染、肿瘤、显微镜下多血管炎、嗜酸性肉芽肿性多血管炎相鉴别。

解析：患者老年男性，发热、乏力、体重下降等症状不具备特异性，需考虑是否存在感染、肿瘤等方面的疾病。但患者出现双手指端麻木、疼痛、青紫，伴双侧腓肠肌压痛，并逐渐出现间断性腹痛、四肢皮肤网状青斑，以及下肢肌肉疼痛渐加重，下蹲、行走困难，间断出现跛行等是较特异性的症状体征，除乙型肝炎小三阳外，检查未见感染及肿瘤的证据。需要与显微镜下多血管炎、嗜酸性肉芽肿性多血管炎相鉴别。显微镜下多血管炎以小血管受累为主；ANCA 阳性率较高，与 HBV 感染无关；血管造影无异常，依靠病理诊断。嗜酸性肉芽肿性多血管炎病变可累及小、中口径的肌性动脉；外周血嗜酸性粒细胞增多，病变组织嗜酸性粒细胞浸润；既往多有支气管哮喘和 / 或慢性呼吸道疾病的病史；如有肾受累则以坏死性肾小球肾炎为特征；2/3 患者 ANCA 阳性。

【问题 2】 为进一步明确诊断，还需要进行哪些辅助检查？

思考：还需要检查抗核抗体（ANA）、dsDNA、ENA 多肽抗体谱以及 ANCA 等。

解析：为进一步明确诊断，除了上述已有检查外，还需要检查抗核抗体（ANA）、dsDNA、ENA 多肽抗体谱以及 ANCA 等排除其他结缔组织病及其他类型血管炎。患者有间断性腹痛，应警惕肠系膜上动脉受累。可进一步完善上腹部动脉造影检查。患者有双下肢疼痛，且有腓肠肌压痛，要警惕腓肠神经受累，可进一步完善腓肠神经活检。

（王庆文　陈　捷　李　青）

第八章

其他免疫系统疾病

第一节 过敏性疾病

人们对过敏性疾病的认识至少有 4 500 年的历史。最早报道引起过敏反应的物质主要是治疗白喉、破伤风和其他传染病的马抗血清。第二次世界大战后，青霉素的问世在治愈了许多感染患者的同时，也成为最易引起过敏反应的药物。过敏反应可在任何情况下发生，各种致敏物导致过敏反应的发生率不同，而潜在可引起过敏反应的物质可多达数千种甚至更多。

过敏反应可以发生于各系统和多种器官，其中以发生于心血管和呼吸系统的反应最为危险。反应可以发生于单一器官，但通常是发生于以任何方式组合的多器官。人类致死性过敏反应的主要病理改变是肺过度膨胀、喉头水肿、肺水肿、肺泡出血、内脏充血、荨麻疹和血管性水肿。因此过敏反应是内科最严重的情况之一。过敏性休克是过敏性疾病的严重并发症。

过敏性疾病的种类很多且存在多种诱因，例如，食物过敏的变应原即包括水溶性和脂溶性物质，约含 6 000 种，其中 400 种为营养物；药物过敏的变应原则包括青霉素类、磺胺类、巴比妥类、血清制剂等多种药物。过敏性疾病的诊断流程如图 8-1。本节选取药疹、食物过敏及过敏性休克加以介绍。

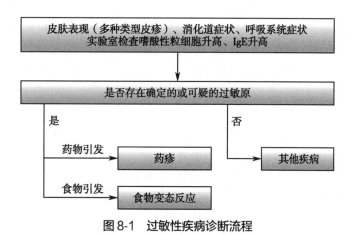

图 8-1 过敏性疾病诊断流程

一、药疹

（一）临床概论

1. 疾病概述 药疹是药物通过注射、内服、吸入等途径进入人体后引起的皮肤、黏膜反应。药物引起的不良反应非常复杂，药疹是过敏反应最常见的类型。

引起药疹的药物种类很多，常见的致敏药物有以下五类：①解热镇痛药，其中以吡唑酮类和水杨酸盐制剂最为常见；②磺胺类，其中以长效磺胺为多；③安眠镇静药，其中以巴比妥类较多；④抗生素类，其中以青霉素类、头孢类为多见；⑤中草药引起的药物过敏反应也逐渐增多，引起过敏的药物有单味中草药，如葛根、天花粉、紫草、大青叶等 30 余种；亦有复方成药如六神丸、云南白药等；此外还有复合制剂如复方柴胡注射液、穿心莲注射液等。此外,其他如血清、苯妥英钠、呋喃类、吩噻嗪类等引起的药疹也不少见。

2. 发病机制　药疹的发病机制非常复杂,大致分为免疫学及非免疫学机制。

(1)免疫学机制:药物的种类可由复杂的蛋白制品到简单的低分子量化学品,引起药疹的多数属于后者。低分子量的药物属于半抗原,其与某些大分子物质如蛋白质等作为载体相结合可在体内作为完全抗原发生作用。

药疹的症状多种多样,它们属于超敏反应的哪一型,目前还不完全了解,而且临床上不是单一型的表现。现知药物过敏反应可分为四型:Ⅰ型超敏反应即 IgE 介导的药物过敏反应;Ⅱ型超敏反应:抗原特异性 IgG 或 IgM 抗体与进入细胞膜的药物抗原相互作用,在血清补体的作用下导致过敏,如β内酰胺类抗生素引起的溶血性贫血及氨苯磺胺引起的血小板减少;Ⅲ型超敏反应:药物抗原与特异性 IgG 或 IgM 抗体形成可溶性免疫复合物沉积在组织,活化补体系统而使组织损伤,如血清病样反应、药物热;Ⅳ型超敏反应:是药物致敏的淋巴细胞介导的细胞毒反应,如药物接触性皮炎、剥脱性皮炎、大疱性表皮坏死型药疹等。

(2)非免疫学机制:可有以下几种:免疫效应途径的非免疫性活化;药物的积聚或过量;药物副作用及菌群失调;药物的相互作用即药物竞争相同的血浆蛋白结合部位,抑制或刺激其降解所需的重要酶类,或影响另一药物的排泄;药物使已存在的皮肤病激发。

3. 临床表现　药疹的临床表现多种多样,同一药物在不同的个体可发生不同类型的临床表现,而同一临床表现又可由完全不同的药物引起。一般情况下,药疹多在治疗开始后 7~10 天经过致敏而出现,但如曾接受过同样药物或同类结构的药物治疗,则可于数小时或 1~2 天内迅速出现。常见药疹的皮肤表现如下。

(1)发疹型药疹:包括为麻疹型药疹和猩红热型药疹,是药疹中最常见的一型,约占所有药疹的95%,常见于使用青霉素类(尤其是半合成青霉素)、磺胺类、解热镇痛类、巴比妥类等药物的患者,也可因其他药物引起。麻疹型药疹类似麻疹,皮损为针头或粟粒大小红色斑丘疹,对称分布,可泛发全身,以躯干为多,严重者可伴发小出血点,多有明显瘙痒。猩红热型药疹皮损表现为弥漫性鲜红色斑或米粒大至豆大红色斑丘疹,密集对称分布,常常从面颈部开始向躯干及四肢蔓延,1~4 天内即可遍布全身,尤其以皱褶部位及四肢屈侧更加明显。有时上述两种皮疹可在同一患者身上同时表现,半数以上病例在停药 2 周后可完全消退,皮损消退后可伴糠状脱屑。如未及时停药,可发展为剥脱性皮炎。

(2)荨麻疹型药疹:约占所有药疹的 5%,其皮疹特点为发生大小不等的风团,这种风团性皮疹较一般荨麻疹色泽红,持续时间较长。自觉瘙痒明显,可伴有刺痛、触痛。荨麻疹可作为唯一的症状出现,亦可伴有血清病样症状如发热、关节疼痛、淋巴结肿大甚至蛋白尿,严重病例可出现过敏性休克,亦可合并血管性水肿。青霉素引起的荨麻疹型皮疹有速发型和延迟型两种,后者并非延迟性过敏反应而只是就皮疹出现的时间而言,即前者荨麻疹发生在应用青霉素几分钟至 1~2 天内,后者常在应用几天后发生。

(3)剥脱性皮炎或红皮病型药疹:其表现为全身皮肤鲜红肿胀,伴以渗液、结痂,继之大片叶状鳞屑剥脱。黏膜亦可有充血、水肿、糜烂等。此类皮疹如系初次用药,其致敏期多在 20 天以上。可于一开始就全身发生,或在上述麻疹型或猩红热型皮疹的基础上发展而来。病程可长达一个月以上,是药疹中的严重型,常伴有明显的全身症状,如恶寒、发热,有的可合并淋巴结肿大、蛋白尿、黄疸等全身症状。引起此型药疹的药物有阿司匹林、柳氮磺吡啶等。

(4)大疱性表皮松解坏死型药疹:即药物引起的中毒性表皮松解坏死型药疹,是药疹中最严重的一型。其特点是发病急,皮疹初起于面、颈、胸部,发生深红色、暗红色及略带铁灰色斑,很快融合成片,发展至全身。斑上发生大小不等的松弛性水疱及表皮松解,可以用手指推动,稍用力表皮即可擦掉,如烫伤样表现。黏膜也有大片坏死剥脱。全身中毒症状严重,伴有高热和内脏病变,如抢救不及时，可死于感染、毒血症、肾衰竭、肺炎或出血。此病初起时除上述表现外，有时初起皮疹如多形红斑或固定性药疹状，很快再发展为大片红斑、大疱及表皮剥脱。引起此型药疹的药物有磺胺类药物、解热镇痛类药物、抗生素、别嘌醇、卡马西平等。

（5）固定性药疹：本型是药疹中较常见的一种疹型。其形态也很特殊，易于识别。皮疹特点是局限性圆形或椭圆形红斑，鲜红色或紫红色，水肿性，炎症剧烈者中央可形成水疱。愈后留色素沉着，发作愈频则色素愈深。每次服用同样药物后则在同一部位发生，亦可同时增加新的损害。数目可单个或多个，亦有广布全身者。皮疹大小一般 0.2cm 到数厘米不等，可发生于全身任何部位，尤以口唇及口周、龟头、肛门等皮肤黏膜交界处，以及指/趾间皮肤、手背、足背、躯干等处多见。发生于皮肤黏膜交界处者约占 80%。固定性药疹消退时间一般为 1～10 天不等，但阴部发生糜烂溃疡者病程较长，可迁延数十日始愈。常引起固定性药疹的药物有磺胺类药物、四环素及其衍生物、抗真菌药、抗惊厥药等。

（6）多形红斑型药疹：根据病情分为轻型和重型。前者多对称分布，好发于四肢远端，常伴有发热和流感样前驱症状后发生皮损，典型皮损特点是豌豆大至蚕豆大，圆形或椭圆形水肿性红斑或丘疹，中央常有水疱，边缘带紫色。重者称 Stevens-Johnson 综合征，是重症药疹，发生前有较重的前驱症状，皮损迅速泛发全身并在原有皮损基础上出现大疱、糜烂及渗出，通常累及黏膜，尤其以口、眼、外阴黏膜受累严重，出现剧烈疼痛，可伴有高热、外周血白细胞升高、肝肾功能损害及继发感染等，病情危重。引起此型的药物有磺胺类、保泰松、青霉素、柳氮磺吡啶、巴比妥类等。

（7）药物超敏综合征：药物超敏综合征（drug hypersensitivity syndrome，DHS）是药物引起的特异质反应，特点是发热、皮疹及内脏器官损害（特别是肝炎）的三联征。曾名：超敏综合征反应，单核细胞增多症样综合征。目前仍认为与特应性体质有关。

DHS 可于药物初次应用后 7～28 天或更长时间发病，如以后再次服用可在 1 天内发病。初发症状为发热、高峰可达 40℃，尽管停药，发热仍可持续几周。其次为口周及面部水肿、颈或全身淋巴结肿大、喉炎。此临床表现很像传染性单核细胞增多症。皮疹开始于面、躯干上部及上肢，为红斑或丘疹或麻疹样发疹，逐步变为暗红色，融合并可进行性发展为红皮病，亦可有无菌性脓疱损害，与毛囊一致或不一致，部分发展为 Stevens-Johnson 综合征或中毒性表皮坏死症。皮疹消退时有广泛的脱屑及色素沉着或色素减退，持续几个月甚至几年。内脏损害在皮疹发生后 1～2 周内发生，也可长至 1 个月。肝炎是最主要的内脏损害，血清氨基转移酶有不同程度的升高。通常无黄疸，有黄疸常则是预后不好的表现。暴发性肝坏死及肝衰竭是死亡的主要原因。肾损害继发于低血压及血流灌注不足引起的缺血。肺部及心脏损害为不常见的并发症，可表现为轻度至重度的间质性肺炎、呼吸窘迫综合征或肺部血管炎、全心炎及左右心室衰竭。出现肌炎可发生肢体疼痛及血中肌酸磷酸激酶增高。中枢神经系统可有脑炎或无菌性脑膜炎。血液系统异常表现为非典型性淋巴细胞增多，发生在最初的 2 周内。

相关的药物有苯妥英、卡马西平、苯巴比妥等。要特别注意硫唑嘌呤，因为此药有可能在第一次暴露后引起发热及胃肠道的前驱症状，第二次暴露此药则发生独特型的 DHS，特点是低血压危象。

（8）湿疹型药疹：常由外用药引起。患者多首次接触或外用青霉素、链霉素、磺胺等药物使局部皮肤致敏并引起接触性皮炎。发生湿疹样皮炎后，再使用相同或相似药物，则可发生泛发型湿疹样皮损。皮损表现为大小不等的红斑、小丘疹、小丘疱疹及水疱，常常融合成片，泛发全身，可继发糜烂、渗出。慢性病程时表现为皮肤干燥、浸润和肥厚，类似慢性湿疹，伴有不同程度的瘙痒。

（9）光敏皮炎型药疹：皮疹形态如湿疹样，以露出部位较为严重，但远离暴露日光部位亦有发生。停用药物后，反应可持续几星期。当再次使用本药，加上光线照射皮肤，可在 48 小时内激起湿疹样反应。引起此型的药物常见的有胺碘酮、吩噻嗪类、降脂药、氯丙嗪、磺胺类、四环素类及避孕药等。

除皮疹外，药疹的临床表现是多种多样的，痒是药疹最常见、最明显的全身症状。此外可有发热、不适、头痛、头晕、食欲减退、恶心、呕吐、腹泻等。血象检查一般表现为白细胞总数增多，有报道可高达 75×10^9/L。在白细胞分类中，多有嗜酸性粒细胞增多。临床上，药疹有的表现为过敏性皮疹，有的仅单独表现为内脏损伤,也有的除皮疹外还合并有内脏损伤,因此在发生药疹时,要注意有无其他系统的药物过敏反应存在。

（二）诊断和鉴别诊断

1. 诊断   本病根据明确的服药史、潜伏期及各型药疹的典型临床皮损进行诊断,同时需排除具有类似皮损的其他皮肤病及发疹性传染病。一般来讲,药疹皮损的颜色较类似皮肤病更为鲜艳,瘙痒更为明显,且停用致敏药物后较快好转。如果患者服用两种以上药物,准确判断致敏药物将更为困难,应根据患者过去的服药史、药疹史及此次用药与发病的关系等信息加以综合分析。因此,在临床工作中对骤然发生于治疗过程中的全身性、对称性分布的皮疹要有所警觉,耐心询问各种形式的用药史,特别要注意交叉过敏以及隐蔽形式出现的药物过敏。其次在熟知各种药疹类型的基础上,排除类似的内科、皮肤科疾病。

2. 鉴别诊断   药疹的鉴别诊断非常重要,麻疹型或猩红热型药疹应与麻疹或猩红热进行鉴别;荨麻疹型药疹应与急性荨麻疹、荨麻疹样血管炎进行鉴别;大疱性表皮松解坏死型药疹应与葡萄球菌性烫伤样皮肤综合征等进行鉴别;剥脱性皮炎型药疹则需要与能够引起红皮病的多种疾病进行鉴别。

药疹诊断明确后,判断其严重程度非常重要。皮疹广泛固然可以提示病情严重,潜伏期长、初始(未使用糖皮质激素时)外周血嗜酸性粒细胞降低、稽留高热、皮疹进展迅速且转型、黏膜(包括呼吸道和消化道)累及和内脏损害(无论是作为基础病变还是药疹诱发)更是重症药疹的预测因素。

（三）临床检验与病理特征

1. 临床检验项目

（1）一般检查项目:药物变态反应可引起血液有形成分的改变,一般表现为血细胞减少,也可以表现为某种血细胞增多。

1）嗜酸性粒细胞增多:人体被致敏时,淋巴细胞释放出促嗜酸性粒细胞生成因子,导致嗜酸性粒细胞增多。淋巴细胞致敏的程度与嗜酸性粒细胞增多的程度平行。

2）红细胞数量和血红蛋白浓度减少:药物变态反应发生时引起溶血性贫血,红细胞数量和血红蛋白浓度减少。

3）中性粒细胞减少:药物变态反应时粒细胞的破坏加速,大多与抗中性粒细胞抗体产生相关的自身免疫反应有关。

4）血小板减少:药物变态反应是导致血小板减少性紫癜的重要原因之一,一些处于稳定期的慢性血小板减少性紫癜的患者可以因为应用某些药物引起疾病的再次活动,原因可能是抗血小板抗体产生增多,或者血小板被破坏加速。

（2）特殊检查项目:包括体外试验和体内试验。

1）体外试验

①嗜碱性粒细胞脱颗粒试验:即用患者的嗜碱性粒细胞与致敏药物(直接法)或用兔嗜碱性粒细胞与患者血清加致敏药物(间接法)使嗜碱性粒细胞发生脱颗粒现象,以检查药物过敏原。

②放射变应原吸附试验(radioallergosorbent test, RAST):用同位素标记 IgE 抗体,测定药物过敏患者血中特异性 IgE 抗体的定量法。

③淋巴细胞转化试验:外周血液中致敏小淋巴细胞在抗原存在条件下,在试管内培养 2～3 天,可转化为淋巴母细胞样,根据这种特性可用作鉴定药物过敏中的致敏原。

④巨噬细胞游走抑制试验:体外培养的致敏淋巴细胞在抗原刺激下可产生巨噬细胞抑制因子,根据这一原理来检查引起药物过敏的致敏原。

⑤药物诱导淋巴细胞刺激试验(drug-induced lymphocyte stimulation test, DLST):取患者末梢血单核细胞与可疑药物共培养 2 小时以上,测定淋巴细胞增殖反应,如达到正常值的 1.8～2 倍及以上,则为阳性。

2）体内试验

①皮肤点刺试验（skin prick test，SPT）：对可疑过敏药物进行皮内试验，准确度高。

②药物激发试验：药疹消退一段时间后，内服试验剂量（一般为治疗量的 1/8～1/4 或更小量），以探查可疑致敏药物。此试验仅适用于口服药物所致的较轻型药疹，同时疾病本身又要求必须使用该药治疗时（如抗结核药、抗癫痫药等），禁止应用于速发型变态反应性药疹和重型药疹患者。

2. 临床病理特征

（1）本病典型病理特征：药疹可以类似于几乎所有炎症性皮肤病的模式。通常表现为混合性组织学模式，真皮浅层血管周围炎细胞浸润，血管内皮细胞肿胀、红细胞外渗，出现轻度海绵水肿性皮炎、界面皮炎、银屑病样皮炎等疾病的病理表现，真皮深层血管周围伴有嗜酸性粒细胞浸润常作为药疹的诊断依据。

（2）重要鉴别疾病病理特征：药疹的诊断建立在临床病史上，组织学可与各型炎症性皮肤病的表现相似，真皮深层血管周围嗜酸性粒细胞的浸润可作为鉴别线索。

（四）临床检验与病理检查的临床应用

1. 临床检验项目的临床应用

（1）体内诊断试验包括皮肤试验和药物激发试验，是诊断药疹过敏原的金标准，试验阳性反应表明对相应药物过敏。

（2）其他临床检验项目可作为药疹诊断的辅助手段，血常规检测中嗜酸性粒细胞增多提示过敏反应发生，红细胞数量和血红蛋白浓度减少、粒细胞减少、血小板减少等分别与药物过敏的并发症相关。

（3）体外试验包括嗜碱性粒细胞脱颗粒试验、放射变应原吸附试验、淋巴细胞转化试验和药物诱导淋巴细胞刺激试验等均可对可疑药物过敏进行辅助诊断，但均存在稳定性差的缺点。

2. 病理检查的临床应用　药疹的诊断主要是根据病史及临床症状，病理诊断上不易与其他炎症性皮肤疾病鉴别。

（五）临床案例

【病史摘要】　患者，女性，48 岁。

主诉： 皮疹 6 小时。

现病史： 6 小时前，使用"退热药"后突发皮疹，颜面部对称分布，色红，痒感较明显。

既往史及个人史（家族史）： 有过敏史，自述由于使用某一"退热药"后 24 小时内发生"过敏现象"，停药及外用激素后皮疹消失。

体格检查： 面部红、肿、热、痛、痒，眼睑水肿，皮肤手感粗、硬似树皮，皮肤干裂掉皮屑。有较严重的色素沉着。

实验室检查： 外周血嗜酸性粒细胞增多。

【问题】　患者是否为药物过敏？

思考： 考虑为药物过敏。

解析： 有明确用药史，皮疹骤发，颜面对称分布，色红，痒感较明显，既往曾有类似病史，且停药后症状缓解，故诊断药疹。

二、食物过敏

（一）临床概论

1. 疾病概述　按照变应原进入体内途径的不同，过敏反应大致可分为吸入性过敏反应、食入性过敏反应、接触性过敏反应和注入性过敏反应 4 种。食物过敏在各种外源性过敏中是最重要而常见的一种，也是人类对于过敏性疾病最开始的认识。希波克拉底就曾发现某些头痛患者与牛奶相关，这可能是欧洲有关食物过敏的最早记录。就食入性过敏反应而言，又可以有两种含义，一种是指任何物质经过食入而引起的过敏，其中包括各种食物和经口摄入的药物引起的过敏，另一种含义则仅指食物过敏。这里讨论的主要为由食物食入引起的过敏。

2. 发病机制　食物过敏患者在其一生中，往往并非终身对某种食物过敏，与此相反，绝大多数的食物过敏患者虽已证实对某一食物过敏，但并非每次进食后必有发病，而往往在多种附加因素的综合作用下方能发病。部分患有接触性皮炎的患者，在皮炎缓解期，对各种食物均无反应，但当接触性皮炎发作时，则进食鱼虾等可致皮疹加重。支气管哮喘者在哮喘发作期亦可诱致食物过敏发作。由此说明，食物过敏的发作往往与机体当时的敏感状态有关。当患者处于敏感状态时，食物过敏往往一触即发，而当患者过敏状态处于相对稳定时，即使少量食用亦不致发作。此外，食后受凉、冷食、生气、忧虑、感染甚至气候变化，亦与食物过敏的发作有一定关系。食物变态反应的发生过程还要受到食物种类、食物数量、患者的敏感程度以及患者的反应状态等多种因素影响。

3. 临床表现　食物变态反应在临床上可表现为消化系统过敏反应、非消化系统过敏反应和消化及非消化系统的混合过敏反应。

（1）消化系统食物过敏反应：临床上约占全部食物过敏的30%。其反应可遍及全部消化系统，上自唇、舌、口腔，下至肛门，其表现为唇及舌部的血管神经性水肿、过敏性复发性口腔溃疡，口、咽、喉及食管的黏膜下水肿，以及食物过敏性胃炎或肠炎。

（2）非消化系统食物过敏反应：此类反应约占全部食物过敏的50%，主要表现在皮肤过敏方面，约占此类过敏的80%。主要包括荨麻疹、血管神经性水肿、慢性湿疹、瘙痒症、过敏性紫癜等。其余的20%，如在神经系统方面表现为偏头痛或过敏性全头痛，在呼吸系统方面表现为支气管哮喘，但由食物过敏引起的过敏性鼻炎则甚少。此外，有极少数的食物过敏患者甚至可以表现为过敏性休克。

（3）消化系统及非消化系统混合食物过敏反应：这在全部食物过敏病例中约占20%，其中较常见的有：①腹型荨麻疹，表现为腹痛、腹泻与荨麻疹同时发生；②腹型及关节型过敏性紫癜，表现为腹绞痛、关节红肿热痛，重者可发生关节腔积液、行动受限，同时出现泛发性皮下出血、紫癜及关节病变，往往以小腿及膝、踝关节为重；③食物过敏综合征，可表现为慢性腹泻、腹痛、缺铁性贫血、消瘦、湿疹、慢性间质性肺炎等，多见于儿童，往往由牛奶过敏所引起。

此外，食物过敏还可以引发哮喘。单一的食物过敏诱发哮喘者临床并不多见。但吸入性过敏诱发哮喘而兼有某种食物成为使哮喘加重的因素者则常可见到。

（二）诊断和鉴别诊断

1. 诊断　食物过敏的特异性诊断，不同于吸入、注入及接触性过敏，比较困难。因为人类的食物品种丰富多样，很多系属于综合性食物，因此，一旦发生食物过敏，患者往往很难在多种接触的食物中发现某一具体的致敏食物。此外，目前临床采用的特异性皮试的特异性亦有限，因此，对于食物过敏的特异性诊断目前还不完善。对于食物过敏患者的病因调查，应该强调两点：第一是患者与医生的合作，对于儿童患者则须充分取得患儿父母的合作；第二是对于食物过敏的病因诊断应进行综合的分析和讨论，不能以一次偶然的观察或一种试验作为绝对的诊断依据。

目前的诊断方法有以下几种：

（1）采集详尽的食物过敏史：包括每次症状发作与某些特殊食物的可疑联系，以及询问患者对哪些食物有偏嗜或偏恶，上述问诊可以帮助发现诱因。

（2）食物过敏原的特异性试验：试验可采用点刺法或皮内法，具有一定的临床意义。但如仅有皮肤试验的阳性结果，而缺乏病史的联系，尚不能凭此作为绝对的结论。反之，如果皮试结果阴性，亦不能据此证明患者对此种食物无过敏。在临床上，病史与皮试结果的相符性仅30%，因此食物过敏的特异性抗原皮肤试验仅有参考意义，而无绝对的诊断意义。

（3）记载食物日记：这是一种由患者自己探找食物过敏原的有效方法。但是要求患者有耐心，并且要有一定的文化程度和分析能力。一般来说，经由食物日记获得的可疑诱因还应通过进一步反复观察方能确定。在探查食物性过敏原时，在少数病例还应排除食物与非食物过敏原的交叉作用。

（4）症状诊断：是食物过敏最基本且最原始的诊断方法，人们最初对食物过敏的认识即源于此。依靠进食与发病两者间的关系来判断食物过敏，至今仍为最重要而可靠的方法。对于症状诊断应该注意的是进食与发作的时间。一般来说，食物引起的过敏症状出现于进食后1~2小时，但是亦有少数病例食物过敏可出现于进食后几分钟之内。这些症状往往表现为呼吸道过敏或上消化道过敏。对于胃肠道的过敏症状，主要表现有胃痛、腹绞痛、肠鸣、胀气、恶心、呕吐、腹泻、厌食等。

2. 鉴别诊断

（1）食物中毒：食物中毒与食物过敏的病因和病理各不相同，处理方法也不同。如将食物中毒误认为食物过敏，则会贻误病情，危害患者。食物中毒可分为感染性食物中毒、有毒食物中毒以及食物中掺杂有毒物品中毒。其共同特点为凡是同食过上述引起中毒食物的患者均可同时发病，症状可有轻重。而食物过敏则仅出现于同食者中个别人。

（2）食物的非特异性刺激反应：由于某些食物所具有的特殊气味，可以使人产生非特异的刺激感而引起咳嗽、喷嚏、流泪、流涕等反应。如葱、姜、洋葱、蒜、辣椒、芥末、咖喱等，均具有一定的非特异刺激性，任何人受到刺激均可引起症状，不能视为过敏反应。部分哮喘患者进食大量甜食或咸食后引起哮喘发作，应视为非特异性刺激反应，不应诊断为食物过敏。

（3）食物特异质反应：是一种与遗传因素相关的特殊反应，其中最突出的为蚕豆病，由于患者血中缺乏葡萄糖 -6- 磷酸脱氢酶而引起。患者进食蚕豆后可发生溶血性贫血、黄疸等症状，不属于食物过敏。

（4）食物耐受不良：有人于少量饮酒后即出现头晕、耳鸣、皮肤充血等反应，少数人于少量饮用咖啡、茶后引起心悸、失眠，均属耐受不良，不属于食物过敏。有时食物过敏与耐受不良较难鉴别，例如有些患者于进食牛奶后出现腹泻、肠鸣等胃肠症状，可能由于食物耐受不良引起，也可能由于过敏所致。如果症状较轻，经过一段时间坚持，食用后患者可逐渐适应，症状逐渐消失，则应考虑为食物耐受不良。

（5）胃肠神经官能症：表现为进食后出现多种胃肠道症状，且往往不限于少数食物，各种食物均可能引起该症状，同时患者还常有失眠、出汗、精神紧张、头痛等其他官能症状。此类患者往往于内科或神经科就诊，经食物皮肤试验一般没有阳性发现。对于此类患者应做好解释工作，适当配合药物及精神治疗。

（三）临床检验与病理特征

1. 临床检验项目

（1）一般检查项目：血常规：人体被致敏时，淋巴细胞释放出促嗜酸性粒细胞生成因子，导致嗜酸性粒细胞增多，过敏程度与嗜酸性粒细胞增多的程度平行。

（2）特殊检查项目：可分为体内检测和体外检测两种。

1）体外检测项目

①血清总 IgE（total IgE, tIgE）：血清总 IgE 是指血清中各种抗原特异性 IgE 的总和。过敏性疾病发生时常有 tIgE 升高。但需要注意的是，其他疾病如选择性 IgA 缺乏症、感染（真菌、病毒、寄生虫）、某些肿瘤（霍奇金淋巴瘤、骨髓瘤、支气管肿瘤）和其他情况（肾病综合征、肝脏疾病、输血、川崎病）也可以出现血清 tIgE 升高。因此，单纯 tIgE 升高不能作为疾病诊断依据，也不能说明患者属于特异质个体；tIgE 正常也不能排除变态反应性疾病。但对于年龄较小的儿童，如果能够排除引起 tIgE 升高的其他疾病（特别是寄生虫感染），则 tIgE 越高，提示罹患变态反应性疾病的可能性越大。

②特异性 IgE（specific IgE, sIgE）：过敏患者的血清中存在着具有变应原特异性的 sIgE，在摄入食物后的数小时内出现相应的症状。

③IgG4 检测：食物变应原也可刺激 IgG 发生亚类转换，产生大量 IgG4。此外，IgG4 相关性疾病和自身免疫病患者血清中亦可出现 IgG4 升高。

④类胰蛋白酶测定：类胰蛋白酶是肥大细胞活化、脱颗粒的指标。血清类胰蛋白酶水平升高提

示蚊虫叮咬、药物或食物变态反应及肥大细胞增多症等。

⑤嗜碱性粒细胞脱颗粒测定：嗜碱性粒细胞是肥大细胞在外周血中的同源细胞，嗜碱性粒细胞脱颗粒试验阳性不仅能够证实 sIgE 的存在，而且能够进一步证明 sIgE 是有功能的，较单纯皮肤试验或者 sIgE 阳性结果更有临床意义。

⑥嗜酸性粒细胞阳离子蛋白测定：嗜酸性粒细胞阳离子蛋白（eosinophil cationic protein，ECP）是嗜酸性粒细胞活化、脱颗粒的指标。ECP 测定常应用于变态反应性疾病的辅助诊断、再发风险评估、指导用药和疗效评估等方面。

2）体内试验

①皮肤试验：是食物超敏反应体内检测方法之一。若皮试阳性即对该变应原过敏；皮试阴性即对该变应原不过敏。

②激发试验（activation test，AT）：是模拟自然发病条件，以少量致敏原引起一次较轻的变态反应发作，用以确定变应原的试验。但激发试验具有诱发严重过敏反应的潜在风险，多数情况下仅用于试验研究。

2. 临床病理特征　食物过敏依据临床及实验室检查结果诊断，极少行病理活检。

（四）临床检验与病理检查的临床应用

1. 临床检验项目的临床应用　食物激发试验是诊断食物过敏的金标准，但具有诱发严重过敏反应的潜在风险，在临床使用时应注意。皮肤试验诊断食物过敏原的灵敏度为 30%～90%，特异度较低，为 20%～60%。体外检测血清总 IgE 通常增高，但对过敏的特异性诊断不强。特异性 IgE 检测的灵敏度 >90%，特异度为 50% 左右。IgG4 在过敏反应时经 IgG 转换增多。细胞脱颗粒测定包括类胰蛋白酶、嗜碱性粒细胞脱颗粒和嗜酸性粒细胞阳离子蛋白测定能够更加直接地反映过敏患者体内情况，肥大细胞和嗜碱性粒细胞脱颗粒参与食物过敏反应的早期相，而嗜酸性粒细胞脱颗粒参与过敏反应的晚期相。

2. 病理检查的临床应用　食物过敏的诊断主要是根据病史及临床症状，多数非 IgE 介导的食物过敏表现为胃肠道症状，必要时可行活组织检查以明确诊断。

（五）临床案例

【病史摘要】　患者，女，10 个月。

主诉：皮疹 1 小时。

现病史：1 小时前，进食炒鸡蛋后突发皮疹。

既往史及个人史（家族史）：既往"湿疹"病史。

体格检查：全身多发浅红色风团样皮疹，痒，压之可褪色。

实验室检查：蛋白和蛋黄特异性 IgE 均升高，外周血嗜酸性粒细胞升高。

【问题】　患者是否为食物过敏？

思考：该病例考虑食物过敏。

解析：结合病史及特异性 IgE 测试结果，对本病例给予鸡蛋过敏的诊断。

三、过敏性休克

（一）临床概论

1. 疾病概述　过敏性休克是由特异性过敏原作用于过敏患者而引起的以急性循环衰竭为主的全身性速发型变态反应，它是一切临床工作人员随时可能遇到并应加以提防的严重病情之一，也是一切过敏性疾病中发病最急、病情最严重的情况之一。严重的过敏性休克一旦发生，患者可在数分钟内死亡，较外伤性休克、出血性休克、中毒性休克或神经性休克等更为危重。

在临床上，可将过敏性休克分为两类。一类为局部性休克，一切局限性速发型过敏性疾病均属于此类。例如支气管哮喘患者，末梢支气管即为患者的休克组织。这类局限的过敏性休克，一般病变局限,相对来说病情比较缓和。另一类过敏性休克称为周身性过敏性休克,也就是平时临床统称的过敏性休克。病变涉及数个系统及脏器、组织,主要累及心血管系统、呼吸系统及消化系统等,如抢救不当或不及时,容易造成严重后果。

2. 发病机制

(1) 过敏反应的触发

1) IgE 介导的过敏反应:绝大多数由 IgE 介导,少数由 IgG 介导。能产生特异性 IgE 抗体的物质有半抗原和全抗原两类。半抗原分子量低,不能单独刺激机体产生抗体,必须与较大的载体分子结合才可以有 IgE 产生,此后它不再需要载体分子而能单独产生继发性免疫反应。常见的半抗原有青霉素等抗生素、维生素、类固醇等。全抗原多为蛋白质,如药物中的胰岛素、促肾上腺皮质激素,食物中的牛奶、鱼、坚果等。特异性抗体与组织中的肥大细胞和血中的嗜碱性粒细胞上的糖蛋白受体结合,使机体处于致敏状态。当上述抗原再次进入时,抗原与抗体结合,导致上述两种细胞脱颗粒,触发过敏反应。

2) 非免疫介导的过敏样反应:主要有以下途径。

①补体系统激活:外来物质通过经典途径或交替途径激活补体系统,导致 C3a、C4a、C5a 形成,可直接刺激肥大细胞和嗜碱性粒细胞而造成细胞脱颗粒并释放组胺等化学介质,导致血管壁通透性增高、中性粒细胞趋化运动、平滑肌收缩等过敏反应。

②凝血 / 纤溶系统激活:外来物质通过激活凝血因子Ⅻ,产生凝血酶,进而激活纤溶系统产生纤溶酶,再激活激肽系统,产生的缓激肽能使血管扩张,血管壁通透性增加。

③化学介质直接释放:外来物质作用于细胞直接引起化学介质药理性释放,比如造影剂直接刺激细胞释放组胺。

④特发性过敏样反应:常见于过敏体质者,常于运动或劳累后出现,机制不明。

(2) 细胞释放化学介质:过敏反应的严重程度与血浆组胺浓度相平行。肥大细胞和嗜碱性粒细胞为产生过敏反应的关键细胞,它们被触发后产生两类化学介质,即已合成的原发介质和新合成的继发介质。

1) 已合成的原发介质:由 IgE 介导,肥大细胞和嗜碱性粒细胞通过脱颗粒释放的介质,包括血管活性胺、趋化介质、酶类和蛋白多糖等。其中最主要的是组胺,通过与其受体结合发挥作用,使平滑肌收缩,引起哮喘、腹痛、腹泻,毛细血管通透性增加,致使血压下降,严重者出现休克。

2) 新合成的继发介质:当抗原与细胞膜上抗体结合后,开启细胞膜上的钙通道,使细胞外的钙离子流入肥大细胞,合成并释放出一系列继发性介质。

(3) 化学介质发挥作用:按其作用可分为三类。

1) 炎性活化因子:包括组胺、血小板活化因子、前列腺素 E_2、缓激肽和一氧化氮等。

2) 致痉挛因子:包括组胺、前列腺素 F_2 及白三烯 C_4、D_4、E_4 等。它们能使非血管平滑肌包括支气管平滑肌和小肠平滑肌发生痉挛,并促使黏膜水肿和分泌黏液。气道阻塞是过敏性休克一个重要表现。

3) 趋化因子:包括中性粒细胞趋化因子、嗜酸性粒细胞趋化因子 A 和白三烯 B_4 等。前两者能分别吸引中性粒细胞和嗜酸性粒细胞在局部聚集,后者能吸引各类白细胞,并对巨噬细胞有趋化和化学刺激作用。这些聚集的细胞又可以进一步释放化学介质,恶性循环。

3. 临床表现　过敏性休克的临床表现按照症状出现距过敏原接触时间的不同而分为急发型过敏性休克和缓发型过敏性休克两类。急发型过敏性休克的临床表现往往出现在过敏原接触后 5 分钟内。

(1) 皮肤黏膜表现:是过敏性休克最早出现的临床表现,包括皮肤潮红、周身皮肤瘙痒或手掌发痒,皮肤及黏膜麻感,多数为口唇及四肢麻感;继而可出现各种皮疹,多数为大风团状丘疹,重者可有大片皮下血管神经性水肿,更严重者则全身皮肤肿胀。少数患者在皮肤潮红出现之前,可先见一过性皮肤苍白、畏寒等症状。

（2）呼吸系统表现：可有刺激性咳嗽，鼻、咽、喉、气管均出现痒感，唾液及痰液分泌增多，喷嚏、憋气、发绀、声嘶，肺内出现哮鸣音及湿啰音，以至呼吸骤停等。

（3）消化系统表现：可出现恶心、呕吐、腹胀、肠鸣音亢进、腹泻、腹痛等，最后可出现二便失禁。

（4）循环系统表现：患者最早可表现为心悸、出汗、脉搏增快，最后脉搏消失，肢体厥冷、发绀，血压迅速下降，可于数分钟内由正常血压逐步降至休克水平以下，乃至血压测不到，最终导致心跳停止。

（5）神经系统表现：患者往往开始有恐惧感、心悸、烦躁不安、头晕或大声呼叫，可出现视力障碍或视色异常，包括弱视、黄视、幻视、复视，逐渐发展成意识模糊，乃至意识完全丧失，对光反射及其他反射浅弱或丧失。少数患者可出现呼吸道及消化道出血、高热、肢体强直等表现。

（二）诊断和鉴别诊断

1. 诊断　过敏性休克的诊断基于两个主要内容：其一为休克的表现，休克的主要诊断依据为血压急剧而明显的下降，一般成人至 90/60mmHg 水平以下，与此同时出现心悸、烦躁、大汗、面色苍白、意识障碍等表现；随着病情进展，最后可出现各种反射消失，意识丧失，二便失禁，心跳、呼吸停止；其二，过敏性休克还必须具备一定的可供医生参考的过敏病史、过敏原接触史，以及过敏特有的表现等。

过敏性休克区别于其他休克的一个突出表现，是在休克出现之前可能出现一系列与过敏有关的前驱症状。最多见的有皮疹、皮肤瘙痒、皮色潮红，咽喉、眼、鼻、耳部痒感，口唇及手足麻木胀感，可伴有食管哽咽感、胃肠道不适，以及恶心、呕吐等。也有部分患者出现喷嚏、清水样鼻涕、哮喘等。因此典型的过敏性休克的诊断并不困难。但部分患者病史及症状均不典型，诊断困难。总之，并非所有休克的患者都诊断过敏性休克。

2. 鉴别诊断　过敏性休克的特异性病因诊断需要非常谨慎。一般患者于休克发生时，往往因同时使用多种药物或接触多种可疑致敏物质，其中究竟哪一种是真正导致患者休克的因素很难确定。最终确诊应根据特异性试验。但这种试验必须谨慎小心，应注意以下几点。

（1）试验应在患者休克解除后进行，否则会得出假阴性的结果；另一方面，由于过敏性休克时皮肤划痕试验往往阳性，特异性试验很有可能出现假阳性结果。

（2）试验应在停用一切抗休克及抗过敏药物之后。

（3）试验方法应力求安全。很多青霉素过敏性休克的患者，休克发生于极小量青霉素接触或使用后，说明过敏性休克患者对其过敏的物质均有极高的敏感性，如作皮肤试验，最好先由斑贴、抓伤、点刺等试验做起，必要时也可采用眼结膜试验或舌下黏膜含服试验。皮内注射法必须严格控制剂量，并要做好必要的抗休克药物准备。

（三）临床检验与病理特征

1. 临床检验项目

（1）一般检查项目

1）血常规：白细胞正常或反应性增高，嗜酸性粒细胞增多。

2）尿常规：肾小球毛细血管通透性增加，检查可有尿蛋白出现。

3）血清电解质检查：毛细血管通透性增加，血液中成分渗入至组织液，钠、钾、氯、碳酸氢盐有失衡的改变。

4）血气分析：由于平滑肌收缩，呼吸困难，可致氧饱和度下降，二氧化碳分压增高。

（2）特殊检查项目

1）血清 IgE 及肾脏中免疫复合物：过敏性休克发生时血清中 IgE 特异性升高，并有过敏原和抗体形成的免疫复合物在肾脏的沉积。

2）组胺和白三烯：过敏反应发生时，肥大细胞和嗜碱性粒细胞可释放大量活性物质，如组胺和白三烯。但由于其半衰期短，作为临床检验指标存在一定的困难。

3）类胰蛋白酶：是肥大细胞脱颗粒时释放的一种特异性蛋白，半衰期长（大于 1 小时），稳定性好。β- 类胰蛋白酶是肥大细胞脱颗粒时随组胺一起释放的，但它比组胺释放晚，且持续时间长，它的增多提示有过敏现象出现。

4）皮肤敏感试验：过敏物质刺激皮肤可出现阳性反应。

2. 临床病理特征　过敏性休克病理生理的表现有多种，依不同患者的体质而变。过敏性休克最严重的后果是引起猝死，主要表现有内脏充血、喉头水肿、急性肺淤血等病理改变。镜下可见气道黏膜严重水肿，气道内的分泌物会持续增加，多数死亡病例有心肌坏死的症状。

（四）临床检验与病理检查的临床应用

1. 临床检验项目的临床应用　过敏性休克通常突然发生而且剧烈，若不及时处理，常可危及生命。实验室检查可为过敏性休克提供辅助诊断。需要注意的是实验室检查不是诊断过敏性休克的必要条件，不要为了检查延误了抢救。

过敏性休克发生时可见白细胞反应性增多，嗜酸性粒细胞增多，尿蛋白阳性，电解质紊乱，血氧饱和度下降，二氧化碳分压增高；血清中特异性 IgE 升高，炎症介质组胺和白三烯升高，皮肤敏感试验阳性。

2. 病理检查的临床应用　过敏性休克依据临床及实验室检查结果诊断，极少行病理活检。

（五）临床案例

【病史摘要】　患者，男，20 岁。

主诉：喘憋 5 分钟。

现病史：患者因咳嗽、咳痰 5 天来院，根据检查诊断为急性支气管炎。患者在门诊用 10% 葡萄糖 250ml，硫酸妥布霉素 80mg，静脉滴注，约 10 分钟后出现面色青灰，呼吸困难，伴意识丧失，四肢厥冷。

既往史及个人史（家族史）：无。

体格检查：T 36.8℃，P 138 次 /min，R 25 次 /min，BP 60/40mmHg。面色苍白，指端青紫，皮温低。

实验室检查：血气分析：氧分压 50mmHg；外周血嗜酸性粒细胞增多；尿常规：蛋白（+）。

【问题】　该患者的诊断考虑什么？

思考：为过敏性休克。

解析：结合患者用药史及休克的临床表现，同时排除引起休克的其他可能病因，例如感染性休克、心源性休克、神经源性休克、低血容量性休克等，可以诊断过敏性休克。

（李　昕　廖生俊　李　青）

第二节　原发性免疫缺陷病

免疫缺陷病（immunodeficiency disease）是由于免疫活性细胞（如淋巴细胞、吞噬细胞）和免疫活性分子（可溶性因子如白细胞介素、补体蛋白质和细胞膜表面分子）缺陷引起的免疫反应缺如或降低，导致机体抗感染免疫功能缺陷的一组临床综合征，可分为原发性免疫缺陷（primary immunodeficiency，PID）和继发性免疫缺陷（secondary immunodeficiency，SID）。PID 是一种遗传性免疫功能异常疾病，患者可以出现反复感染、严重感染、免疫失调以至于更易罹患自身免疫性疾病和肿瘤。PID 的发病率约为 1/10 000，多由基因缺陷所致。目前已认识到的 PID 有 354 种，分别由 344 种基因缺陷所致。2019 年，国际免疫学会联合会（International Union of Immunological Societies，IUIS）PID 专家委员会将 PID 分类进一步细化更新为以下 10 种：联合免疫缺陷、伴典型表现的联合免疫缺陷综合征、抗体免疫缺陷病、免疫失调性疾病、先天性吞噬细胞缺陷、固有免疫缺陷、自身炎症性疾病、补体缺陷、单基因骨髓衰竭综合征和免疫出生缺陷的拟表型。

PID 的基本临床特点是易发生反复感染。有以下 10 项预警症状中的 2 项或 2 项以上需警惕 PID：

①1年内4次或4次以上耳部感染；②1年内2次或2次以上严重鼻窦感染；③应用抗生素治疗2个月以上，但疗效甚微；④1年内罹患2次或2次以上肺炎；⑤小婴儿体重增长或生长迟缓；⑥反复深部皮肤或脏器脓肿；⑦持续鹅口疮或皮肤/其他部位真菌感染；⑧需要应用静脉滴注抗生素清除感染灶；⑨2次或2次以上深部感染，包括败血症；⑩原发性免疫缺陷家族史。

PID的诊断必须依赖详细的病史、完整的体格检查、准确的筛查和实验室检查。体格检查包括身高和体重检查；基础检测包括血常规及分类、免疫球蛋白水平定量（包括IgG、IgM、IgA）；针对拟诊疾病的其他检测包括血液中不同类型单核细胞定量、T细胞功能检测、B细胞功能检测、巨噬细胞功能检测等。另外，还有家系调查/基因检测，产前诊断包括绒膜绒毛取样、羊膜穿刺、胎盘活检、脐带穿刺、脐血基因分析等。

本节将介绍几种儿童常见的PID，其诊断流程如图8-2。

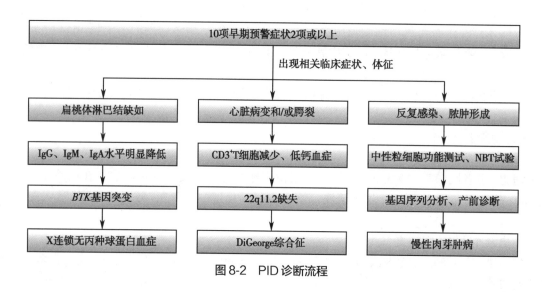

图8-2　PID诊断流程

一、X连锁无丙种球蛋白血症

（一）临床概论

1. 疾病概述　X连锁无丙种球蛋白血症（X-linked agammaglobulinemia，XLA）为最常见的无丙种球蛋白血症，属于体液免疫缺陷的一种类型。体液免疫缺陷是指由于B细胞固有分子缺陷或B细胞与T细胞相互作用的失败而导致的抗体缺陷而产生的疾病。男性多见。

2. 发病机制　本病是因Bruton酪氨酸激酶（Bruton tyrosine kinase，BTK）基因突变引起B细胞分化障碍导致的。BTK基因位于X染色体长臂。BTK是非受体酪氨酸激酶Tec家族成员之一，是信号转导分子，在B细胞谱系发育的所有阶段表达，并在髓系和红细胞中表达。它的主要作用是促进前B细胞在前B1到前B2阶段的成熟和分化。BTK基因缺陷导致血液和组织中B淋巴细胞水平降低，不能产生浆细胞，并严重降低了所有种类的免疫球蛋白的产生，以抗体缺陷最为明显。由于抗体缺陷，患者对有荚膜的细菌和某些病毒易感性增强。

3. 临床表现　主要临床表现为反复感染，通常为呼吸道感染。起病年龄多在6～12个月。常见的病原体为化脓性细菌，如肺炎双球菌和流感嗜血杆菌。支原体是后期慢性肺部感染的常见病原体。10%未接受治疗的男性患儿可发生败血症、细菌性脑膜炎或骨髓炎。尽管T细胞功能正常，患儿仍易发生肠道病毒感染。

体格检查可发现缺乏腺体组织，如扁桃体和淋巴结缺如。实验室检查通常总免疫球蛋白浓度<250mg/dl，血清IgG通常<200mg/dl，而IgM和IgA水平通常<20mg/dl，外周血中缺乏B细胞。T细胞数量和功能正常，但不能产生特异性抗体反应。

（二）诊断和鉴别诊断

1. 诊断 男性患者 CD19$^+$B 细胞 <2%，并符合以下至少 1 项：*BTK* 基因突变；Northern blot 检测中性粒细胞或单核细胞发现缺乏 BTK mRNA；单核细胞或血小板缺乏 BTK 蛋白；母系的表兄、舅舅或外甥 CD19$^+$B 细胞 <2%。

2. 鉴别诊断 需鉴别的疾病包括常染色体隐性或显性无丙种球蛋白血症（autosomal agammaglobulinemias）、高免疫球蛋白 M 综合征（hyperimmunoglobulin M syndrome）和婴儿期一过性低丙种球蛋白血症等。

（三）临床检验与病理特征

1. 临床检验项目

（1）一般检查项目：血常规：外周血淋巴细胞数正常，其中 T 细胞百分比上升，T/B 细胞比值上升。

（2）特殊检查项目

1）血清免疫球蛋白（Ig）：随着母体 IgG 的不断分解代谢而逐渐减少，患儿多于生后 4～12 个月开始出现感染症状，IgG 通常 <200mg/dl，血清中 IgM 明显降低，通常 <20mg/dl，易发生革兰氏阴性细菌败血症。患儿血清中的 IgA 水平通常 <20mg/dl，由于缺乏 IgA，易发生呼吸道感染。

2）B 细胞数量和功能检测：检测膜免疫球蛋白（SmIg）不但可以测算 B 细胞的数量，还可根据 SmIg 的类别判断 B 细胞的成熟情况。在患者中，成熟 B 细胞（CD19$^+$、CD20$^+$ 及膜表面 Ig$^+$）缺如；骨髓 B 细胞和浆细胞缺如，可见少量前 B 细胞。

3）*BTK* 基因的突变分析：XLA 的病因是 B 细胞 Bruton 酪氨酸激酶家族（BTK）缺陷，导致原始 B 淋巴细胞向前 B 淋巴细胞的分化受阻，使成熟 B 淋巴细胞的寿命缩短，外周血缺乏 B 淋巴细胞和浆细胞导致免疫球蛋白合成不足，机体发生免疫缺陷。目前，*BTK* 基因突变分析已成为 XLA 早期诊断、鉴别诊断的重要手段之一。

4）同种血型凝集素的测定：同种血型凝集素，即 ABO 血型抗体。检测其滴度是判定机体体液免疫功能简单有效的方法。通常，除婴儿和 AB 型血外，其他体液免疫功能正常的人，均含有 1:8（抗 A）或 1:4（抗 B）或更高滴度的天然抗体。这种天然抗体属于 IgM 类，在 X 连锁无丙种球蛋白血症患者中，同种血型凝集素（抗 A、抗 B 血型抗体）缺如。

（3）其他检查项目

1）特异性抗体产生能力的测定：接种疫苗后检测特异性抗体产生情况可判断机体是否存在体液免疫缺陷。常用的抗原为伤寒疫苗和白喉类毒素，可在接种后 2～4 周测定相应抗体。在患者中，即使多次白喉类毒素注射，锡克试验也不能转为阴性，特异性抗体反应缺乏。

2）淋巴结及扁桃体活检：患者淋巴结及扁桃体活检可见缺乏生发中心和浆细胞。

3）噬菌体试验：人体清除噬菌体的能力被认为是目前观察抗体应答能力最敏感的指标之一。正常人甚至新生儿，均可在注射噬菌体后 5 天内将其全部清除，而 X 连锁无丙种球蛋白血症患者不能清除噬菌体。

2. 临床病理特征 组织病理学缺少特征性改变。淋巴结及扁桃体活组织检查可以发现缺乏生发中心和浆细胞，骨髓中含有正常量的前 B 细胞。

（四）临床检验与病理检查的临床应用

1. 临床检验项目的临床应用

（1）血清中各类免疫球蛋白明显降低或缺乏是 XLA 的典型免疫学特征。血清总免疫球蛋白一般不超过 2～2.5g/L；IgG 可能完全测不到，少部分病例可达 2～3g/L，但一般低于 1g/L；IgM 和 IgA 微量或测不出。特异性抗体反应缺乏。

（2）XLA 患者主要因 *BTK* 基因的突变而导致外周血缺乏 B 细胞，进一步引起血清免疫球蛋白（包括 IgG、IgA、IgM 和 IgE）明显下降。患者常伴有 *BTK* 基因的突变。

（3）外周血白细胞总数可在正常范围，淋巴细胞数量正常或轻度下降，成熟 B 细胞缺如，骨髓 B

细胞和浆细胞缺如,淋巴结及淋巴组织缺乏生发中心和淋巴滤泡,但祖 B 细胞数量正常,T 淋巴细胞数量及功能正常。

2. 病理检查的临床应用　在临床诊断尚不明确时,必要时可行骨髓、淋巴结以及扁桃体活组织检查,如发现骨髓前 B 细胞数量正常,而淋巴结和扁桃体缺乏生发中心和浆细胞,有助于确诊。

二、DiGeorge 综合征

（一）临床概论

1. 疾病概述　DiGeorge 综合征（DiGeorge syndrome）系与咽囊发育不良有关的一系列症状和体征,据估计初生婴儿的发病率为 25/10 万。

2. 发病机制　因第 22 号染色体长臂 11（22q11.2）缺失或基因突变,妊娠 6～8 周第三和第四咽囊发育异常,导致胸腺和甲状旁腺发育不全。大约 90% 的患者在染色体 22q11.2 中存在杂合缺失（称为 DGS1）。约 2%～5% 的患者在染色体 10p13～14 上有杂合子缺失（DGS2 位点）。T-box 转录因子 1 基因（*TBX1*）的缺陷是产生该病表型的核心。*TBX1* 基因位于染色体 22q11.2,可以调控早期胚胎干细胞分化,从而在咽囊的发育、胸腺和甲状旁腺的形成及心脏的形成中起重要作用。胸腺是 T 细胞分化和成熟的重要场所,故 *TBX1* 基因的缺失或突变可以引起广泛的先天缺陷。

3. 临床表现　本病典型特征是心脏异常、先天性无胸腺或胸腺发育不全和低钙血症。其特点为先天性手足搐搦、异常面容、反复感染和先天性心脏病。男女均可发病。该病临床表现变化多,存在显著的个体差异。根据胸腺缺如的程度可以分为部分 DiGeorge 综合征（partial DiGeorge syndrome）和完全性 DiGeorge 综合征。完全性 DiGeorge 综合征患者胸腺完全缺如。

大约 80% 的患者中会出现心脏畸形,也常为首发表现。本病常见的心脏畸形包括:主动脉弓中断,永存动脉干,法洛四联症,心房或心室间隔缺损,血管环。患者可表现为青紫、心力衰竭、喂养困难、呼吸衰竭等。血管环的临床表现取决于气管和食管压迫程度,可存在气道阻塞甚至喘鸣以及喂养问题。60% 的患儿可出现甲状旁腺发育不全导致的低钙血症,新生儿更常见,可能出现神经紧张、痉挛或低钙惊厥,血清钙含量低,血清磷升高,甲状旁腺激素水平非常低。免疫缺陷的严重程度与胸腺发育不全有关。在完全性 DiGeorge 综合征中,胸腺是缺如的,T 细胞数量和功能均异常,外周血 CD3$^+$T 细胞通常占循环淋巴细胞的 1%～2%,T 细胞计数低于正常年龄的 3 个标准差（典型的 <50 幼稚 CD3$^+$T 细胞 /mm^3）。这类患者可表现为反复严重感染,如未在出生后立即被确诊并接受胸腺或骨髓移植治疗,这类患者多不能存活。部分 DiGeorge 综合征者很少出现严重感染或机会致病菌的感染,但是这部分患者出现反复肺部感染的概率增高。这部分患者出现体液免疫缺陷（如 IgA 缺乏）的概率也较高。DiGeorge 综合征患者也更易发生自身免疫性疾病和过敏性疾病。

（二）诊断和鉴别诊断

1. 诊断　CD3$^+$T 细胞数量减少（<500/mm^3）的患者,存在以下三种特征中的两种,可确诊。

（1）先天性心脏病:动脉干缺如、法洛四联症、主动脉弓离断或右锁骨下动脉缺失。

（2）超过 3 周需要治疗的低钙血症。

（3）染色体 22 号长臂 11（22q11）缺失。

男性或女性患者 CD3$^+$T 细胞减少（低于 1 500/mm^3）伴染色体 22q11.2 缺失,疑诊本病。

2. 鉴别诊断　本病的鉴别诊断包括暴露于致畸物导致的病变和其他具有类似临床特征的先天性综合征。

（三）临床检验与病理特征

1. 临床检验项目

（1）一般检查项目:血常规有外周血淋巴细胞计数降低。

（2）特殊检查项目

1）T 淋巴细胞数量:T 细胞在外周血中占 60%～80%,检测 T 细胞标志 CD3,反映外周血中 T 细胞总数。在 DiGeorge 综合征患者中，胸腺发育不全或不发育造成 T 细胞数量显著减少，CD3$^+$T 细胞数量常减少（<500/mm^3）。

2）T 细胞花环形成试验：在 DiGeorge 综合征患者中，胸腺发育不全或不发育造成 T 淋巴细胞数量降低或者缺失而引起 E 花环细胞形成率<10%。

3）钙磷检测：患者甲状旁腺往往发育不良造成甲状旁腺分泌障碍从而引起低钙血症及高磷血症，尿钙为零。

4）荧光原位杂交检测染色体 22q11：在 DiGeorge 中，最常见为 22q11 染色体微缺失，荧光原位杂交技术（FISH）能够精准地检出已被定义的缺失区域，成为确诊的金标准。

2. 临床病理特征 临床组织病理检查，淋巴结深皮质胸腺依赖区的淋巴细胞减少。胸腺体积小，仅含 10%～20% 的正常胸腺组织，甲状旁腺也缺如或发育不全。外周淋巴组织中的浆细胞数量和分布正常。

（四）临床检验与病理检查的临床应用

1. 临床检验项目的临床应用

（1）血钙和血磷主要受甲状旁腺激素调节，DiGeorge 综合征患者常由于甲状旁腺发育不良造成甲状旁腺分泌障碍从而引起甲状旁腺素降低或缺乏，进一步导致钙、磷代谢的紊乱，引起低钙血症和高磷血症。

（2）T 细胞主要在胸腺发育，DiGeorge 综合征患者中胸腺发育不全或不发育，T 细胞数量显著减少或缺失，T 细胞功能试验呈"无反应"。

（3）DiGeorge 综合征是多基因遗传性疾病，其发病主要与 22q11 染色体微缺失有关，而 FISH 能够较为精准地检出已被定义的缺失区域，成为确诊的金标准。

2. 病理检查的临床应用 临床诊断主要依靠临床特征、实验室检查等，病理检查具有一定参考价值。

三、慢性肉芽肿病

（一）临床概论

1. 疾病概述 慢性肉芽肿病（chronic granulomatous disease，CGD）是一种以复发、危及生命的细菌和真菌感染和肉芽肿形成为特征的遗传异质性疾病。发病率约为 0.4/10 万。此病有 5 类，最常见者为 X 连锁遗传，其余 4 类是常染色体隐性遗传，其临床表现大致相同，X 连锁较其他四类严重。

2. 发病机制 已知 CGD 的基因突变有 5 种（gp91phox、p47phox、p22phox、p67phox、p40phox），它们可引起吞噬细胞 NADPH 氧化酶缺陷，导致吞噬细胞不能杀伤过氧化物酶阳性的细菌与真菌（过氧化氢酶能将细菌或真菌生长过程中所产生的过氧化氢灭活），导致免疫缺陷发生。gp91phox 的基因位于 X 染色体短臂 2 区 1 带，65%～70% 突变都是 X 连锁的。CGD 炎症反应的机制是：炎症介质活性氧的缺陷导致核因子（NF）-κB 调控的炎症基因的表达增加。与对照组相比，与 X 染色体相关的 CGD 患者的单核细胞中炎症介质的表达水平更高。炎性体激活活性氧在健康人体内抑制炎症激活，而在 CGD 患者中这种抑制作用受损。CGD 形成肉芽肿的原因尚不清楚，但 CGD 细胞不能正常降解趋化和炎性信号，不能正常降解凋亡细胞，导致炎症持续存在。

3. 临床表现 CGD 可能会从婴儿期到成年期的任何时候出现，但大多数患者在 5 岁之前被诊断。该病通常在生后数月出现临床表现，以反复发生的严重细菌或真菌感染为主，患儿 B 细胞和 T 细胞功能正常。多数患儿在出生后第一年至少会发生一次不常见或严重的感染，80% 以上的患儿在生后第二年普遍出现严重感染。确诊 CGD 可能会延迟至青春期或成年后，最晚有 60 岁才确诊的报道。

常见的感染部位为肺部、皮肤、淋巴结和肝脏。感染反复发生，表现为组织坏死、肉芽肿形成和淋巴结肿大。CGD 患儿感染后最典型表现为发热、局部炎症反应、白细胞增多和血沉增快。炎症不完全消散可导致肉芽肿，其特征为由渗出的单核细胞和局部增生的巨噬细胞形成的境界清楚的结节状病灶。易发生反复细菌感染的器官为皮肤、肺及肛周组织。脓肿形成是 CGD 的重要表现，可发生在机体的任何部位，尤其常见于肝、脾、肺及骨骼。肺结核在 CGD 患儿的发生率颇高，且容易复发。曲霉菌引起的肺炎相当普遍，而曲霉菌导致的脑脓肿往往是致命的。可出现胃肠道症状包括腹痛、腹泻、结肠炎、直肠炎、狭窄、瘘管和梗阻。CGD 患者也容易出现各种器官功能障碍、生长阻滞、慢性肺疾病和自身免疫性疾病。

（二）诊断和鉴别诊断

1. 诊断　本病的诊断基于对患者进行详细的临床评估、详细的病史采集以及对白细胞产生氧化剂能力的检查。

2. 鉴别诊断　需鉴别的疾病包括囊性纤维化、高 IgE 综合征、葡萄糖 -6- 磷酸脱氢酶缺乏症、谷胱甘肽合成酶缺乏症、克罗恩病（仅在直肠炎症患者中鉴别）等。

（三）临床检验与病理特征

1. 临床检验项目

（1）一般检查项目：血常规检查，白细胞计数因感染而可能增高，以中性粒细胞升高为主，但可能由于尼可酰胺腺嘌呤二核苷酸磷酸（NADP）氧化酶活性缺乏，而不能产生过氧化氢、超氧化物和其他活性氧；另常有贫血，血红蛋白降低。

（2）特殊检查项目

1）硝基四氮唑蓝（NBT）还原试验：是最早应用的慢性肉芽肿病的筛查方法。慢性肉芽肿病患者由于 NADPH 氧化酶的缺陷，不能形成沉积物，借以与正常中性粒细胞相区别。当机体受细菌、真菌和寄生虫感染时，中性粒细胞的吞噬能力明显增强，还原 NBT 的能力亦随之增高，但病毒性感染或非感染性疾病则不增高，故可利用 NBT 还原试验作为诊断全身性感染的一种辅助方法，并作为判定中性粒细胞杀菌功能的指标，以诊断吞噬功能缺陷。

2）吞噬和杀伤试验：可检测吞噬细胞的吞噬率和杀菌率。慢性肉芽肿病患者的吞噬细胞有正常的吞噬功能，但由于吞噬细胞缺少过氧化物酶而无法杀菌。吞噬细胞未成熟的 Chediak-Higashi 综合征和多发性骨髓瘤等情况其吞噬功能降低。

3）流式计数二氢罗丹明 123（DHR 123）测定：DHR 123 用于检测活性氧，而活性氧的产生依赖于活化的中性粒细胞的呼吸爆发。慢性肉芽肿病患者由于呼吸爆发缺失，中性粒细胞在流式细胞分布图中移位不明显，从而得以诊断。

4）基因突变分析：基因突变分析是其确诊方法，有助于早期诊断、症状前诊断以及产前诊断，对开展遗传咨询有重要意义。

（3）其他检查项目

1）骨髓涂片：可见深蓝色组织细胞。

2）丙种球蛋白和补体水平：由于慢性感染可导致高丙种球蛋白血症和补体水平升高。

2. 临床病理特征　组织病理学缺少特征性改变。

（四）临床检验与病理检查的临床应用

1. 临床检验项目的临床应用

（1）中性粒细胞计数：常用于辅助诊断感染性疾病，感染往往引起外周血白细胞升高，细菌感染以中性粒细胞升高为主，慢性肉芽肿病患者的血常规检查常不特异，白细胞计数因感染而可能增高，以中性粒细胞升高为主。

（2）NBT 还原试验：作为诊断全身性感染的一种辅助方法，并作为判定中性粒细胞杀菌功能的指标，以诊断吞噬功能缺陷。慢性肉芽肿病患者由于 NADPH 氧化酶的缺陷，当机体受细菌、真菌和寄生虫感染时，中性粒细胞的吞噬能力明显增强，还原 NBT 的能力亦随之增高，借以与正常中性粒细胞相区别。

（3）DHR 123 实验：主要用于检测活性氧。慢性肉芽肿病患者由于呼吸爆发缺失，与正常患者相比,DHR 123 实验显示中性粒细胞在流式细胞分布图中移位不明显,从而得以诊断。

2．病理检查的临床应用 诊断主要依据临床表现、心电图、B 超、X 线、临床生化等检查,组织病理学无特异性。

（五）临床案例

【病史摘要】 患儿,男,5 岁。

主诉: 反复感染 4 年余,咳嗽、发热 7 天。

现病史: 患儿 4 年余前,即生后 10 个月即出现咳嗽、高热,在当地医院诊断肺炎,抗生素治疗好转。此后每半个月到 1 个月即发生感染,包括中耳炎、肺炎及皮肤软组织感染,应用抗生素治疗后均能好转。曾间断应用静脉注射丙种球蛋白,量不详。7 天前患者再次出现咳嗽,为阵发性咳嗽,有痰,伴发热,体温最高 39℃,每日 2～3 次热峰。就诊于当地医院查血常规示白细胞增高,CRP 增高明显,胸片提示肺炎。以肺炎收入院。

既往史及个人史(家族史): 第二胎第二产,足月顺产,生后 10 个月内体健,生长发育同正常同龄儿。第一胎为患者哥哥,7 岁,每年患 3 次以上肺炎,诊断为低丙种球蛋白血症。患者的舅舅 2 岁死于肺炎。

体格检查: T 39℃,P 120 次/min,R 38 次/min,BP 90/60mmHg,体重 18kg,身高 105cm。发育正常、营养中等,皮肤无皮疹及出血点,咽红,未见扁桃体,淋巴结不大,双肺呼吸音粗,可闻及湿啰音。心腹及神经系统查体未见异常。

实验室检查: 血常规:白细胞 17.51×10^9/L,中性粒细胞百分比 55.3%,淋巴细胞百分比 43%,血红蛋白 121g/L,血小板 165×10^9/L,CRP 35mg/L;Ig 系列:IgG 10.67mg/dl,IgA 1.61mg/dl,IgM 2.33mg/dl。

【问题 1】 根据以上病例资料及初步检查,患者的可能诊断是什么?还需进一步做什么检查?

思考 1: 需考虑原发性免疫缺陷病。

解析: 该患者为男性幼儿,生后不久起病,以反复感染为特点,家族中男性均有类似病史,需考虑原发性免疫缺陷病。

思考 2: 可检测 IgG 水平及 B 细胞数量等。

解析: 根据以上思路,进行检查,查 IgG 明显降低,其他抗体均降低,提示 B 细胞功能缺陷,考虑 X 连锁无丙种球蛋白血症。可进一步查 B 细胞计数,行基因检测确诊。

【问题 2】 患儿最终诊断 X 连锁无丙种球蛋白血症,为什么生后 10 个月内患者未发生感染?

思考: 可能由于补充了母体来源的 IgG。

解析: X 连锁无丙种球蛋白血症以 IgG 显著降低为典型表现,患儿 IgG 显著降低,但 10 个月内未发生感染,可能与补充外源性 IgG 有关。母体内的免疫球蛋白可以通过胎盘传递给胎儿,其保护作用最长可以持续 10 个月之久。

【问题 3】 患者从未进行过扁桃体切除术,但是查体却没有发现扁桃体,如何解释这种现象和本病的关系?

思考: 扁桃体是一重要的免疫器官,其是否缺如与免疫功能是否缺陷密切相关。

解析: 扁桃体中 80%～90% 是由 B 细胞组成的,而该病患者 B 细胞缺乏,故扁桃体发育不全或无扁桃体生长,物理查体未查到扁桃体。

（邓江红 俞 颖 李 青）

参 考 文 献

[1] 王贵强，王福生，庄辉，等. 慢性乙型肝炎防治指南（2019 年版）[J]. 中国病毒病杂志，2020, 10（1）: 1-25.

[2] 中华人民共和国卫生部. 流行性乙型脑炎诊断标准: WS214—2008[S]. 北京: 人民卫生出版社，2008.

[3] 李兰娟，任红. 传染病学 [M]. 8 版. 北京: 人民卫生出版社，2013.

[4] 林果为，王吉耀，葛均波. 实用内科学 [M]. 15 版. 北京: 人民卫生出版社，2017.

[5] 国家卫生和计划生育委员会. 流行性感冒诊疗方案（2018 年版）[J]. 中国病毒杂志，2018, 8（2）: 81-85.

[6] 谢正德. 儿童 EB 病毒传染性单核细胞增多症临床特征及诊断标准 [J]. 实用儿科临床杂志，2007, 22（22）: 1759-1760.

[7] 中华医学会感染病学分会艾滋病学组. 艾滋病诊疗指南第三版（2015 版）[J]. 中华临床感染病杂志，2015, 8（5）: 385-401.

[8] 魏来，李太生. 内科学: 感染科分册 [M]. 北京: 人民卫生出版社，2016: 292-293, 308-309, 331-333, 374-375.

[9] 李凡，徐志凯. 医学微生物学 [M]. 8 版. 北京: 人民卫生出版社，2013: 116-121, 153-155.

[10] 李兰娟，王宇明. 感染病学 [M]. 3 版. 北京: 人民卫生出版社，2015: 288-336, 305-309, 329-333, 373-375.

[11] WIJEDORU L, MALLETT S, PARRY C M. Rapid diagnostic tests for typhoid and paratyphoid（enteric）fever[J]. Cochrane database of systematic reviews, 2017, 26: 5（5）: CD008892.

[12] 周庭银，倪语星，陈敏，等. 胃肠道感染实验诊断与临床诊治 [M]. 上海: 上海科学技术出版社，2016: 64-88, 111-160, 173-179.

[13] 周庭银，章强强. 临床微生物学诊断与图解 [M]. 4 版. 上海: 上海科学技术出版社，2017: 305-313, 335-343.

[14] GOULD L H, BOPP C, STROCKBINE N, et al. Recommendations for diagnosis of Shiga toxin--producing *Escherichia coli* infections by clinical laboratories[J]. MMWR recommendations and reports, 2009, 58（RR12）: 1-14.

[15] FANGTHAM M, WILDE H. Emergence of Salmonella paratyphi A as a major cause of enteric fever: need for early detection, preventive measures, and effective vaccines[J]. Journal of travel medicine, 2008, 15（5）: 344-350.

[16] 缪晓辉，冉陆，张文宏，等. 成人急性感染性腹泻诊疗专家共识 [J]. 中华消化杂志，2013, 33（12）: 793-802.

[17] GUERRANT R L, VAN GILDER T, STEINER T S, et al. Practice guidelines for the management of infectious diarrhea[J]. Clinical infectious diseases, 2001, 32（3）: 331-351.

[18] 程敬伟，刘文恩，马小军. 中国成人艰难梭菌感染诊断和治疗专家共识 [J]. 协和医学杂志，2017, 8（Z1）: 131-138.

[19] COHEN S H, GERDING D N, JOHNSON S, et al. Clinical practice guidelines for Clostridium difficile infection in adults: 2010 update by the Society for Healthcare Epidemiology of America（SHEA）and the Infectious Diseases Society of America（IDSA）[J]. Infection control & hospital epidemiology, 2010, 31（5）: 431-455.

[20] SHANE A L, MODY R K, CRUMP J A, et al. 2017 Infectious Diseases Society of America clinical practice guidelines for the diagnosis and management of infectious diarrhea[J]. Clinical infectious diseases, 2017, 65（12）: 1963-1973.

[21] 阮巧玲，张文宏. 艰难梭菌感染诊疗进展 [J]. 中华传染病杂志，2014, 32（11）: 692-695.

[22] LÜBBERT C, MUTTERS R. Gastrointestinalinfections[J]. Internist（Berl）, 2017, 58（2）: 149-169.

[23] JORGENSEN J H, PFALLER M A. Manual of clinical microbiology: Volume 1[M]. 11th ed. Washington, D.C.: ASM Press, 2015: 18-30, 871-889, 1110-1115, 1220-1223.

[24] 尚红，王毓三，申子瑜. 全国临床检验操作规程 [M]. 4 版. 北京: 人民卫生出版社，2015: 690-691.

[25] 中华医学会. 临床诊疗指南: 传染病学分册 [M]. 北京: 人民卫生出版社，2006: 107-110.

[26] 刘又宁，解立新. 感染相关生物标志物临床意义解读专家共识 [J]. 中华结核和呼吸杂志，2017, 40（4）: 243-257.

[27] RHODES A, EVANS L E, ALHAZZANI W, et al. Surviving sepsis campaign: international guidelines for management of sepsis and septic shock: 2016[J]. Intensive care medicine, 2017, 43（3）: 304-377.

[28] 中华医学会甲氧西林耐药金黄色葡萄球菌感染治疗策略专家组. 中华医学会感染与抗微生物治疗策略高峰论坛: 甲氧西林耐药金黄色葡萄球菌感染的治疗策略——专家共识 [J]. 中国感染与化疗杂志，2011, 11（6）: 401-416.

[29] ZHANG Z, SMISCHNEY N J, ZHANG H, et al. AME evidence series 001-The Society for Translational Medicine: clinical practice guidelines for diagnosis and early identification of sepsis in the hospital[J]. Journal of thoracic disease, 2016, 8(9): 2654-2665.

[30] ZHANG H, MORRISON S, TANG Y W. Multiplex polymerase chain reaction tests for detection of pathogens associated with gastroenteritis[J]. Clinics in laboratory medicine, 2015, 35(2): 461-486.

[31] 刘运德, 楼永良. 临床微生物学检验技术 [M]. 北京: 人民卫生出版社, 2015: 33-34.

[32] 中华人民共和国卫生部. 布鲁氏菌病诊疗指南（试行）[J]. 传染病信息, 2012, 25(6): 323-324, 359.

[33] 中华人民共和国卫生部. 霍乱诊断标准: WS 289—2008[S]. 北京: 人民卫生出版社, 2008.

[34] 中华人民共和国卫生部. 细菌性和阿米巴性痢疾诊断标准: WS 287—2008[S]. 北京: 人民卫生出版社, 2008.

[35] 中华人民共和国卫生部. 伤寒和副伤寒诊断标准: WS 280—2008[S]. 北京: 人民卫生出版社, 2008.

[36] 张文宏, 张跃新. 布鲁菌病诊疗专家共识 [J]. 中华传染病杂志, 2017, 35(12): 705-710.

[37] 冯瑞. 金属物理学: 第一卷 结构与缺陷 [M]. 北京: 科学出版社, 1987: 108-109.

[38] 杨恬. 细胞生物学 [M]. 2 版. 北京: 人民卫生出版社, 2010: 122.

[39] FIRESTEIN G S, BUDD R C, GABRIEL S E, 等. 凯利风湿病学 [M]. 9 版. 栗占国, 译. 北京: 北京大学医学出版社, 2015: 1284-1303.

[40] 施桂英, 栗占国. 关节炎诊断与治疗 [M]. 北京: 人民卫生出版社, 2009.

[41] 葛均波, 徐永健. 内科学 [M]. 8 版. 北京: 人民卫生出版社, 2013: 822.

[42] 陈顺乐, 邹和建. 风湿内科学 [M]. 北京: 人民卫生出版社, 2009.

[43] 中华医学会风湿病学分会. 2018 中国类风湿关节炎诊疗指南 [J]. 中华内科杂志, 2018, 57(4): 242-251.

[44] 府伟灵, 徐克前. 临床生物化学检验 [M]. 5 版. 北京: 人民卫生出版社, 2012.

[45] 林向阳, 朱小春. 风湿免疫性疾病的检验诊断 [M]. 北京: 人民卫生出版社, 2006.

[46] MCKEE P H, CALONJE E, GRANTER S R, 等. 皮肤病理学: 与临床的联系 [M]. 3 版. 朱学骏, 孙建方, 译. 北京: 北京大学医学出版社, 2007: 195-205.

[47] 刘彤华. 诊断病理学 [M]. 3 版. 北京: 人民卫生出版社, 2013: 953-954.

[48] 中华医学会风湿病学分会. 强直性脊柱炎诊断及治疗指南 [J]. 中华风湿病学杂志, 2010, 14(8): 557-559.

[49] 中华医学会风湿病学分会. 2016 年中国痛风诊疗指南 [J]. 中华内科杂志, 2016, 11(55): 892-897.

[50] 中华医学会风湿病学分会. 银屑病关节炎诊断及治疗指南 [J]. 中华风湿病学杂志, 2010, 14(9): 631-633.

[51] WEENING J J, D'AGATI V D, SCHWARTZ M M, et al. The classification of glomerulonephritis in systemic lupus erythematosus revisited[J]. Journal of the American Society of Nephrology, 2004, 15(2): 241-250.

[52] 张奉春, 栗占国. 内科学: 风湿免疫科分册 [M]. 北京: 人民卫生出版社, 2015: 44-52.

[53] 曾彩虹, 刘志红. ISN/RPS 狼疮性肾炎病变定义及分型修订共识 [J]. 肾脏病与透析肾移植杂志, 2019, 28(1): 47-51.

[54] SHIBOSKI C H, SHIBOSKI S C, SEROR R, et al. 2016 American College of Rheumatology/European League Against Rheumatism classification criteria for primary Sjögren's syndrome: a consensus and data-driven methodology involving three international patient cohorts[J]. Annals of the rheumatic diseases, 2017, 76(1): 9-16.

[55] 中华医学会风湿病学分会. 干燥综合征诊断及治疗指南 [J]. 中华风湿病学杂志, 2010, 14(11): 766-768.

[56] 中华医学会风湿病学分会. 白塞病诊断和治疗指南 [J]. 中华风湿病学杂志, 2011, 15(5): 345-347.

[57] International Team for the Revision of the International Criteria for Behçet's Disease(ITR-ICBD), DAVATCHI F, ASSAAD-KHALIL S, et al. The International Criteria for Behçet's Disease(ICBD): a collaborative study of 27 countries on the sensitivity and specificity of the new criteria[J]. Journal of the European Academy of Dermatology and Venereology, 2014, 28(3): 338-347.

[58] RUBIN R, STRAYER D S. Rubin's pathology: clinicopathologic foundations of medicine[M]. 6th ed. Philadelphia: Lippincott Williams & Wilkins, 2011.

[59] GOLDBLUM J R, LAMPS L W, MCKENNEY J K, et al. Rosai and Ackerman's surgical pathology e-book[M]. 11th ed. Amsterdam: Elsevier Health Sciences, 2017.

[60] 武忠弼, 杨光华. 中华外科病理学 [M]. 北京: 人民卫生出版社, 2002.

[61] BUSAM K J. 皮肤病理学 [M]. 黄勇, 薛德彬, 黄文斌, 译. 北京: 北京科学技术出版社, 2015.

[62] ROSAI J. ROSAI&ACKERMAN 外科病理学 [M]. 9 版. 回允中, 译. 北京: 北京大学医学出版社, 2006: 2204.

[63] 王鸿利. 实验诊断学 [M]. 2版. 北京：人民卫生出版社, 2010.

[64] 曹雪涛. 医学免疫学 [M]. 6版. 北京：人民卫生出版社, 2013.

[65] PAOLINI M V, RUFFINO J P, FERNÁNDEZ ROMERO D S. Anti-neutrophil cytoplasmic antibody-associated vasculitis. Clinical aspects and treatment[J]. Medicina, 2013, 73（2）：119-126.

[66] SAVAGE C O, WINEARLS C G, EVANS D J, et al. Microscopic polyarteritis：presentation, pathology and prognosis[J]. The quarterly journal of medicine, 1985, 56（220）：467-483.

[67] FERRARO A J, HASSAN B, SAVAGE C O. Pathogenic mechanisms of anti-neutrophil cytoplasm antibody-associated vasculitis[J]. Expert review of clinical immunology, 2007, 3（4）：543-555.

[68] SAVIGE J, GILLIS D, BENSON E, et al. International consensus statement on testing and reporting of antineutrophil cytoplasmic antibodies（ANCA）[J]. American journal of clinical pathology, 1999, 111（4）：507-513.

[69] 中国免疫学会临床免疫分会. 自身抗体检测在自身免疫病中的临床应用专家建议 [J]. 中华风湿病学杂志, 2014, 18（7）：437-443.

[70] STONE J H, TALOR M, STEBBING J, et al. Test characteristics of immunofluorescence and ELISA tests in 856 consecutive patients with possible ANCA-associated conditions[J]. Arthritis care and research, 2000, 13（6）：424-434.

[71] HAGEN E C, DAHA M R, HERMANS J, et al. Diagnostic value of standardized assays for anti-neutrophil cytoplasmic antibodies in idiopathic systemic vasculitis[J]. Kidney international, 1998, 53（3）：743-753.

[72] 马东来, 张少静, 文夫瑞德·斯特克. 自身抗体及其免疫荧光模式 [M]. 北京：北京科学技术出版社, 2000.

[73] PARK M C, LEE S W, PARK Y B, et al. Clinical characteristics and outcomes of Takayasu's arteritis：analysis of 108 patients using standardized criteria for diagnosis, activity assessment, and angiographic classification[J]. Scandinavian journal of rheumatology, 2005, 34（4）：284-292.

[74] 李金明. 实时荧光 PCR 技术 [M]. 北京：人民军医出版社, 2007.

[75] 范泸韵. 大动脉炎遗传发病机制 [J]. 中国分子心脏病学杂志, 2017, 17（4）：2188-2192.

[76] TAKAMURA C, OHHIGASHI H, EBANA Y, et al. New human leukocyte antigen risk allele in Japanese patients with Takayasu arteritis[J]. Circulation journal, 2012, 76（7）：1697-1702.

[77] PARK M, PARK Y, JUNG S Y, et al. Anti-endothelial cell antibodies and antiphospholipid antibodies in Takayasu's arteritis：correlations of their titers and isotype distributions with disease activity[J]. Clinical and experimental rheumatology, 2006, 24（2）：S10-S16.

[78] ARNAUD L, HAROCHE J, MATHIAN A, et al. Pathogenesis of Takayasu's arteritis：a 2011 update[J]. Autoimmunity reviews, 2011, 11（1）：61-67.

[79] PICARD C, AL-HERZ W, BOUSFIHA A, et al. Primary immunodeficiency diseases：an update on the classification from the International Union of Immunological Societies Expert Committee for Primary Immunodeficiency 2015[J]. Journal of clinical immunology, 2015, 35（8）：696-726.

[80] TANGYE S G, AL-HERZ W, BOUSFIHA A, et al. Human inborn errors of immunity：2019 update on the classification from the International Union of Immunological Societies Expert Committee[J]. Journal of clinical immunology, 2020, 40（1）：24-64.

[81] PICARD C, GASPAR H B, AL-HERZ W, et al. International Union of Immunological Societies：2017 primary immunodeficiency diseases committee report on inborn errors of immunity[J]. Journal of clinical immunology, 2018, 38（1）：96-128.

[82] CARNEIRO-SAMPAIO M, JACOB C M A, LEONE C R. A proposal of warning signs for primary immunodeficiencies in the first year of life[J]. Pediatric allergy and immunology, 2011, 22（3）：345-346.

[83] BONILLA F A, BERNSTEIN I L, KHAN D A, et al. Practice parameter for the diagnosis and management of primary immunodeficiency[J]. Annals of allergy, asthma & immunology, 2005, 94（5）：S1-S63.

[84] Jeffrey Modell Foundation. 10 warning signs of primary immunodeficiency[EB/OL]. [2020-07-07]. http://www.info4pi. org/library/educational-materials/10-warning-signs.

[85] SUBBARAYAN A, COLARUSSO G, HUGHES S M, et al. Clinical features that identify children with primary immunodeficiency diseases[J]. Pediatrics, 2011, 127（5）：810-816.

[86] BASSETT A S, MCDONALD-MCGINN D M, DEVRIENDT K, et al. Practical guidelines for managing patients with 22q11.2 deletion syndrome[J]. The journal of pediatrics, 2011, 159(2): 332-339.

[87] CIRILLO E, GIARDINO G, GALLO V, et al. Intergenerational and intrafamilial phenotypic variability in 22q11.2 deletion syndrome subjects[J]. BMC medical genetics, 2014, 15(1): 1.

[88] CANCRINI C, PULIAFITO P, DIGILIO M C, et al. Clinical features and follow-up in patients with 22q11.2 deletion syndrome[J]. The journal of pediatrics, 2014, 164(6): 1475-1480.

[89] JOHNSTON R B, NEWMAN S L. Chronic granulomatous disease[J]. Pediatric clinics of North America, 1977, 24(2): 365-376.

[90] KUHNS D B, ALVORD W G, HELLER T, et al. Residual NADPH oxidase and survival in chronic granulomatous disease[J]. The New England journal of medicine, 2010, 363(27): 2600-2610.

[91] HOLLAND S M. Chronic granulomatous disease[J]. Clinical reviews in allergy & immunology, 2010, 38(1): 3-10.

[92] ROSENZWEIG S D. Inflammatory manifestations in chronic granulomatous disease(CGD)[J]. Journal of clinical immunology, 2008, 28(S1): S67-S72.

[93] BUNDY V, BARBIERI K, KELLER M. Primary immunodeficiency: overview of management[EB/OL]. [2020-07-07]. https://www.uptodate.com/contents/primary-immunodeficiency-overview-of-management/print?topicRef=106521&source =see_link.

[94] CONLEY M E, NOTARANGELO L D, ETZIONI A. Diagnostic criteria for primary immunodeficiencies[J]. Clinical immunology, 1999, 93(3): 190-197.

附　录

附录1　1987年美国风湿病学会（ACR）类风湿关节炎（RA）分类标准

临床特征	标准
1. 晨僵	至少持续1小时（病程≥6周）
2. 3个或3个以上关节炎	肿胀≥6周
3. 手关节炎	腕、掌指或近端指间关节中至少有一个关节肿胀（病程≥6周）
4. 对称性关节炎	病程≥6周
5. 类风湿结节	明确存在
6. 类风湿因子	阳性
7. 放射学改变	必须包括骨质侵蚀或受累关节及其邻近部位有明确的骨质脱钙

注：以上7条满足4条或4条以上并排除其他关节炎即可诊断RA。

附录2　1977年美国风湿病学会（ACR）提出的痛风分类标准

通过化学方法或偏振光显微镜证实关节液或痛风石中存在典型的尿酸盐晶体，或符合下列12条临床表现、实验室检查及X线表现中的6条：
（1）急性关节炎发作不止一次。
（2）炎症在一天内达高峰。
（3）单关节炎发作。
（4）可观察到关节变红。
（5）第一跖趾关节疼痛或肿胀。
（6）单侧发作累及第一跖趾关节。
（7）单侧发作累及跗关节。
（8）可疑的痛风石。
（9）高尿酸血症。
（10）单关节非对称性肿胀（放射学）。
（11）骨皮质下囊肿不伴骨侵蚀（放射学）。
（12）关节炎发作期间的关节液中微生物培养呈阴性。

附录3　1997年ACR推荐的系统性红斑狼疮（SLE）分类标准

1. 颊部红斑　固定红斑，扁平或高起，在两颧突出部位。
2. 盘状红斑　片状高起于皮肤的红斑，黏附有角质脱屑和毛囊栓；陈旧病变可发生萎缩性瘢痕。
3. 光过敏　对日光有明显反应，引起皮疹，从病史中得知或医生观察到。
4. 口腔溃疡　经医生观察到的口腔或鼻咽部溃疡，一般为无痛性。
5. 关节炎　非侵蚀性关节炎，累及2个或更多的外周关节，有压痛、肿胀或积液。
6. 浆膜炎　胸膜炎或心包炎。

7. 肾脏病变　尿蛋白＞0.5g/24h 或 ＋＋＋，或管型（红细胞、血红蛋白、颗粒或混合管型）。

8. 神经病变　癫痫发作或精神病，除外药物和已知的代谢紊乱。

9. 血液疾病　溶血性贫血，或白细胞减少，或淋巴细胞减少，或血小板减少。

10. 免疫学异常　抗 dsDNA 抗体阳性，或抗 Sm 抗体阳性，或抗磷脂抗体阳性（包括抗心磷脂抗体阳性、狼疮抗凝物阳性或至少持续 6 个月的梅毒试验假阳性三者之一）。

11. 抗核抗体　在任何时候或未用药物诱发"药物性狼疮"的情况下，抗核抗体滴度异常。

以上 11 项中，符合 4 项或 4 项以上者，在除外感染、肿瘤和其他结缔组织病后，可诊断 SLE。其敏感性和特异性分别为 95% 和 85%。需强调的是，患者病情的初始或许不具备分类标准中的 4 条，随着病情的进展方出现其他项目的表现。11 条分类标准中，免疫学异常和高滴度抗核抗体更具有诊断意义。一旦患者免疫学异常，即使临床诊断不够条件，也应密切随访，以便尽早作出诊断和及时治疗。

附录 4　1975 年 Bohan 和 Peter 建立的炎性肌病诊断标准

1975 年 Bohan 和 Peter 建议多发性肌炎（PM）、皮肌炎（DM）的诊断标准：①对称性近端肌无力表现：持续数周至数月，伴或不伴食管或呼吸肌肉受累；②肌肉活检异常：肌纤维变性、坏死，细胞吞噬，筋膜周围结构萎缩，伴炎性渗出；③血清肌酶升高：如 CK、醛缩酶、ALT、AST 和 LDH；④肌电图示肌源性损害：肌电图有三联征改变，即时限短、小型的多相运动电位，纤颤电位、正弦波，插入性激惹和异常的高频放电；⑤典型的皮肤损害：眶周皮疹，Gottron 征，膝、肘、踝关节、面部、颈部和上半身出现的红斑性皮疹。

判定标准：

（1）确诊 PM：符合①～④中的任何 3 条。

（2）可疑 PM：符合①～④中的任何 2 条。

（3）确诊 DM：符合⑤加①～④中的任何 3 条。

（4）拟诊 DM：符合⑤及①～④中的任何 2 条。

（5）可疑 DM：符合⑤以及①～④中的任何一条。

附录 5　1980 年 ACR 制定的系统性硬化症（SSc）分类标准

ACR 标准 必须具备 a 或 b、c、d 中的两条	a. 近端皮肤硬化（MCP/MTP 近端）*
	b. 指腹凹陷性瘢痕
	c. 指端硬化
	d. 肺纤维化（胸片或高分辨 CT）
CREST 标准 必须具备 5 种表现中的 3 种	钙质沉积
	雷诺现象
	食管运动功能障碍
	指端硬化
	毛细血管扩张
次要标准 ** 必须具备所有 3 项	确定的雷诺现象
	异常毛细血管袢
	硬皮病特异性抗体

注：*：近端区域包括面部，MCP 为掌指关节，MTP 为跖趾关节。

　　**：满足次要标准的诊断为具有硬皮病表现的未分化结缔组织病，其中特异性抗体包括抗着丝粒抗体、抗拓扑异构酶抗体（抗 Scl-70 抗体）、抗 RNA 聚合酶Ⅲ抗体。

附录6　1990年ACR推荐的肉芽肿性多血管炎（GPA）分类标准

1. 鼻或口腔炎症　痛性或无痛性口腔溃疡，脓性或血性鼻腔分泌物。
2. 胸片异常　胸片示结节、固定浸润病灶或空洞。
3. 尿沉渣异常　镜下血尿（RBC>5个/高倍视野）或出现红细胞管型。
4. 组织活检有肉芽肿炎性改变　组织学改变显示在动脉壁内、血管周围或血管外有肉芽肿炎性改变。

符合2条或2条以上时可诊断为GPA，诊断的敏感性和特异性分别为88.2%和92.0%。

附录7　1990年ACR嗜酸性肉芽肿性多血管炎（EGPA）的诊断标准

1. 支气管哮喘。
2. 白细胞分类中血嗜酸性粒细胞>10%。
3. 单发性或多发性单神经病变或多神经病变。
4. 游走性或一过性肺浸润。
5. 鼻窦病变。
6. 病理示血管外嗜酸性粒细胞浸润。

凡具备上述4条或4条以上者可考虑诊断本病的诊断。

附录8　与大动脉炎（TAK）相鉴别的有血管表现的风湿病

（一）巨细胞性动脉炎（giant cell arteritis, GCA）和风湿性多肌痛（polymyalgia rheumatica, PMR）

GCA是成年人常见的大血管炎症疾病之一，主要发生在50岁以上的老年人群，病变主要累及的血管是颈动脉的颅外分支。同TAK类似，GCA的发病机制并不清楚，年龄、环境和遗传因素在GCA的发病中都可能起到一定作用，目前认为北欧地区人群的发病率较高。小于50岁的人群很少发生GCA。ACR关于GCA的分类标准参见附录8-1。GCA的典型症状和不典型表现参见附录8-2。部分患者常伴发PMR或者以PMR为首发症状。

PMR的发病率高于GCA大约2~3倍。特征性症状包括：肩颈部、四肢近端包括肩带肌和髋带肌群的疼痛，伴晨僵至少半小时；症状持续至少1个月；患者年龄为50岁以上；实验室检查发现全身性炎症反应的证据，例如血沉（ESR）明显升高。PMR的分类标准参见附录8-3。PMR对小剂量皮质激素（例如：20~30mg/d）的治疗反应良好。高于此剂量应注意其他疾病的可能。巨细胞性动脉炎和风湿性多肌痛的鉴别诊断参见附录8-4。

（二）白塞病

详见第七章第三节论述。

（三）血栓闭塞性脉管炎

本病也称为Buerger's病，主要好发于吸烟的中年人，戒烟是治疗本病的必要手段。临床表现包括肢体远端缺血，伴跛行，可有雷诺现象和浅表静脉炎病史。缺血症状初期可表现为发绀，病情进展表现为溃疡和坏疽。部分患者可有手指或脚趾的痛性水疱。继发感染并不多见。受凉或吸烟后病情可以出现急剧恶化。本病的诊断需排除系统性红斑狼疮、类风湿关节炎、肉芽肿性多血管炎、结节性多动脉炎等疾病。血管造影发现多发性、局灶性或节段性、双侧对称的阻塞或狭窄性病变可帮助诊断。Mozes等在1970年曾提出Buerger's病的诊断要点：

1. **主要条件**　包括年轻患者发生下肢缺血,有吸烟史,无高脂血症、糖尿病,既往无结缔组织病、血液病或血栓性疾病病史。

2. **次要条件**　复发性或游走性静脉血栓;雷诺现象;上肢缺血。

主要条件加至少2项次要条件可诊断。

需要注意的是本诊断要点强调需要进行谨慎的鉴别诊断。另外,由于年代较久,本诊断要点可能需要在更多证据基础上进行修正。

附录 8-1　ACR 关于 GCA 的分类标准

判定标准	定义
发病年龄≥50 岁	出现症状或发现异常的年龄为 50 岁或以上
新发生的头痛	新发生的或不同性质的局限性头痛
颞动脉异常	颞动脉触诊压痛或脉搏减弱,与颈动脉硬化无关
ESR 升高	韦斯特格伦法检测 ESR≥50mm/h
动脉活检异常	动脉活检显示以单核细胞为主的浸润或肉芽肿性炎症为特征的血管炎,常伴有多核巨细胞

注:需上述 5 项标准至少 3 条。具备任意 3 条或 3 条以上时该标准诊断的敏感性为 93.5%,特异性为 91.2%。

附录 8-2　GCA 的典型症状和不典型表现

典型症状	不典型症状
头痛	不明原因发热
消瘦	耳鼻喉表现:舌炎,舌梗死,咽喉痛,听力受损
发热	大动脉表现:主动脉瘤,主动脉夹层,肢体跛行,雷诺现象
疲劳	神经系统表现:周围神经病,短暂性脑缺血发作(TIA)或卒中,痴呆,谵妄
任何视觉症状:单侧视觉丧失,双侧视觉丧失,复视	心肌梗死
食欲减退	肿瘤样损害:乳房肿块、卵巢和子宫肿块
颌跛行	
风湿性多肌痛	
关节痛	
眩晕	

附录 8-3　PMR 的分类标准

Chuang 及其同事提出的诊断标准(1982)

年龄 50 岁以上

下列部位双侧疼痛和僵硬至少 1 个月,累及至少 2 个部位:颈部或躯干,肩或上肢近侧,臀部或大腿近端

红细胞沉降率(ESR)>40mm/h

排除巨细胞性动脉炎

Healey 的诊断标准(1984)

疼痛持续至少 1 个月并累及下列至少两个部位:颈部,肩,骨盆带

晨僵持续>1 小时

对泼尼松治疗反应迅速(小于 20mg/d)

排除其他能引起骨骼肌肉系统症状的疾病

年龄大于 50 岁

ESR>40mm/h

续表

Dasgupta 及其同事的诊断标准（2012）

临床表现	不包括超声检查的积分（0~6）	包括超声的积分（0~8）*
晨僵持续大于 45 分钟	2	2
臀部疼痛或活动幅度受限	1	1
类风湿因子或抗瓜氨酸蛋白抗体检测阴性	2	2
没有其他关节受累	1	1
至少一侧肩关节有三角肌下滑囊炎和/或二头肌腱鞘炎和/或盂肱关节滑囊炎（后部或腋窝）以及至少一侧髋关节滑膜炎和/或转子滑囊炎	不适用	1
双肩三角肌下滑囊炎、二头肌腱滑液膜炎或盂肱滑膜炎	不适用	1

注：纳入评价标准需要满足：年龄≥50 岁，双侧肩关节疼痛，以及 C 反应蛋白和/或 ESR 异常。*：可选择的超声标准。在没有超声检查结果时≥4 分即可以定义为风湿性多肌痛，在有超声检查结果时需≥5 分方可定义为风湿性多肌痛。

每个诊断标准所描述的表现必须全部存在时才可诊断风湿性多肌痛。

附录 8-4　巨细胞性动脉炎和风湿性多肌痛的鉴别诊断

疾病	鉴别要点	备注
巨细胞性动脉炎	潜在感染	结核病，细菌性心内膜炎，人类免疫缺陷病毒
	恶性疾病	淋巴瘤，恶性骨髓瘤
	系统性淀粉样变病	
	其他形式的血管炎	大动脉炎，ANCA 相关性肉芽肿性血管炎，结节性多动脉炎，原发性中枢神经系统血管炎，其他导致前部缺血性视神经病变的血管疾病
风湿性多肌痛	早期类风湿关节炎	
	多发性肌炎	
	慢性感染	细菌性心内膜炎
	纤维肌痛综合征	
	药物反应	他汀类药物
	内分泌疾病	甲状腺功能减退
	缓和的血清阴性滑膜炎伴凹陷性水肿综合征	

中英文名词对照索引

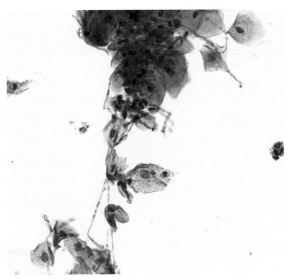

彩图 4-2　念珠菌性宫颈炎
鳞状上皮团内可见假菌丝（巴氏染色）。

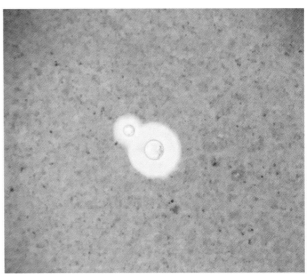

彩图 4-4　隐球菌
墨汁负染色（×400 倍）。

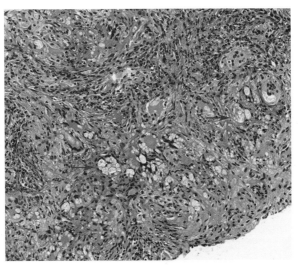

彩图 4-5　肺隐球菌病肉芽肿
巨噬细胞胞浆内或间质内可见大量隐球菌菌体（红色箭头）。

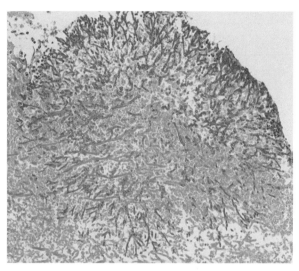

彩图 4-7 肺曲霉病坏死物

内可见大量曲霉菌菌丝，呈放射状排列，有隔，呈 45° 锐角
分枝（HE 染色）。

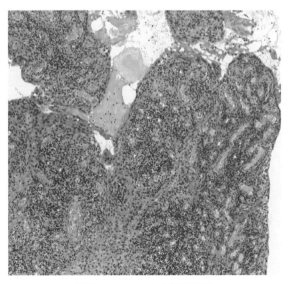

彩图 5-2 RA 患者滑膜增生

伴有大量淋巴细胞、浆细胞浸润，小血管增生，内皮细
胞肿胀，可见碎骨。

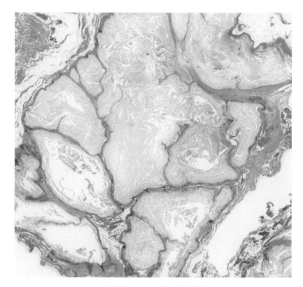

彩图 5-6 痛风结节

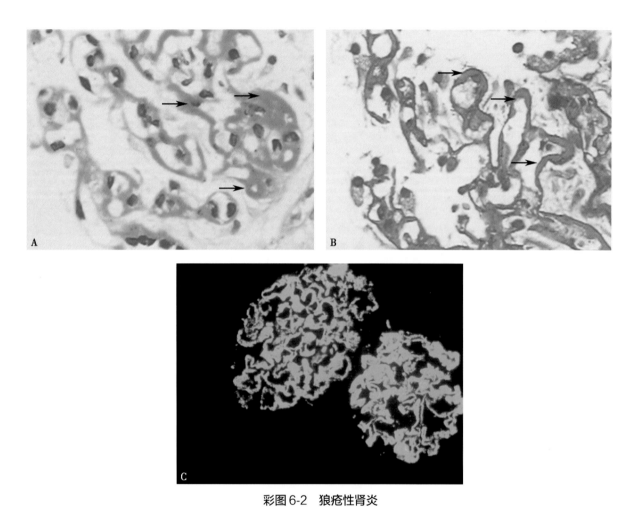

彩图 6-2　狼疮性肾炎

A. HE×400，箭头所示为白金耳样病变；B. Masson×400，箭头所示为白金耳样病变；C. IgG 免疫荧光×200，显示 IgG 沿系膜和毛细血管管壁片块状沉积。

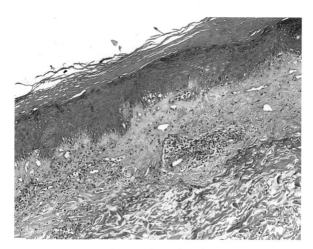

彩图 6-3　红斑狼疮皮损

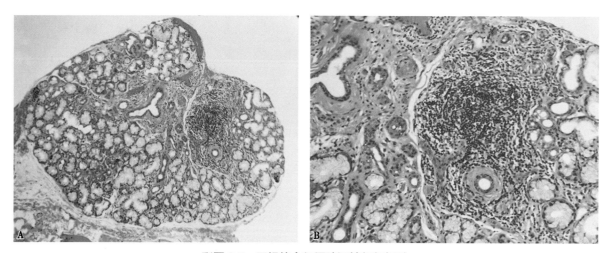

彩图 6-5　干燥综合征唇腺活检组织切片

HE 切片显示淋巴细胞聚集灶，A：×100 倍，B：×200 倍。

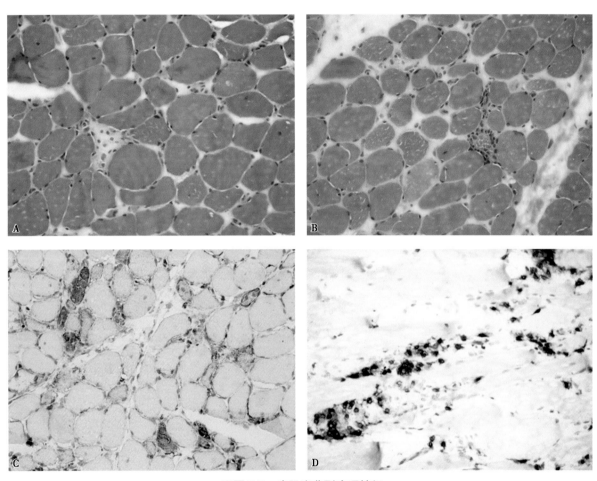

彩图 6-7　皮肌炎典型病理特征

A：多发性肌炎肌纤维变性、坏死（×100 倍）；B：周围淋巴细胞包围浸润肌纤维（×100 倍）；C：MHC-Ⅰ免疫组化示肌纤维炎症反应（×100 倍）；D：免疫组化染色示 CD8⁺T 淋巴细胞浸润变性坏死肌纤维（×200 倍）。

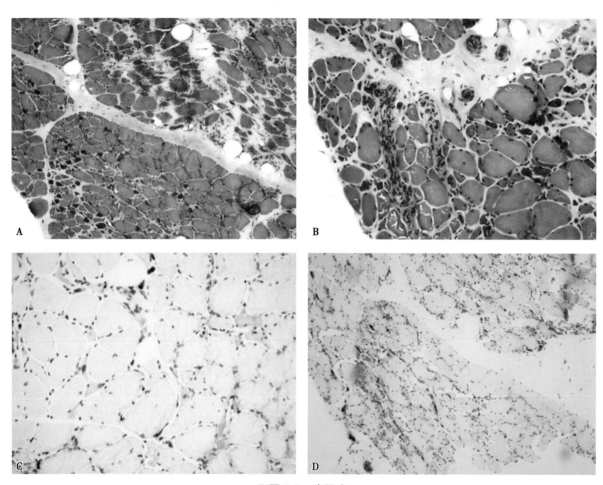

彩图6-8　皮肌炎

A：示肌束周肌纤维萎缩，肌束内肌纤维变性、坏死、再生（×40倍）；B：肌束周和肌束内小血管增生和淋巴细胞浸润（×100倍）；C：MHC-Ⅰ免疫组化示肌束周肌纤维、变性坏死肌纤维的炎症反应（×40倍）；D：CD4免疫组化示CD4⁺T淋巴细胞包围浸润肌纤维（×200倍）。

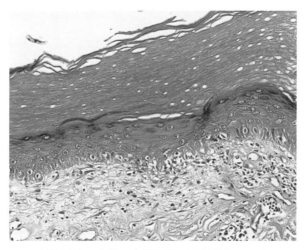

彩图 6-9　皮肌炎皮肤活检 HE 切片（×100）

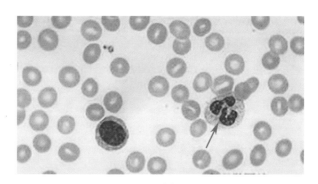

彩图 7-2　中性粒细胞

细胞核呈杆状（马蹄铁形）或 2～5 分叶状，叶与叶间有细
丝相连（箭头所示）。

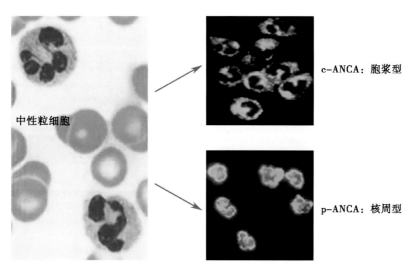

彩图 7-3　ANCA 的免疫荧光核型

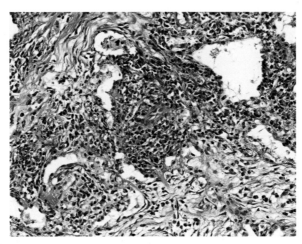

彩图 7-4 肉芽肿性多血管炎纤维素样坏死

中性粒细胞、单核细胞浸润,坏死周围肉芽肿性炎形成
(HE 染色,×100 倍)。